난임
타파

불임 난임 치료 20년차 한의사의 임신한의원

난임 타파

한의학박사 이병삼 지음

무진장 無盡藏

추천사

2021년 현재 대한민국의 저출산 문제가 심각합니다. 임신을 원하는 많은 부부가 간절히 바라는 임신과 출산은 여전히 어렵습니다. 난임이나 불임은 한 개인의 잘못이나 질병이 아닙니다. 사회적으로 함께 풀어가야 하며, 여러 관점에서 치료에 접근해야 합니다. 그 어려움을 인정하고 임신을 간절히 바라는 마음가짐으로 가능한 모든 안전한 치료를 함께 받는 것이 좋습니다. 국내에서 양방의 보조생식술을 받는 난임 환자의 절반 이상이 원인불명이라고 합니다. 여기에 한의약의 난임 치료를 함께 해야 하는 당위성이 있습니다. 그리고 난임 극복을 위한 지식과 지혜를 얻으려는 부부의 부지런한 노력도 임신을 위한 간절함의 필수요건입니다.

과학과 의학이 나날이 발전하고 있지만 기존의 전통과 오랜 기간 이어온 지혜를 부정할 수는 없습니다. 특히 우리 몸을 치료하는 의학에서는 더욱 그렇습니다. 우리 몸은 수천 년간의 전통적인 생활방식으로 만들어져왔기 때문에 과학의 발달 속도처럼 갑자기 바뀔 수는 없습니다. 물론 새로운 지식과 전통의 지혜를 모두 사용하는 것이 여러 질환을 치료하는데 더 효과적입니다. 임신과 출산 문제에 있어서는 더욱 전통과 현대의 협진이 중요합니다. 추천사를 쓰는 저도 대학병원의 여성의학센터에서 난임 부부를 진료하고 있습니다. 난임치료를 위해 진료실에서 더 많은 시간을 들여 환자들과 한의학적 지혜와 의학적 지식을 나누고 싶지만 현실적으로 짧은 진료시간 탓에 그리하지 못하여 아쉬움이 많습니다. 그런 와중에 이 책이 나온다는 소식과 함께 내용을 접하였습니다. 임신에 도움이 될 수 있는 많은 내용을 잘 전달할 수 있는 한의학의 지혜를 담은 책이 나와서 개인적으로도 감사하며 여러 사람에게 전해질 수 있기를 바랍니다.

이병삼원장님은 저와 경희대 한의과대학에서 함께 공부했습니다. 학생 때야 대개 그렇지만 우리도 같이 공부한 것보다 함께 즐거운 시간을 보낸 기억이 더 많이 남아있습니다. 이 원장님은 당시에도 '말재주'가 탁월했습니다. 같은 내용이라도 다른 사람에게 쉬운 표현으로 그 중요성을 잘 전달하는 능력이 있어 본과 4학년 때 경희대 한의과대학 역사상 최초로 현역이 아닌 나사(다른 대학을 졸업하고 뒤늦게 한의대에 들어온 '나이든 사람들'의 준말) 출신 졸업준비위원장이 되었습니다. 서울대 수학과를 졸업하고 한의대에 들어온 이 원장님은 그 당시 문과를 전공한 사람보다 '말재주'가 좋았습니다. 이번에 그동안 갈고 닦은 진료와 연구를 바탕으로 임상 경험들까지 포함한 책을 출간하게 되었습니다. 그의 좋은 '말재주'가 글로 잘 표현되어 여러 난임 부부와 가족들에게 많은 위로와 실질적인 도움을 주는 큰 힘을 발휘할 것이라 생각합니다.

이병삼원장님은 2013년 「내 체질 사용설명서」, 2020년 「체질을 아셔야 합니다」에 이어 이번에 난임질환의 한의학적 치료를 다룬 「난임타파」라는 책을 출간하였습니다. 지난 20년 동안 한의원에서 난임과 여성질환을 연구하고 진료한 깊이와 고뇌가 느껴지는 책입니다. 특히 다양한 난임의 유형들을 한의학적으로 분석하여 원인과 치료법을 제시하고 치료사례를 통하여 실증한 점을 높이 사고 싶습니다. 이 책을 연구 논문으로 쓴 것은 아니지만, 다양한 현실적인 사례들이 많은 한의사와 난임부부들과 임신을 준비하는 분들에게 자신감과 영감을 제공할 것으로 생각합니다.

책의 내용 중 '포기하지 않는 한 임신 성공확률 〉 0'이라는 말에 공감합니다. 부디 난임으로 심신의 고통을 받고 있는 부부들이 이 책을 읽고 임신할 때까지 희망을 잃지 마시고 건강한 임신과 출산에 성공하시길 기원하며 적극 추천합니다.

경희대 한방병원 여성의학센터장

황덕상 교수

저자 서문

"대한 사람 대한으로 길이 보전하세"

우리나라 애국가의 마지막 소절입니다.

하지만 현재의 출생률이 지속된다면 정말 '대한 사람'은 눈에 띄게 줄어들 것입니다. 1970년대에는 "아들 딸 구별말고 둘만 낳아 잘 기르자"고 정부에서 산아제한 캠페인을 벌였는데 지금은 "제발 하나라도 낳자"고 해야 할 상황입니다. 통계청의 자료에 의하면 우리나라의 출산 가능한 15세부터 49세까지의 여성 한 명이 평생 동안 낳을 수 있는 자녀의 수가 2019년부터 채 한 명이 되지 않은 것으로 나타났습니다. 앞으로 인구의 급격한 감소는 쉽게 예상할 수 있습니다.

그렇다면 왜 자녀를 출산하지 않을까요? 저자가 생각하는 가장 큰 요인은 '먹고 살기 힘들기 때문'입니다. 소위 '카페인'으로 대표되는 카카오톡, 페이스북, 인스타그램과 유튜브 등의 SNS를 통해 사람들은 자랑하듯 경쟁적으로 자신의 일상을 올립니다. 그 중에는 좋아 보이는 집, 차, 부인, 남편, 가족이 등장하는 경우가 많으니 시샘을 하거나 상대적 박탈감을 느끼며 불행해합니다. 나의 배우자를 통해 그 정도의 삶에 도달하지 못할 것으로 생각하니 양에 차지 않습니다. 그러니 계속 눈만 높아지고 섣불리 결혼을 결정하지 못합니다. 결혼을 하고 나서도 자녀의 양육, 교육, 주거문제가 만만치 않습니다. 요즘 시대에 맞벌이를 하지 않으면 본인들이 설정한 경제적 눈높이에 도달하기 어려우니 자녀를 낳아도 누군가 대신 돌봐줘야 합니다. 시부모님이나 친정 부모님도 손주들을 돌보느라 말년의 삶이 행복하지 않고 육체적으로도 고단합니다. 어린이집에 맡겨도 불안합니다. 유치원, 초중고 시절에 들어가는 사교육비와 대학등록금을 감당하기 힘듭니다. 입시전쟁에서 선전하여 소위 '인서울' 대학을 나와도 취업이 힘들어 졸업을 유예하거나, 할 수 없이 대학원을 다니는 경우도 많습니다. 졸업 후에도 취업이 되기 전까지 부모가 생활비를 지원해줘야 할 상황입니다. 부동산 가격은 천정부지로 오르고 수십억 아파트는 커녕 몇 천만 원짜리 전세 얻을 돈을 마련하기도 힘들고, 그나마도 월세로 빠르게 전환되고 있습니다. 이러한 일련의 과정들이 눈앞에 펼쳐지는데 누가 결혼을 쉽게 선택하겠습니까?

저자 서문

　그럼에도 불구하고 용감하게? 결혼을 선택하고 자녀를 낳으려는 사람들이 있습니다. 그런데 이번에는 아이가 잘 안 생기는 '난임難姙'의 문제로 고통을 받습니다. 결혼 연령이 늦어지고, 결혼해서도 임신을 미루어 생식능력이 이미 많이 떨어진 상태입니다. 그나마도 맞벌이를 하면서 직장에서 너무 많은 에너지를 소모하여 부부관계할 시간도 힘도 없는 경우가 많습니다. 결국 이러한 부부들은 인공수정이나 체외수정을 선택합니다. 하지만 이를 통하여 임신을 하는 것이 생각보다 그리 만만치 않습니다. 시간과 비용도 많이 들고, 심지어 그 과정에서 건강을 해치는 경우도 있습니다. 또한 건강한 정자와 난자가 수정을 하는 자연임신보다 유산이 잦거나 약한 아이가 태어날 확률도 높습니다.

　위에서 열거한 사회구조적인 문제는 하루아침에 해결할 수 없을 것입니다. 하지만 최소한 아이를 낳으려는 사람들은 어떻게든 도와야 합니다. 정부와 지방자치단체에서 적극적인 지원을 해야 합니다. 방법론에 있어서도 양방이나 한방에 차별을 두면 안 됩니다. 서양의학이든 한의학이든 각자의 장점이 있고, 서로의 부족한 점을 보완할 수 있습니다. 서양의학이 아니면 안 되는 것도 있고, 마찬가지로 한의학이 아니면 안 되는 것도 있습니다. 예컨대 서양의학의 진단으로 '원인을 알 수 없는 난임'은 한의학에 강점이 있습니다. 한의학의 여러 관점 중 대표적으로 "몸이 차면 임신이 잘 안 된다."는 것은 많은 사람들의 경험을 통해 상식적으로 알고 있는 사실이지만 서양의학에는 아예 이러한 인식이나 개념이 없습니다. 수천 년 동안 사람에게 직접 적용되어 효과와 안전성이 입증된 한의학의 경험지식을 잘 활용해보시기 바랍니다.

자연임신이 어려운 많은 난임부부들이 인공수정이나 체외수정으로 임신을 하고 있습니다. 하지만 여러 번의 난임시술에서 실패한 부부들 중에는 한의약의 치료를 통하여 임신에 성공한 분들이 꽤 많습니다. 한의약과 서양의약을 병행하면 임신성공률이 더 높아지는 것은 이미 입증된 사실입니다.

저자가 난임부부들에게 당부드리고 싶은 것이 있습니다.

첫째, 우리는 '사람'을 만들고 낳는 것입니다.

누구나 자연임신을 원하겠지만 잘 안 되니 보조생식술을 하는 것이지요. 하지만 동물들에게도 똑같이 적용되는 인공수정이나 체외수정에서 의료의 수동적인 '대상'이 되지 않도록 '마음과 감정과 영혼'을 가장 좋은 상태로 유지하시기 바랍니다. 그리고 되도록 자연임신을 도와주는 한의원 방문을 추천합니다.

둘째, 다름 아닌 '본인'의 자녀를 낳는 것입니다.

보통 남편들이 방관자적이고 수동적인 경우가 많습니다. 사실 보조생식술에서 남성은 정자만 제공하면 됩니다. 그 이후의 모든 고통은 오로지 부인의 몫입니다. 하지만 임신이 안 되는 이유 중 절반은 남성 때문입니다. 건강한 정자를 만들고, 최상의 부부관계를 하기 위하여 철저히 준비하시기 바랍니다.

저자 서문

셋째, 요즘에는 '많아야 한둘'을 낳습니다.

하나든 둘이든 아니면 그 이상이든 자녀는 억만금의 돈으로도 환산할 수 없는 가치를 지니고 있습니다. 인생에 있어 이보다 더 중요하고 큰일은 그리 많지 않습니다. 하지만 현실에서는 직장 일에조차 밀릴 정도입니다. 단군신화에 보면 곰이 사람이 되기 위해 '자청하여' 햇볕도 안 드는 동굴에서 쑥과 마늘만을 먹고 100일을 버팁니다. 부부가 함께 최소 100일 동안 '기꺼이', '즐겁게', '신나게' 준비해보십시오. 오늘 당장 금주, 금연, 운동, 적정한 체중 유지! 우선 이 네 가지부터 실행해보시기 바랍니다.

저자는 대한민국에서 월드컵이 개최되었던 2002년에 한의사가 된 후로 지난 20년동안 꾸준히 불임, 난임과 여성질환의 치료에 매진하였습니다. 그동안 많은 부부의 건강한 임신, 출산을 도와 그 공을 인정받아 2019년 보건복지부장관 표창을 수상하였습니다. 머릿속에 떠오르는 부부들이 많이 있습니다. 48세로 시험관 시술 3번 실패하신 분과 44세로 시험관 시술 12번 실패하신 분도 자연임신하여 출산하였고, 양쪽 나팔관이 막혀 있던 환자들도 치료를 통하여 뚫려 자연임신으로 출산하였고, 고환을 절개하면서까지 전자현미경으로도 정자를 찾지 못한 비폐쇄성 무정자증 환자도 치료를 통하여 정자가 생성되고 배출되어 시험관 시술로 임신하여 딸을 낳았습니다. 물론 이렇게 어려운 모든 분들에게 임신을 보장할 수는 없지만 분명히 성공한 사례들이 있으니 포기하지 마시기 바랍니다. 저희 한의원만해도 수백 건의 임신

성공사례들이 있으니 한의약이 난임에 안전하고 유효한 치료라는 사실은 이미 입증되었습니다.

그동안 많은 환자분들과 임신이 되어 함께 기뻐했고, 유산되는 아픔에 함께 슬퍼했고, 결국 임신을 못한 분들과 함께 좌절도 하였습니다. 폐경이 임박하였거나, 비폐쇄성 무정자증이거나, 염색체 유전자에 문제가 있거나, 암과 같은 큰 병의 치료 후에 심신이 쇠약해진 어려운 분들도 오십니다. 물론 그중에 치료를 통하여 기적적으로 임신이 된 분들도 계시지만 여전히 어려운 숙제입니다. 이분들에게 희망이란 최후의 보루가 되기 위해 더 열심히 연구하고 정진하겠습니다.

처음 난임에 대한 책을 계획하고 조금씩 원고를 써 온지 만 5년만에 이제야 세상에 내어놓게 되었습니다. 진료를 하면서 연구와 교육을 모두 해내야 하니 항상 시간과 역량이 부족함을 느낍니다. 하지만 난임으로 고통받는 부부들이 이 책을 통하여 건강한 임신과 출산에 도움을 받을 수 있다면 그나마 부끄러움을 조금이나마 감출 수 있겠습니다.

2021년 8월
삼복의 무더위와 2년째 끝이 보이지 않는 코로나19의 와중에
강서구 마곡麻谷의 진료실에서 한의학박사 이병삼원장 삼가 씁니다.

목차

004   추천사
008   저자 서문

01 CHAPTER 난임치료와 한의학

024   삼신할미는 어디에 계시나요?
026   우리는 '사람'의 아이를 갖는 것입니다.
028   난임 치료는 오래전부터 전해 내려왔습니다.
030   서양의학과 한의학의 난임치료는 어떻게 다른가요?
032   원인불명이라는데 치료가 가능한가요?

> **사례 1** 39세. 갑상선암 수술, 인공수정 2회, 체외수정 6회 실패 자연임신 출산 **035**

042   서양과학과 한의과학
055   인공수정, 체외수정과 한방 치료를 병행해도 되나요?

02 CHAPTER 임신을 위한 몸과 마음의 준비

- **060** 건강한 임신을 위한 바이털 사인
- **068** 건강한 임신을 위한 다섯 가지 기본 수칙
- **074** 임신의 열쇠는 의사가 아닌 본인이 쥐고 계십시오!
- **076** 의사에게 자비를 구하지 마세요.
- **077** 누구를 위한 핑계인가요?
- **078** 무엇이든 적당해야 합니다.
- **080** 몸의 정상적인 각도를 유지합시다.
- **081** 미생 未生 과 완생 完生, 미병 未病 과 질병 疾病
- **083** 순응하거나 적응하거나 저항하라!
- **084** 임신에도 각자의 좋은 때가 있습니다.
- **086** 태교는 임신 전부터 필요합니다.

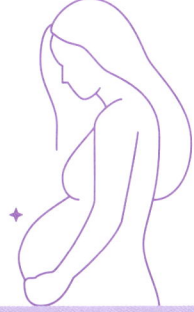

03 CHAPTER 여성의 임신 준비

- 090 건강한 임신준비는 초경 전부터
- 092 여성이라면 어려서부터 평생 챙겨야 할 것!
- 096 아! 야속한(?) 생리
- 098 속박에서 벗어나라
- 099 불필요한 생각들부터 정리합시다.
- 103 남과 비교하거나 경쟁하지 마세요!
- 104 난임의 가장 큰 적敵은 바로 '나'?
- 107 즐거운 절실함 vs 강박적 절실함
- 110 생生 의 3단계 – 생존, 생활, 그리고 생식 生殖
- 111 해독 解毒 주스의 생각지도 못한 해독 害毒
- 112 채소 과일은 많게, 탄수화물은 적게 먹을수록 좋은가?

04 CHAPTER 남성의 임신 준비

- 118 남편은 정말 '남의 편'인가요?
- 119 전혀 쓸모없는(?) 남성의 헛된 자존심
- 121 임신을 방해하는 대표적인 남성의 성기능 문제
- 123 남성부터 먼저 정액검사를 받아보시기 바랍니다.
- 125 엽산이나 아연으로 정자의 상태를 개선시킬 수 있을까요?
- 128 정액검사에서 무정자증 진단을 받았다면
- 130 미세다중 수술을 받기 전에 꼭 해야 할 것
- 132 성호르몬 검사결과가 나쁘고, 고환의 크기가 너무 작으면?
- 133 본인의 고환이 정상적인 크기인지 어떻게 알 수 있나요?
- 135 비폐쇄성 무정자증도 정자가 생겨 임신 출산을 하였습니다.
  - **사례 2** 32세. 비폐쇄성 무정자증, 고환 미세다중검사에서 생식세포 0개 체외수정 출산 **136**
- 139 무정자증이나 성기능장애를 유발할 수 있는 약물

05 CHAPTER 임신을 위한 부부의 세계

- 144 혼수 준비는 마치셨나요?
- 145 부부 사이의 적당한 거리는 어느 정도일까요?
- 147 사랑에도 체감遞減 의 법칙이 적용될까요?
- 148 금슬이 너무 좋아도 임신이 안 됩니다.
- 151 동물적인 본능을 깨웁시다!
- 154 아이를 갖기 위해 부부관계를 한다?
- 156 성격차는 성격의 차이인가? 성性 의 격차인가?
- 158 임신이 안 되는 건 당신 때문이야!

  사례 3 32세 부인– 냉증 월경통, 35세 남편– 정상정자 2%
  인공수정 3회 실패 후 자연임신 **160**

- 165 아들 낳는 법! 딸 낳는 법!

  사례 4 36세. 종갓집 맏며느리 계류유산 1회, 딸 둘 후에 아들 출산 **169**

- 171 임신에 도움이 되는 '속근육' 단련법

06 CHAPTER 임신이 잘 안되는 원인들

- 176 임신이 잘 안 되는 여성들의 주요 증상들과 그 의미
- 181 한의학에서 보는 불임, 난임의 원인들
- 187 몸이 차면 임신이 잘 안 됩니다.
- 188 몸에 너무 열이 많으면 임신이 잘 안 됩니다.
- 189 갑상선 기능 저하, 기능 항진 모두 임신에 불리합니다.
  - **사례 05** 6세 어린이. 선천성 갑상선 기능 저하증 완치 **191**
  - **사례 06** 37세. 갑상선 기능 항진, 계류유산 2회 • 자연임신 출산 **192**
- 194 남성도 아래쪽이 너무 차거나, 너무 더우면 임신에 불리합니다.
- 195 몸이 너무 말랐는데 임신이 잘 될까요?
  - **사례 07** 40세. 저체중, 인공수정 2회 실패. 저혈압. 부정맥 • 자연임신 출산 **199**
- 201 비만한데 임신이 잘 될까요?
  - **사례 08** 37세. 비만, 생리불순, 다발성 자궁근종 • 자연임신 출산 **207**
- 209 직장인 vs 주부! 누가 임신에 유리할까요?
- 214 냉 대하, 반복성 재발성 질염과 임신
  - **사례 09** 40세. 한쪽 나팔관 폐쇄, 자궁근종, 반복성 질염 방광염 • 자연임신 출산 **216**
- 219 피로와 임신
- 220 신선배아보다 냉동배아 이식의 임신성공률이 높은 이유?
- 222 턱 밑 여드름, 얼굴의 피부 상태와 임신
  - **사례 10** 33세. 턱 밑 여드름, 수족냉증, 어지럼증 • 둘째 자연임신 출산 **224**
- 226 과도한 스트레스와 임신
  - **사례 11** 35세. 피로, 스트레스, 수족냉증 • 둘째 임신 출산 **228**
- 230 불감증과 성욕 저하는 임신을 어렵게 합니다.
- 233 나이가 들면 임신이 어려울까요?
  - **사례 12** 48세. 계류유산 5회, 시험관 4회 실패 후 자연임신 출산 **235**
  - **사례 13** 46세. 체외수정 배아이식 16회 실패. 19회만에 아들 출산 **237**
- 239 생각보다 둘째 임신이 잘 안 됩니다.
  - **사례 14** 36세. 저AMH 0.80, 과체중, 계류유산, 늦은 생리주기, 배란통 둘째 자연임신 출산 **241**

사례 15 41세. 첫째 10살. 늦은 둘째 자연임신 **243**

245 난소 나이가 많아요! AMH 수치가 낮아요!

사례 16 41세. 양쪽 나팔관 폐쇄, AMH 0.1 유산 5회, 임신 중 하혈 • 자연임신 출산 **250**

252 자궁, 난소에 혹이 있는데 임신이 가능한가요?

사례 17 31세. 기형종 의심 7cm 난소낭종 환자의 자연임신 출산 **256**

사례 18 33세. 유산 2회, 인공수정 2회, 자궁내막종 • 자연임신 출산 **258**

261 암 치료 후에 임신 준비 중인데 한약을 먹어도 되나요?

사례 19 41세. 유산2회, 갑상선암수술 • 임신출산 **264**

266 막힌 나팔관도 한방 치료로 뚫을 수 있나요?

사례 20 36세. 나팔관 한쪽 절제, 한쪽 폐쇄, 시험관 6회 실패 후 자연임신 출산 **269**

사례 21 33세. 양쪽 나팔관 폐쇄, 7cm 난소낭종. 남편 - 정자기형 • 자연임신 출산 **271**

275 자궁 외 임신을 예방할 수 있나요?

사례 22 35세. 자궁 외 임신 1회, 계류유산 1회, 생리불순, 냉 • 자연임신 출산 **277**

279 자궁의 내막이 얇은데 착상이 될까요?

사례 23 39세. 소음인. 유산 1회, 자궁내막 얇음 • 자연임신 출산 **282**

284 다낭성 난소 증후군인데 임신이 가능할까요?

사례 24 44세. 비만, 다낭성 난소 증후군, 시험관 12회 실패 후 자연임신 출산 **286**

289 자연유산, 계류유산, 인공중절, 습관성 유산 후에 꼭 조리해야 합니다.

291 유산은 "불임이 아니라는 것이 증명된 좋은(?) 사건"입니다.

292 유산 후에는 뭘 해야 할까요?

사례 25 36세. 계류유산 3회, 냉, 월경통, 임신 중 하혈 • 둘째 자연임신 출산 **295**

297 습관성 유산인데 출산까지 갈 수 있을까요?

300 습관성 유산에 있어 염색체, 유전자 검사의 의의와 한계

사례 26 33세. 소양인. 유산 5회후 자연임신 출산 **302**

07 CHAPTER 임신, 출산과 관련한 한약과 양약

- 308 임신, 출산과 관련한 한약은 언제 먹나요?
- 309 임신을 위한 한약은 얼마나 먹어야 합니까?
  - 사례 27 7세. 10cm 자궁근종 수술, 한쪽 나팔관 폐쇄, AMH 1.02 • 자연임신 출산 **313**
- 319 한약을 먹으면 살찌지 않나요?
- 320 한약을 오래 먹으면 간이나 신장이 나빠지지 않나요?
  - 사례 28 35세. B형간염, 불규칙 월경, 월경통, 냉 • 임신 출산 **324**
  - 사례 29 38세. 계류유산, 신장질환 IgA 신증 • 자연임신 **326**
- 328 임신 전, 임신 중, 모유수유할 때 한약을 복용해도 안전한가요?
- 334 한약을 복용 중에 피임해야 할 때가 있습니다
- 335 임신을 준비 중일 때나 임신 중에 먹으면 안 되는 양약들
- 337 영양제나 양약을 한약과 같이 먹어도 되나요?
- 338 난임에 좋은 민간요법들
- 344 착상탕이란 무엇인가요?
- 347 입덧의 치료에 안전한 한약
  - 사례 30 33세. 자연유산, 생리통 • 자연임신 중 입덧 치료 **350**
- 352 임신 중 출혈이 있을 때
  - 사례 31 38세. 위암수술 후 시험관 첫 회에 성공, 임신 중 하혈 • 정상 출산 **354**
- 356 국민행복카드로 한약의 치료가 보장되는 질환들
- 357 뱃속의 태아도 보약을 먹을 수 있다고요?
- 358 임신 중에 걸린 감기
- 361 임신 중 구안와사, 대상포진
  - 사례 32 31세. 임신 6개월차 구안와사 한약 침 치료 후 정상 출산 **362**
- 363 임신 중 가려움증, 임신 소양증 搔癢症
  - 사례 33 32세. 임신 중 가려움증으로 한약복용 정상 출산 **365**
- 367 임신 중 양수부족증
  - 사례 34 임신 28주, 양수부족으로 인한 발육부전 태아의 건강한 만삭 출산 **369**
- 372 출산을 위한 준비와 유산 및 출산 후 조리
- 374 아이를 건강하게 잘 키우기 위한 Tips

부록

- 392 1 이병삼경희한의원의 임신사례 목록
- 408 2 난임부부를 위한 의료정책 개선 제안

　　　한의약 난임 치료에도 정부와 지방자치단체의 재정지원을 부탁드립니다!

　　　• 이병삼박사의 청와대 국민청원

　　　　저도 임신하고 싶습니다! **413**

　　　• 2018년 서울시 강서구 한방 난임치료 지원 타당성 검토 간담회

　　　44세. 난임 16년. 인공수정 4회, 체외수정 4회, 난자채취 11회 | 여성의 글

　　　35세. 난임 12년, 자궁 외 임신으로 한쪽 나팔관절제, 체외수정 6회 실패 |
　　　여성의 글 **417**

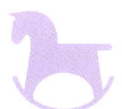

CHAPTER ·01·
난임치료와 한의학

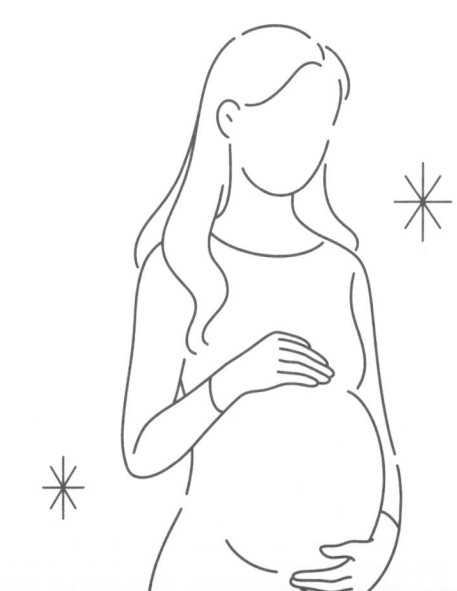

Chapter 01

삼신할미는 어디에 계시나요?

예로부터 우리나라에는 아이를 점지해주고, 출산을 관장하고, 임산부를 돌봐주는 '삼신할미'의 존재에 대한 민속신앙이 있습니다. 물론 삼신할미는 지역에 따라 명칭이나 역할에 대하여 약간의 차이가 있긴 하지만 크게 다르지 않습니다. 특히 오랫동안 유교적 전통이 전해 내려오는 우리나라에서는 대를 잇고 자신의 제사를 챙겨줄 후손을 원하는 사고방식이 여전히 존재하고 있습니다. 인간이든 동물이든 자신의 DNA를 후대에 남기려는 것은 당연한 본능입니다.

목욕재계하고 정안수를 떠 놓고 간절히 비는 행위는 그 대상이 다양합니다. 절대자, 신神, 영물靈物, 삼신할미, 조상 등이 대표적이지요. 미신이라 하든지 효과가 있는지는 크게 중요하지 않습니다. 정성을 담아 마음을 모으는 행위는 당연히 심리적 안정을 가져올 것이고, 임신에도 도움이 됩니다. 좋은 기운을 받기 때문이지요.

하지만 어느 조상이 자신에게 빈다고 잘 해주고, 빌지 않는다고 후대를 외면할까요? 모두 잘 되기를 바랄 것입니다. 따라서 저자의 생각은 삼신할미는 바로 다름 아닌 자신에게서 찾아야 한다고 생각합니다. 따라서 본인에게 있는 세 가지의 '신'을 잘 준비해보시기 바랍니다.

첫째는 신信으로서 임신이 잘 될 거라는 믿음입니다.

회의적이고 부정적인 생각은 아무런 도움이 되지 못합니다. 결국 잘 될 거라는 강한 믿음은 몸과 마음에 좋은 에너지를 일으킵니다.

둘째는 신神으로서 신나게 살아야 합니다.

우리 몸의 기능을 주관하는 호르몬, 신경전달 물질, 생리활성 물질이 바로 신神입니다. 신나고 즐겁게 지내면 당연히 인체의 신진대사나 생리기능이 최적의 상태를 유지할 것입니다.

셋째는 신身으로서 임신이 가능한 건강한 몸을 만들어야 합니다.

기도만 열심히 하고, 착하게 산다고 임신이 되지 않습니다. 물론 어떤 형태로든 복을 받겠지만 임신을 위해서는 몸의 생식건강을 좋게 하기 위하여 노력해야 합니다.

이것이 내가 좌지우지할 수 있는 진정한 '삼신'이 아닐까요? 멀리서 찾지 마시고 자신이 본인의 삼신할미가 되십시오.

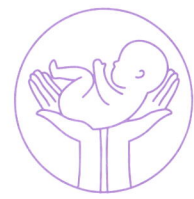

Chapter 01

우리는 '사람'의 아이를 갖는 겁니다

우주 만물 중에 사람이 가장 귀합니다.* 우리는 영혼, 감정, 마음을 모두 갖춘 '사람'입니다. 사람은 만물의 영장이며 임신은 이러한 '사람'이 '사람'을 낳는 것입니다. 어찌 동물의 생식에 사용되는 수의학과 똑같은 방식을 적용하나요? 사실 "현대과학이 발달할수록 수의학에 가까워질 것이다."는 자조 섞인 말들은 예전부터 있어왔습니다. 여러 가지 검사결과에만 의존한 처치, 시술, 수술, 투약이 이루어지는 것이지요. 지금도 서양의학은 정신건강의학과를 제외하고는 거의 모든 진료의 방식이 이렇게 이루어져 있고, 그래서 머지않은 미래에 인공지능AI 슈퍼컴퓨터 의사인 왓슨Watson에 의해 거의 모든 의사가 대체될 거라 하고 있습니다. 사실 정신건강의학과에서도 환자와 몇 분의 상담 시간을 제외하고는 기준치에서 벗어난 호르몬이나 신경전달물질을 약물에 의하여 조정하는 치료가 많습니다.

정상적으로 배란이 잘 되는 여성에게도 배란유도제를 쓰고 배란일을 정해 부부관계 하기를 강요당합니다. 하지만 배란유도제에 의하여 난소 과자극 증후군에 시달리는 여성도 많고, 경직되고 불안한 상태에서 숙제하듯 잠자리를 하는 것에 대한 부담을 호소하는 부부들이 많습니다. 모든 스포츠에서의 불문율은 '힘을 빼야 한다!'는 것입니다. 부부

---

* 「동몽선습(童蒙先習)」에 '천지지간 만물지중에 유인최귀(天地之間 萬物之衆 惟人最貴)'라 하였으며, 「동의보감」의 신형장부도에 손진인의 말을 인용하여 '천지지내 이인위귀(天地之內 以人爲貴)'라 하여 사람이 가장 귀한 존재라 인식하였습니다.

관계도 마찬가지이지요. 그런데 이렇듯 임신을 목적으로 시일이 정해진 부부관계에서는 힘을 빼기 쉽지 않다고 합니다. 관계 후 2주도 안 되어 임신여부라는 성적이 나오는 시험을 매달 치러야 한다는 것이 생각보다 엄청난 스트레스라고 합니다. 이렇듯 배란일에 의무적인 부부관계에 대한 스트레스로 자연임신을 포기하고 아예 인공수정이나 체외수정을 선택하는 부부도 의외로 많습니다. 물론 배란일 전후로 부부관계를 해야 임신이 되겠지만 최대한 인위적인 요소들이 배제되어야 합니다. 인간이 생각할 수 있는 모든 변수를 다 고려한다 해도 인공이 자연을 능가할 수는 없습니다.

특히 난임을 다루는 의사들은 자연임신이 불가능하다고 판정된 경우 말고는 과배란, 인공수정, 체외수정은 최대한 지양해야 하고 이러한 인공생식술을 시행할 때도 환자가 동물처럼 느껴지지 않도록 최대한 존중하고 세심하게 배려해야 합니다.

난임부부 당사자들도 임신에 방해되는 요소들을 찾아 적극적으로 생식건강을 증진시켜 임신만을 위하여 부부관계를 하는 것이 아닌 '일상에서 자연스러운 사랑행위의 당연한 결과가 임신'이라는 사실을 명심해야 합니다. 인간중심적인 난임 치료가 시행될 때 인간의 존엄도 유지할 수 있고 그 성공률도 높아질 것입니다.

Chapter 01

난임 치료는 오래전부터 전해 내려왔습니다.

"한약을 먹거나, 한의원 치료를 받으면 임신에 도움이 되느냐?", "치료 효과에 대한 근거가 있느냐?"는 질문을 받습니다. 비단 임신뿐 아니라 한의원에서 치료하는 모든 질환이나 질병에 대하여 받는 질문이기도 합니다.

요즘은 근거중심 의학이라 하여 치료에 대한 근거를 매우 중요시합니다. 당연히 필요하고 한의학에서도 이의 기준에 맞추려는 노력을 많이 하고 있습니다. 난임의 치료에 대한 안전성과 유효성에 대하여도 이미 수많은 한의학적 논문들이 나와 있습니다. 특히 이러한 치료의 방식들은 예로부터 내려오는 한의학의 생리, 병리, 진단, 치료법에 기초하고 있습니다.

6~7회 체외수정에 실패했던 여성이 2~3개월 동안 한의원에서 치료받고 자연임신이 되었을 때 이를 비판하는 사람은 "치료와 임신에 상관성이 없다.", "우연한 결과이다.", "자연임신이 될 때가 된 것이다." 등의 말로 치료효과를 폄훼하는 경우가 있습니다. 물론 그럴 수도 있을 것입니다. 하지만 이러한 사례가 여러 한의원에서 자주 생긴다면 당연히 한의약의 치료효과로 보는 것이 타당할 것입니다.

근거중심 의학에서는 어떻게 치료효과를 입증할 수 있을까요? 방법은 이러한 환자들을 모아 아무런 조치도 하지 않는 대조군과 한의치료를 받은 실험군에서의 임신 출생률을 비교분석하면 될 것입니다. 당연히 자연임신, 인공수정, 체외수정 모두 한의치료를 받은 군에서의 성공률이 유의하게 높습니다.

　흔히 난임 치료하면 인공수정이나 체외수정을 떠올리게 되므로 서양의학만 생각하기 쉽습니다. 하지만 많은 분들은 한의약만으로도 자연임신이 되거나, 한의약과 서양의약을 병행하면 치료효과가 더 높아집니다. 한의약은 임신의 성립과 유지에 좋은 환경을 조성해주기 때문입니다.

　현대에 있어서는 초혼 연령의 증가, 복잡한 사회구조로 인한 심신의 스트레스, 화학물질이나 공해에의 노출 등의 이유로 난임 부부가 예전보다 많아졌습니다. 하지만 예전에도 임신이 안 되어 고생하고 있는 여성들과 남성들이 있었고, 한의약의 치료로 임신이 되었습니다. 이러한 사례들은 요즘의 논문이나 증례보고에 해당하는 의안醫案 들을 통하여 전해 내려오고 있습니다. 부인과만을 전문으로 다룬 서적이나 많은 종합의서에서 임신姙娠, 구사求嗣, 종자種子 등의 편篇 을 만들어 상세히 다루고 있습니다. 요즘의 한의학적 난임치료는 이러한 의서에 나오는 전통의 방식에 현대과학적으로 응용개발한 여러 치료법을 가미하여 더 큰 효과를 내고 있는 것입니다.

　난임의 원인과 치료에는 고유의 한의학적 개념들이 많고, 그 이론을 적용하여 실제로 좋은 성과들을 도출해내고 있습니다. 예컨대 여성의 몸이 차가우면 임신이 잘 안 될 거라는 생각에는 누구나 대체로 공감합니다. 하지만 몸이 차가워 병이 생길 수 있다는 병리가 없는 서양의학을 기반으로 한 난임클리닉에서는 손발과 아랫배가 찬 것이 난임의 원인과 치료에 고려의 대상이 안 됩니다. 열린 자세로 전통 한의학을 계승 발전시킨다면 현대의학도 더욱 치료의 범위를 넓히고 풍성해질 것입니다.

서양의학과 한의학의 난임치료는 어떻게 다른가요?

서양의학의 난임치료는 보조생식술이라 하여 크게 두 가지로 나눌 수 있습니다. 자연적인 방법으로 임신이 안 될 때 인공수정이나 체외수정을 하게 되지요. 인공수정은 보통 여성에게 약물을 이용해 과배란을 시켜 놓고, 남성에게서 채취한 정자를 자궁에 주입하는 방법입니다. 체외수정은 보통 시험관 시술로도 많이 알려져 있습니다. 정자와 난자를 채취해서 몸 밖의 시험관에서 수정시켜 그 수정란을 자궁 안에 넣어주는 시술입니다. 물론 이 과정에서 난자를 여러 개 만들어내려고 과배란유도제를 사용합니다.

인공수정이나 체외수정의 과정에서 많은 부부들이 매우 곤혹스럽거나 고통스러워합니다. 여성의 경우에는 과배란에 의한 '난소 과자극 증후군'이라는 질환에 많이 시달립니다. 과배란유도 후에 두통, 오심, 구토, 복통, 복수, 난소나 기타 조직의 손상이 올 수 있습니다. 인공수정에서 과배란을 하거나, 체외수정에서 배아를 여러 개 이식하다 보니 다태아도 많이 나옵니다. 어떤 분들은 일거에 아이 두셋을 낳으니 좋은 것 아니냐고 하지만 쌍둥이나 세쌍둥이로 인하여 임신부나 산모들의 건강이 심각하게 위협받는 경우가 많이 있습니다. 또한 과배란시술

중에 직장생활이나 사회생활을 병행하기 어려운 문제도 있습니다. 혼자 화장실이나 차에서 설움에 울면서 복부에 배란유도제를 주입하기도 합니다. 휴가를 내지 못하는 여성들은 난자의 채취를 위하여 꼭두새벽이나 밤늦게 병원으로 달려갑니다. 아니러니하게도 임신을 원하여 인공수정이나 체외수정을 받는 분들 중에서 임신을 포기하는 가장 큰 이유가 과배란에 대한 부작용과 스트레스 때문이라고 합니다. 여성들의 이러한 고충에는 미치지 못하겠지만 남성의 경우에도 정자를 채취하는 과정에서의 수치심과 번거로움을 호소합니다.

또한 '서양의학은 보강을 해준다'는 개념이 없다는 것입니다. 마른 수건은 아무리 쥐어짜도 물이 나오지 않거나 어쩌다 한두 방울 나올 것입니다. 이것이 배란유도의 한계입니다. 배란유도제는 현재의 좋지 못한 몸의 상태를 있는 그대로 자극해서 난자를 채취하는 것이지요. 하지만 한의학의 방법은 '마른 수건을 촉촉하게 만들어 주어 굳이 쥐어짜지 않아도 물이 뚝뚝 떨어지게 한다'는 것입니다. 이것이 자연적이고 건강한 배란입니다.

남자들의 경우에도 양방의 보조생식술에서는 현재 상태의 정자를 채취하는 것이지 좋지 못한 정자를 보강하거나 강화해준다는 개념은 아니라는 것입니다. 하지만 한의학에서는 보양강장*, 즉 '양기를 보강

---

* 보양이라는 말은 한자에 따라 크게 세 가지의 의미로 쓰입니다. 첫째, 保養은 건강한 상태를 잘 보호하고 기른다. 둘째, 補養은 부족한 부분을 보강하여 기른다. 셋째, 補陽은 양기를 보강한다. 대개 남성의 성기능 강화를 말할 때는 세 번째에 해당합니다. 강장(强壯)은 건강하고 왕성하게 한다는 의미입니다.

하고, 남성을 강화한다.'는 의미에서의 치료를 하여 정자의 상태를 좋게 하는 것이지요. 이것이 한의학과 서양의학의 가장 큰 차이입니다. 한의학에서는 내 몸의 상태를 보강해서 정자나 난자의 상태를 강화하여 자연임신을 할 수 있게 도와준다는 것입니다. 그리하면 설령 자연임신이 되지 못한다 해도 인공수정이나 체외수정에서는 한두 번의 시도에도 성공할 수 있습니다. 이것이 한의학과 서양의학과의 가장 큰 차이입니다.

원인불명이라는데 치료가 가능한가요?

난임에 있어 많은 부부들이 매우 고통받는 경우가 '난임의 원인을 모르겠다'는 것이지요. 난임의 원인을 안다면 그것에 대한 해결책이 있을텐데 '원인불명의 불임' 또는 '상세 불명의 불임'은 대책이 없습니다. '상세불명 詳細不明'이라고 하는 것은 '자세하게 설명할 수 없다'는 것이지요. 그런데 이러한 진단명 앞에는 '서양의학적인 진단으로'라는 말이 생략되어 있는 것입니다. 그런데 이러한 서양의학적인 '원인불명'은 한의학적으로는 답이 있는 경우가 많이 있습니다. 한의원에 오시는 난임부부들을 한의사의 관점에서 보면 여러 가지 임신이 안 될 만한 이유들이 보입니다.

예컨대 몸이 찬 사람들은 당연히 장부의 생리 기능들이 떨어질 수밖에 없습니다. 그러면 배란이나 나팔관의 운동성에도 문제가 생깁니다. 한의학에서 보면 너무 차가워, 너무 열이 많아, 몸이 너무 메말라서, 너무 비만해서, 운동 부족, 스트레스 이런 것들을 모두 난임의 원인으로 봅니다.

서양의학적 진단으로 원인불명이라고 하는 것들에 대해서 한의학에서는 '변증辨證*'을 합니다. 한의학적으로는 이러이러한 '증證'입니다. '이러이러한 것들 때문에 임신이 되지 않습니다'라고 하는 부분들을 찾아내어 교정하면 실제로 많은 부부들이 임신이 됩니다. 즉, 난임難姙이라는 서양의학적 진단명을 받고 한의원에 오게 되면 부부를 각자 진찰하여 기혈허약, 혈어, 간기울결, 습담, 신허** 등의 한의학적 진단인 변증을 하여 치료합니다. 서양의학보다 더 상세하게 개인별 원인을 찾아 치료하는 것이지요. 인공수정이나 체외수정 같은 보조생식술의 임신율이 높다고 하지만 나이와 몸의 건강상태에 따라 편차가 심합니다. 보통 인공수정의 성공률은 10%를 약간 상회하고, 체외수정도

---

* 변증(辨證)이란 환자가 호소하는 병의 증상(symptom)과 여러 검사의 소견인 징후(sign)를 종합적으로 분석하여 그 원인이 어떤 유형에 해당하는지를 찾는 진료행위를 말합니다. 병의 한의학적 원인을 찾는 것이지요. 변증이 제대로 되어야 치료의 방법이 정해집니다. 예컨대 감기라는 병명에 대하여 서양의학에서는 누구에게나 같은 약제를 처방하지만, 한의학에서는 차가운 유형의 풍한형(風寒型), 열이 심한 풍열형(風熱型)으로 나누어 치료합니다.

** 난임(難姙)이라는 병명에 서양의학에서는 누구에게나 배란유도, 인공수정, 체외수정의 똑같은 시술과 약제를 사용하지만 한의학에서는 변증(辨證)을 하여 기혈의 허약, 배출되지 못한 내부의 출혈이나 혈액이 정체된 혈어(血瘀), 감정의 표출과 호르몬의 분비 장애인 간기울결(肝氣鬱結), 수분대사가 제대로 안 되어 생기는 병적인 습담(濕痰), 생식기능을 담당하는 신장의 허약 등으로 원인을 나누어 치료합니다.

Chapter 01

보통 30% 내외라 하는데 40대이거나 몸의 상태가 약한 사람에게서는 이보다 훨씬 떨어집니다. 2021년 현재 인공수정은 5회, 체외수정은 신선배아 7회 동결배아 이식 5회까지 정부지원을 해줍니다. 요즘에는 인공수정의 성공률이 낮으니 생략하고 아예 바로 체외수정으로 들어가는 경우가 많습니다. 체외수정 성공률이 30%라면 세 번에 한 번은 성공해야 하는데 정부에서 12회나 지원을 해주는 것은 그만큼 이러한 보조생식술에 의한 임신이 그리 쉽지 않다는 것을 말해줍니다.

　부부의 몸과 마음이 제대로 준비되지 않은 상태에서는 계속 시도를 해도 무의미한 경우가 많습니다. 시험 준비가 안 된 사람이 시험을 백날 쳐도 합격할 수 없는 이치와 같습니다. 이런 분들에게는 무언가 다른 한의학적인 방법이 훌륭한 대안이 될 수 있습니다. 특히 '원인불명의 난임'이라고 진단을 받았다면 서양의학적인 기준으로는 원인을 찾지 못한 것이니 한의원을 방문해 보시기 바랍니다.

사례 1

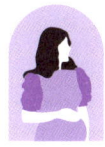

- 39세 갑상선암 수술 인공수정 2회 체외수정 6회 실패 자연임신 출산

환자 개요 170cm, 63kg

32세에 갑상선암 수술. 임신준비하면서 초음파에서 발견. 피곤하면 목이 잠긴다. 시험관 시술 5회 실패. 6회째는 쌍둥이 임신하였으나 14주차에 유산.

 32세에 갑상선암 수술. 임신준비하면서 초음파 검사에서 발견. 피곤하면 목이 잠긴다. 시험관 시술 5회 실패. 6회째는 쌍둥이 임신하였으나 14주차에 유산. 초경은 12세. 생리주기는 25~28일 정도. 초경 때부터 생리통이 심하다. 진통제를 매번 먹는데 왕뜸치료 3개월 하면서 호전되었다. 냉이 20대까지 많았다. 질염치료를 받은 적이 있다. 비염. 코막힘. 콧물. 턱 밑에 여드름이 많다. 실내에서 운동을 해도 배가 차다. 추위를 탄다. 이불을 잘 덮고 잔다. 물을 적게 마신다. 더운 음식이 좋다. 설사가 잦다. 심할 때 하루 4번 대변을 본다. 얼굴에 홍조가 생긴다. 밀가루 커피 냉면 돼지고기는 탈이 난다.

 40세. 커피는 하루에 3잔. 담배를 하루에 한 갑. 차가운 것 먹으면 속이 좋지 않다.

치료 및 결과

 어혈을 배출하여 하복부를 깨끗이 청소하는 한약 3일분
혈액을 보강하고 하복부를 소통시키는 녹용보약 20일분 2회 복용

Chapter 01

혈액을 보강하고 수정, 착상을 도와주는 녹용보약 20일분 1회 복용

체외수정으로 세쌍둥이 임신하였으나 14주차에 유산.

어혈을 배출하여 하복부를 깨끗이 청소하는 한약 3일분

혈액을 보강하고 하복부를 소통시키는 녹용보약 20일분 2회 복용

혈액을 보강하고 수정, 착상을 도와주는 체질보약 15일분 4회 복용

 보양강장하여 생식 건강을 증진시키는 체질보약 15일분 4회 복용

⋮

자연임신에 성공하여 딸 출산하여 산후조리 한약까지 복용함

이병삼박사의 고찰

갑상선암 수술 후에 인공수정 2회, 체외수정 6회 실패 후에 자연임신하셔서 건강하게 딸을 출산하신 분입니다. 무엇보다 서울시 강서구 한의약 난임치료 지원사업을 통해 부부 모두 한약을 무료 지원받고 임신 출산하셔서 더욱 보람되고 의미가 있습니다. 아래 후기에 있는 부부의 말씀처럼 대한민국의 임신을 원하는 모든 부부가 최소한 첫 아이를 임신 출산할 때까지라도 양한방 무료지원을 해주면 좋겠습니다. 국민이 없으면 나라도 존재할 수 없습니다. 그리고 특히 원인불명의 난임으로 고생하고 계시는 분들은 인공수정, 체외수정에만 의존하지 마시고 꼭 한의약의 난임치료를 병행해보시기 바랍니다.

본인 후기

30세에 결혼 후 피임을 하지 않았는데 2년이 지나도록 아이가 생기지 않아 산부인과에서 검사를 받았는데 갑상선 암이 발견되어 수술과 방사선 치료를 받고, 1년간 피임을 하고 나니 어느덧 35살이 되었습니다.

난임 병원에 가서 이것저것 검사를 받았는데 '원인불명'이라는 진단을 받았습니다. 병원 의사선생님이 인공수정부터 하자고 해서 2번을 받는데 임신이 되지 않자 마음이 조급해지기 시작했습니다. 다시 선생님의 권유로 시험관 시술을 결정하였습니다. 난임 카페의 수기들을 읽으며, 각종 영양제도 먹어보고, 스트레스도 최대한 받지 않도록 추천하는 여러 가지 방법들을 정독하였습니다. 시간을 확인해가면서 자가 주사도 맞고 약도 먹고 질정도 넣었지만, 많이 힘들다고는 생각하지 않았습니다. 아기가 안 생겨서 하는 마음고생이 난임부부들에게는 더 큰 고통이니까요. 난자와 정자 채취도 하고, 수정란도 몇 개 나와서 이제 수정란만 주입하면 아기가 생기는 줄 알았습니다. 성공확률이 40%도 안 된다고 했지만 당연히 그 안에 들 줄 알았죠. 그런데 임신수치는 깔끔하게 안나왔습니다.

"그래, 한 번에 되는 경우는 로또당첨이라 했지. 확률이 있으니 세 번 시술 받으면 그 중 한 번은 되겠지."라며 남편과 서로 위로를 했죠. 부모님들 걱정하실까 처음에는 시술받는다고 말씀도 드리지 못했습니다. 비용도 아무리 정부에서 약간을 지원해준다 하여도 한 번 시험관 신선 시술을 받을 때마다 2~3백만원 정도는 자비가 들더군요. 냉동 시술은 그보다는 비용이 덜 들었지만, 저희는 냉동이 한 번 쓸 것 정도로 한두개만 나왔

Chapter 01

습니다. 거기에 각종 영양제와 몸에 좋다는 음식들을 구해다 먹고, 운동도 열심히 하고, 시술을 받다보니 일에는 신경을 덜 쓸 수밖에 없어 수입도 줄어들었습니다. 회차를 거듭할수록 몸과 마음과 경제적 부담은 커져만 갔습니다. 그나마 저는 자영업자라 시술을 받는 시간에는 크게 제약이 없었지만 일에 신경을 못쓰는 만큼 수입이 많이 줄어들었었구요. 직장인이신 분들은 대부분 일을 그만두게 되어 수입이 더 줄어들지요.

　병원에서는 몸에 딱히 이상도 없다는데 신선 3번에 냉동 2번의 시험관 시술을 받았으나 한 번도 임신이 되지 않았습니다. 이제 정말 부담이 되기 시작했습니다. 정부지원이 계속 확대되어 그전보다는 부담이 많이 줄어들기는 했지만, 냉동이 잘 안 나오는 저로써는 벌써 신선을 3번이나 했는데 임신이 되지 않아 이제 1번의 기회를 놓치면 전액 자비로 신선 시술을 받아야 하는 부담이 생기기 시작했습니다. 될지 안될지 모르는 시술을 전액 자비로 하는 것은 아마 많은 난임부부들에게 큰 부담일 것입니다. 정부지원을 다 써도 임신이 되지 않으면 엄청 저렴한 난임병원을 찾고 찾아 시술을 받으시기도 하지만, 대부분은 아이를 포기하고 살기로 마음을 정하시더라구요. 거의 아이를 포기하려고 할 때 남편이 이제 난임병원만 믿고 있어서는 안되겠다며, 한방 치료를 해보자고 하더군요.

　난임병원에서는 대부분 한약 먹는걸 권하지 않아서 부모님이 지어주시겠다던 것도 사양하고 있었는데, 나서서 먹는 건 생각을 안 해 봤었습니다. 난임치료에 효과를 많이 봤다는 후기가 많은 병원을 찾아가서 상담을 받아봤습니다. 밑져야 본전, 한약도 먹고 한방 치료도 받아보자라고 쉽게 생각하기에는 이미 몸과 마음이 가난해진 난임부부들에게는 이 또한 큰 비용부담이 될 수 있더라구요. 효과를 보기 위해서는 부부가 같이 두세 달 한약도 먹고, 치료도 받는 것이 좋다는데 치료에 최소 몇백만 원의 비용을 들여야 한다고 하니 큰 부담이었지만, 신선시술 1회 남은 상황이고, 몸과 마음이 망가진 상황에 이거라도 해보자 싶더라구요. 잘 될 거라는 믿음이 50% 먹고 들어간다고 하여, 긍정적인 마음으로 한방 치료를 시작했습니다.

큰 문제는 없지만 임신이 되기 위한 몸의 에너지가 부족하다고 하셔서 원장님을 믿고 열심히 한약도 먹고, 음식 조절도 하고, 운동도 했습니다. 이때 저는 자연임신은 전혀 생각을 못하고 있던 때라 3개월의 한방 치료 후 난임 병원을 찾아가 시험관 시술을 받았습니다. 한 번도 착상조차 되지 않았던 제 몸에 세쌍둥이가 착상되었습니다. 한방 치료가 이렇게 제 몸을 변화시킬 줄은 상상도 못했습니다. 그러나 세쌍둥이는 임신유지와 출산이 어려워, 한 아이는 낙태를 하는 수술을 받았습니다. 세쌍둥이는 위험하여 낙태가 합법적이라 결정한 일이지만 이 또한 마음의 큰 상처가 되었고, 잦은 시술로 인해 자궁경부가 약해졌는지 14주에 남은 두 아이도 조산하여 저의 첫 임신은 종료가 되었습니다. 최고의 대학병원이었지만 왜 조산하였는지는 명확히 알 수 없다고 하시더라구요. 난임부터 유산까지 겪었지만 어느 곳의 누구도 우리 부부에게 그 원인을 알려주는 곳이 없어 더 답답해졌습니다. 유산은 난임보다 더 큰 충격으로 왔지만, 유산은 다시 임신으로 마음을 회복하는 것밖에 없다는 주변의 위로에 힘입어 다시 한의원 원장님을 찾아갔습니다.

Chapter 01

　한번 임신이 되면 다시 잘 될 수 있다며 위로를 해주셨고, 다시 만날 아기를 위해 전에 했던 한방 치료를 다시 시작했습니다. 또 다시 경제적 부담과 될지 안될지 모르는 불안감을 애써 떨치며 일도 그만두고 긍정적으로 열심히 임했습니다. 마지막 신선채취에 냉동수정란이 나오지 않아, 이제는 시험관도 전액 자비로 해야 되는 상황이었습니다. 부담은 전보다 몇 배가 되었지만, 그 와중에 난임부부를 위한 한방 치료 지원이 생긴다고 원장님이 알려주셨습니다. 부부를 같이 지원해주는 좋은 지원제도이나 전국에서 시행을 하는 것도 아니고, 시범으로 몇 개의 곳에서 행하는 것 같더라구요. 그래도 이런 저희 부부의 상황에 너무 감사한 일이라 신청을 하였고, 다행히 뽑아주셔서 5월부터 무료로 지원을 받으며 한방 치료를 했습니다. 남편도 같이 식단조절에도 힘쓰며 원장님의 말씀을 되새기며 한약도 먹고 치료도 받으러 다녔습니다. 두 달째에 자연 임신시도를 해보라며 적극 권하셔서 반신반의하였지만 가임기간에 시도를 해보았습니다. 인터넷에 여러 가지 확률 좋은 임신 시도법을 검색해보고 부부가 할 수 있는 한에서 해보았고, 되겠나 싶어 이후 열심히 운동과 한의원 다니며 잊고 지냈습니다. 그런데 2주 후 운동 갔다가 어지러워서 집에 돌아오기를 며칠 하다가, 문득 임신된 거 아닌가 싶어 테스트를 해봤습니다. 두 줄이 나오고, 39살 인생 처음 자연임신이 되었습니다.

　남편도 저도 믿기지 않았지만, 하혈이나 복통도 한 번 없이 현재 임신 20주가 지나가고 있습니다. 작년의 유산으로 인해 혹시 모를 조산을 대비해 자궁 경부를 묶는 맥도날드 수술을 받은 상태이구요. 잘 품다가 출산을 해야 여태의 노력이 결실을 얻는 거겠지만, 잘 될 거라는 믿음으로 임신 생활을 보내고 있습니다.

　난임부부는 양방치료든 한방 치료든 아이가 생긴다면 어떤 치료도 받을 각오가 되어 있습니다. 저희부부는 양방에서 풀리지 않던 부분을 한방에서 도움을 얻어서 임신이 되었습니다. 난임부부들은 첫아이 출산까지만이라도 제한 없이 지원해달라고 많이들 말합니다. 결국 경제적 부담이 가장 큰 것이겠지요. 한방 치료도 일부 지역에서 일부 인원에게 제한적으로 하는 것이 아니고, 모든 난임부부들에게 적극적인 지원을 해주신다면 저희처럼 도움을 얻어 난임을 극복할 수 있는 부부도 많을 거라고 생각합니다. 감사합니다.

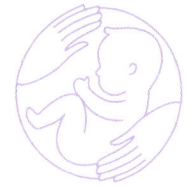

Chapter 01

서양과학과 한의과학

어떤 현상에 대하여 가설을 세우고 오류없는 논리적 방법으로 이를 입증하는 것을 과학科學이라 합니다. 보편타당하고, 객관적이며, 언제든 재현가능해야 합니다. 그렇다면 한의학은 과학일까요? 아닐까요?

과학의 '과科'라는 한자를 풀어보면 '벼 화禾'와 '말 두斗'로 구성되어 있습니다. 벼는 모든 곡물을 대표하는 것이고, 말은 농경사회에서 수량을 계측하는 가장 일반적인 도구였습니다. 결국 어떤 물질이나 현상을 계량하고 분석하는 자연과학의 대표적인 방법을 형상화한 것으로 생각됩니다.

하지만 과학에는 자연과학뿐만 아니라 인문과학, 사회과학, 심령과학 등 그 분야가 매우 세분화되어 있습니다. 현재 대학교나 대학원에 존재하는 다양한 '과科'에서 배우는 모든 학문이 해당 과학인 것이지요. 분야를 나누어 오류없이 논리적인 학문의 체계를 갖춘 것은 모두 과학입니다.* 이런 면에서 한의학도 당연히 한의과학입니다. 단지 이 한의과학을 서양과학이나 서양의학의 잣대로 재단하고 증명하려 하기

---

* 과학(科學)이라는 말은 1874년 일본의 교육자인 니시 아마네(西周)가 영어의 'Science'나 독일어의 'Wissenschaft' 등의 서양 말을 번역하여 만들어낸 신조어라고 합니다. '각 과(분야)마다 특수한 전문적인 지식을 쌓는 학문이 과학이다.'라고 하였으며, 나중에 쿤(Kuhn)은 과학철학 이론에서 "과학 연구는 각 전문 분야 특유의 '패러다임'에 기반한다."고 정의하고 있습니다. 과학이라는 단어를 만들어 낸 이유. 중앙시평. 2021.08.31. 장하석 케임브리지대 석좌교수. 과학철학.

때문에 논란과 오류가 생깁니다. 물론 동서양의 지식이 합일되는 부분도 있겠지만 서양에는 없는 개념과 패러다임*으로 동양의 것들을 모두 증명할 수 없습니다.

몇 가지 예를 들어보겠습니다.

❶ 찬바람을 막는 약재, 방풍 防風

방풍防風 이라는 한약재가 있습니다. 요즘은 나물로도 많이 드시기 때문에 많이 알려져 있지요. 한자에 익숙하신 분은 금세 그 뜻을 아시겠지요? '바람을 막아준다'는 뜻이 있습니다. 실제로 찬바람에 의하여 발생한 감기에 주로 쓰이는 한약재입니다. 방풍은 바닷가에 많이 서식하는데 강한 해풍에도 시들거나 얼어 죽지 않습니다. 당연히 찬바람에 강한 것이지요.

감기는 주로 찬바람에 의해서 발생합니다. 감기의 원인이 바이러스라 해도 결국 감기 바이러스가 내 몸을 숙주로 삼아 증식할 수 있는 환경은 대개 몸이 차가워졌기 때문이지요. 감기에 걸렸다는 "catch a cold"라는 표현에서도 알 수 있습니다. 찬바람에 약하여 감기에 자주 걸리는 사람에게 방풍을 차로 끓여 상복하면 효과가 매우 좋습니다. 한약 처방 중에 옥병풍산玉屛風散 은 방풍과 황기로 이루어져 있는데 이름에서도 알 수 있듯이 병풍처럼 바람을 막아주는 귀한 약이라는 뜻

---

* 패러다임(paradigm)은 어떤 한 시대 사람들의 견해나 사고를 근본적으로 규정하고 있는 테두리로서의 인식 체계. 또는 사물에 대한 이론적 틀이나 체계. 표준국어 대사전.

Chapter 01

입니다. 황기는 피부까지 기운을 올려주고 땀구멍을 수축시켜 촘촘하게 해주며, 방풍은 몸을 덥혀 찬 기운이 들어오는 것을 막아줍니다. 실제로 감기에 자주 걸리는 사람에게 효과가 좋습니다.

이것을 서양의학적인 관점에서 어떻게 접근하고 증명하겠습니까? 감기에 자주 걸리는 사람들을 뽑아서 같은 조건에서 생활하게 하고 이 처방을 쓴 그룹과 쓰지 않은 그룹에서 감기에 걸린 사람의 비율을 비교해야겠지만 쉽지 않겠지요? 또한 이러한 실험을 해서 유의한 결과를 얻어도 서양의학에서는 어떤 성분이 어떤 기전으로 감기를 막아주는지 밝히려 할 것입니다. 한의학적인 접근법과는 매우 거리가 멀기 때문에 서양의학적인 입증은 매우 어려울 것으로 생각됩니다.

실제로 서양의학의 감기치료는 원인과 사람의 체질에 상관없이 발열, 콧물, 코막힘, 가래, 근육통, 두통 등의 증상을 완화해주는 것에 목표를 둡니다. 하지만 한의학에서는 감기에 걸리게 된 '사람'에도 관심을 가집니다.

감기에 자주 걸리는 사람은 몸이 차갑거나, 온도변화에 민감하거나, 기초체력이 떨어져 있고, 면역력이 약한 사람입니다. 이것은 체질의 문제일 수도 있고 과로, 무리, 스트레스 등에 의한 일시적인 상태일 수도 있습니다. 한의학에서는 몸을 덥힌다는 개념과 면역력을 증강하는 보약이라는 개념이 있고 실제로 주효합니다.

❷ 얼음, 물, 수증기는 어떻게 다른가?

얼음, 물, 수증기의 화학식은 모두 H_2O입니다. 하지만 상태로는 고체, 액체, 기체로 다릅니다. 음양의 관점에서는 고체상태인 얼음이 가장 음적 陰的 이고, 기체상태인 수증기가 가장 양적 陽的 입니다. 한의학에서는 '양화기 陽化氣 음성형 陰成形'이라 하여 양의 에너지는 기를 변화시키고, 음의 에너지는 형체를 만든다고 합니다.

따뜻해질수록 말랑말랑해지고 가벼워지며, 차가워질수록 단단해지고 무거워진다는 말이지요. 이것이 한의학에서 설명하는 기 氣 입니다. 몸 안에 발생한 단단한 형태의 종괴 腫塊 는 대개 차가워져 굳어진 것이고, 실제로 암도 혈액과 림프의 순환이 안 되어 차가워져 생겼다고 봅니다.

음양은 고정되고 불변된 것이 아니고 상대적인 관점입니다. 물에서 음양을 따지자면 더운 물은 양이고, 찬 물은 음이 되겠지요. 더운 여름에 증발되는 수증기는 양이고, 비나 눈의 형태로 바뀌기 전의 구름은 음이 됩니다. 한의과학은 이러한 자연의 이치를 신체에 적용하여 체질과 증상을 고려하여 병든 상태를 진단하고 치료하는 것입니다.

❸ 사랑하고 있음을 의학적으로 증명하라!

만약에 상대방을 사랑하고 있음을 서양의학적으로 증명하라고 하면 아마도 호르몬이나 신경전달물질 등을 검사해야 할 것입니다. 하지만 의학적인 방법으로 증명할 수 없다 해서 상대방을 사랑하지 않는 것은 아니지요?

Chapter 01

얼굴에 화색이 돌고, 눈을 잘 마주치지 못하고, 가슴이 두근거리고, 흥분되어 있다면 누구라도 상대에게 마음이 가 있는 상태임을 짐작할 수 있을 것입니다. 이것이 한의학과 가깝다고 할 수 있습니다.

이화학적 검사가 발달되지 않았던 시절에는 이렇게 면밀하게 사람의 상태를 관찰했습니다. 얼굴과 이목구비의 기색, 형상, 혀의 색깔과 형태, 땀, 소변, 대변, 소화, 수면 등에 대하여 보고, 듣고, 묻고, 맥의 상태까지 확인하여 종합적으로 진단하였습니다. 이러한 진단방법은 현대에 있어서도 여전히 유효하며 과학기술의 발달로 만들어진 여러 기기들을 통하여 이에 대하여 더욱 세밀한 검사가 이루어지고 있습니다.

요즘 한의사의 의료기기 사용에 대한 논란이 있습니다. '과학기술로 인체를 들여다볼 수 있는 도구'가 생긴 것이고, 이것의 사용권한에 의사나 한의사를 나눌 이유가 없습니다. 의사가 발명한 도구도 아니요, 환자로부터 '가공되지 않은 자료'인 'raw data'를 얻는 것이고, 이를 통하여 각 의학의 생리나 병리의 이론에 맞게 진단하고 각자의 방식으로 치료를 하면 되는 것입니다. 수집된 데이터 자체는 가치중립적입니다. 예전에는 의사의 육안肉眼이나 손을 이용하여 얻은 것을 이제는 정밀한 기기로 계측하는 것뿐입니다.

육안으로만 보던 것을 안경, 돋보기, 확대경, 디지털 카메라 등의 형태로 보는 것이고 과학기술의 발전으로 엑스레이, CT, MRI, 초음파를 이용하여 체내를 더 깊이 들여다보겠다는 것뿐입니다. 어부도 어군탐지기에 초음파를 사용하는 이 시대에 한의과대학에서 해부학, 장상학*, 영상진단학까지 공부한 한의사들은 왜 초음파를 진료에 사용하면 안 될까요?

예전에는 말린 쑥만을 이용하여 뜸을 떴지만 요즘에는 전기, 전자, 레이저, 초음파, 극초단파, 적외선 조사기 등을 이용하여 온열溫熱을 넣어주는 치료방식도 사용됩니다. 현대과학의 성과물들이 한의학적 치료원리에 의하여 쓰이는 것이지요. 요즘에는 재래식 약탕기에 나무를 태우거나 숯을 달구어 탕약을 달이지 않습니다. 대개 스테인리스 용기에 전기를 이용하여 끓이게 되지요. 기계공학이 발달한 덕이지요. 하지만 이것을 탕약이 아니라고 할 수는 없습니다. 이렇듯 새롭게 발명되고 개발된 기구와 기기들이 한의학적 원리에 의하여 진단과 치료에 쓰이는 것입니다.

이렇게 되면 누구에게나 혜택이 주어집니다.

첫째, 환자는 추가적인 검사를 위해 다른 병의원을 방문할 필요가 없이 한의원에서 one-stop 의료서비스를 받을 수 있습니다. 생리통이 심하거나 임신이 잘 안 되는 여성이 자궁근종이나 난소낭종이 있는지 초음파를 통하여 바로 확인할 수 있고, 발목을 다친 환자의 뼈가 부러졌는지 금이 갔는지 바로 판독할 수 있습니다.

---

* 장상학(臟象學)은 오장육부의 형태와 기능에 대한 한의학의 과목으로서 현대의학의 해부학에 더하여 기능적인 면에서 한의학적 해석을 추가하고 있습니다.

Chapter 01

둘째, 응급질환이나 중증질환을 조기에 발견할 수 있습니다.

한의원은 누구나 쉽게 찾을 수 있는 1차 의료기관으로서 이러한 의료기기를 사용한다면 응급이나 중증질환을 감별하여 지체없이 2, 3차 병원으로 전원시켜 정밀검사나 수술을 의뢰할 수 있습니다. 또한 치료의 과정을 점검하고 결과를 바로 파악할 수 있습니다.

셋째, 한의학의 진단이 더욱 정밀해집니다.

의료에 사용되는 현대과학의 장비들을 통한 검사결과들과 재래식으로 도출한 데이터를 모두 종합하여 병을 진단함으로써 훨씬 정확도가 높아집니다. 사실 한의학과 서양의학의 가장 큰 차이점은 변증辨證에 있습니다. 변증이란 정상에서 벗어난 현재의 상태를 한의학적 관점에서 종합적으로 분석한 결과입니다. 서양의학에서 병명病名을 진단하듯이 한의학에서는 증證을 판별합니다.

예를 들어 '자궁근종'이라는 병명으로 진단된 환자에 대하여 한의학에서는 그러한 자궁의 종괴가 생기게 된 전체적인 몸의 환경을 총체적으로 진단합니다. 몸이 허하고 차가워 혈액순환의 장애에 의하여 발생한 것이면 자궁허한증子宮虛寒證, 자궁에 습과 열이 쌓여서 발생한 것이면 자궁습열증子宮濕熱證으로 진단하고 치료합니다. 물론 이러한 진단을 내리기 위해서는 신체의 여러 증상들을 파악하고 종합하는 고도의 과정이 필요합니다. 따라서 한의사가 자궁의 상태를 파악하는데 CT, MRI, 초음파를 사용한다고 해서 '양의사 코스프레'를 하는 것도 아니고, 한의사의 정체성을 잃는 것도 아닙니다. 물론 이러한 기기들을 사용하여 연구를 계속 하다보면 자궁근종의 형태나 양상만으로 허한증과 습열증을 구분할 수도 있겠지요. 이렇게 되면 한의학의 변증을 위한 도구가 하나 더 생기는 것에 해당합니다. 변증을 위한 자료가 더욱 풍성해지니 더욱 정밀한 진단이 되는 것입니다.

사회의 모든 영역에서와 마찬가지로 의료 또한 소비자가 우선되어야 합니다. 진단과 치료에 도움이 되고 편의성까지 있는데 마다할 환자는 없습니다. 일부에서 제기되는 오진의 가능성은 의사, 한의사를 떠나서 누구에게나 존재합니다. 실력이 부족하거나 정해진 매뉴얼을 지키지 않아서 생기는 오진은 당연히 시행한 사람이 법적인 책임을 지게 될 것입니다.

❹ 식은 밥과 따뜻한 밥

기氣의 존재에 대하여 부정하는 사람들이 있습니다. 현대과학으로 증명할 수 없다는 것이지요. 하지만 그러한 사람들도 알게 모르게 일상에서 모두 기氣를 인정하고 있습니다. '기분氣分이 안 좋네', '여기 분위기雰圍氣가 왜 이래?', '기운氣運이 없어', '기색氣色이 좋지 않네', '요즘 영 기력氣力이 달려' 등의 말은 우리가 흔히 쓰는 말들입니다. 여기서 말하는 '기氣'는 사람이 살아가는데 필요한 가장 기초적인 물질 단위인 정혈기신精血氣神 중에 하나의 요소를 말합니다. 현대과학의 개념 안에 없고, 현대의 기기로 측정할 수 없다 해서 '없는 것'으로 치부하는 것은 옳지 않습니다.

Chapter 01

며칠 동안 보온밥통 속에 보관되어 변색되어 버린 밥, 밖에 방치되어 수분과 윤기가 말라버린 식은 밥과 오랜만에 고향에 내려갔을 때 어머님이 방금 해주신 정성이 가득한 밥이 과연 같은 밥일까요? 그렇다면 그 차이는 무엇인가요? 이것이 한의학에서 말하는 기氣이고 이를 다루는 것이 한의과학입니다.

기氣를 논할 때 비교해 볼 수 있는 것이 노천에서 자란 야채와 온실에서 재배한 채소입니다. 노천에서 비바람과 햇살에 적응하면서 단련된 야성野性이 기운과 맛이 된 것이지요. 온실에서 재배한 것보다 강할 수밖에 없겠지요? 실제로 영양성분을 비교해 봐도 월등한 차이가 납니다. '제철'에 나는 과일이나 채소도 밖에서 그 시절의 자연을 그대로 겪은 것으로 한정되어야 하는데 대량으로 유통되고 소비되는 것 중에는 제대로 된 것이 많지 않겠지요? 더구나 유통의 문제로 인하여 설익은 상태에서 수확을 하니 때가 되어 저절로 익고 영근 과일이 함유한 기운과 맛은 아닌 것이지요. 따라서 기氣를 논한다고 무조건 비과학이라고 하면 안 됩니다.

❺ 우슬초는 무릎에 좋다?

우슬초牛膝草 라는 한약재가 있습니다. 시골에 지천으로 널려 있는 풀이지요. 줄기의 마디가 소의 무릎처럼 생겼다 해서 이런 이름이 붙여졌지요. 한의학에서는 무릎 관절의 통증에 많이 쓰이는 약재입니다. 무릎관절을 닮았으니 무릎에 좋을 거라는 생각을 하였는데 실제로 달여 먹어보니 무릎에 좋아 계속 쓰이게 된 것입니다.

한의학에 취상류비取象類比 라는 개념이 있습니다. '생긴 모양을 취해서 그와 유사한 것들에 견준다.'는 뜻입니다. 위에서 말한 우슬초 외에도 여러 가지가 있습니다. 물고기의 비린내가 난다고 해서 붙여진 이름인 어성초魚腥草 는 농양膿瘍 이나 고름에서 나는 냄새와 비슷해서 해당 질환에 응용이 되었지요. 소처럼 큰 짐승의 4개의 다리뼈를 말하는 사골四骨 을 고아 먹으면 당연히 팔다리나 뼈에 기운이 갈 것이고, 마산약의 끈적거리는 뮤신은 정액과 형태와 성질이 유사하니 남성의 양기에 좋은 것이고, 옥수수의 알갱이가 붙어있는 옥미축玉米軸 은 치아가 박혀있는 치은과 구조나 형태가 비슷하니 잇몸질환에 좋을 것이고, 딸꾹질은 위로 올라가는 기운이므로 저절로 밑으로 떨어진 감꼭지를 쓰고, 유산은 태아가 태반에 단단하게 뿌리내리지 못한 것이니 다른 물체에 단단하게 고정시키는 호박손을 이용하여 들러붙게 한다는 생각을 하게 된 것입니다. 그런데 신기하게도 실제로 이러한 질환에 사용하면 효과가 좋다는 것이 경험적으로 입증된 것이지요. 직관을 개념화하여 실제로 적용해보니 효과가 좋게 나타난 것입니다. 사실 세상에 나온 많은 발명품들도 이러한 과정을 통하여 탄생한 경우가 많습니다.

Chapter 01

　지금 우리가 안심하고 먹는 수많은 음식과 한약재들은 그 성분과 효능들이 모두 현대의 실험과학으로 밝혀진 것이 아닙니다. 수천 년을 통하여 직접 사람이나 동물들이 섭취하는 것을 보고 유해성의 정도와 안전성이 검증된 것입니다. 경험적으로 입증이 된 것들을 과소평가 하거나 무시하면 안 됩니다. 물론 이것들의 독성, 안전성, 유효성은 현대의 실험 과학적인 방법으로 더 정확하게 밝혀 나가야겠지요. 한약도 마찬가지입니다. 이미 입증이 된 것들은 예전의 방식대로 쓰면서 더 확충해 나가야할 것입니다.

❻ 서양의학적 검사에도 한계는 있습니다.

수박을 직접 잘라 먹어보기 전에는 맛을 알 수가 없습니다. 그래서 예전부터 많은 사람들이 맛있는 수박을 고르기 위해 수박을 열심히 관찰했습니다. 저도 제법 수박을 고를 줄 압니다. 수십 년 수박을 취급하는 분들께는 주제넘을 수 있지만 저는 이런 수박을 고릅니다. 일단 꼭지가 말라 있으면 오래된 것이니 피합니다. 표면의 무늬가 폭이 좁고 선명하면서, 배꼽이라고 하는 부위인 꽃이 붙어있던 자리의 면적이 좁은 것이 좋습니다. 물론 두들겨 보아 맑고 가벼운 소리가 나야 합니다. 사실 제가 말씀드린 것들이 모두 맞는지도 모르겠고, 더 좋은 방법을 알고 있는 분들도 계시겠지요? 이것이 해당 분야의 실력차이인 것이지요.

　옛날의 한의사들은 환자를 보고, 환자에게 증상에 대하여 듣고, 환자에게 진단을 위해 필요한 것들을 묻고, 진맥을 하여 객관적인 몸의 상태를 파악하는 등 오감을 총동원하여 진찰을 하였습니다. 특히 지금보다 의존도가 높았을 오감을 통해 진단하는 부분에서는 지금의 한의사보다 월등하게 실력이 더 좋았을 것으로 생각합니다. 지금의 사람이 옛날의 사람과 다르지 않으니 이러한 진단법은 아직도 유효합니다. 현대 한의사들은 선대로부터 내려온 이러한 고전적인 진단방법에 더하여 현대의학의 여러 검사결과들까지 참조하니 옛날보다 더 정밀하고 정확해졌다고 할 수 있습니다. 어쨌든 더 획기적으로 맛있는 수박을 고를 수 있는 저렴하면서도 정확한 첨단 방법이 나오기 전까지는 경험적으로 터득하여 나름 체계화된 위에서 말씀드린 수박을 고르는 방법은 계속해서 유효하게 쓰일 것이고 한의학의 고전적 진단법도 마찬가지입니다.

현대과학의 발달에 힘입어 서양의학의 검사와 진단방법은 놀라울 정도로 발전했습니다. 대장내시경을 하면서 실시간으로 대장 안을 들여다보며 그 자리에서 용종을 제거받는 경험은 신선한 충격이었습니다. 혈액을 통하여 특정한 물질, 호르몬, 효소, 유전자 등을 검사하는 것은 정말로 대단합니다. 요즘은 거의 일반화되어 있는 X-ray, MRI, CT, PET-CT 등의 영상진단법도 놀랍습니다. 현대의 한의사들은 이러한 검사결과들로 한의학을 검증하고, 한의학적 해석을 통하여 진단과 치료에 활용하면서 더욱 정밀하고 정확한 진료가 이루어지고 있습니다. 하지만 이러한 서양의학적 진단방법이 완전하고 완벽하다고 할 수는 없고, 그 한계가 있기 때문에 '찍으면 다 나온다', '검사하면 다 나온다'식의 맹목적인 믿음은 금물입니다. 몇 가지 예를 들어보겠습니다.

서양의학의 빈혈검사는 혈액 검사를 통하여 적혈구의 수, 적혈구

Chapter 01

안에서 산소와 결합하는 헤모글로빈의 농도, 혈구와 혈장의 비율, 저장철 등을 봅니다. 하지만 전체 혈액을 뽑아서 검사할 수 없으니 일정량을 뽑아서 단위 용적당 비율과 농도를 보는 것입니다. 하지만 현대의학에서도 아직 전체 혈액량을 잴수 있는 방법은 없습니다. 따라서 이것이 항상 실제의 상태와 정확히 일치한다고 할 수 없습니다. 고깃국을 한 양동이 끓여서 가지고 가다 국물의 반을 쏟았다고 가정해봅시다. 이때 한 국자를 꺼내서 건더기의 농도와 비율을 보면 당연히 높게 나올 것입니다. 전체 혈액량이 부족한 상태에서는 이렇게 검사결과가 왜곡될 수 있습니다. 따라서 이러한 검사에서 정상이라 해도 환자 본인은 빈혈의 증상을 느낄 수 있습니다. 한의학에서는 이러한 상황을 혈허血虛 라고 합니다. 손발이 창백하고, 혈색이 노랗고, 어지럽고, 자주 피로를 느끼고, 체력이 달리고, 생리주기가 늦어지거나 끊기고, 생리량이 적고, 머리카락이 가늘어지거나 빠지고, 계단을 오를 때 숨이 차고, 손톱이 잘 부서지는 등의 증상이 있을 수 있습니다. 이럴 때 혈액검사를 하면 빈혈이 나올 수도 있지만, 빈혈로 판정을 받지 않더라도 혈허의 개념에서 치료하면 증상이 호전되고 나을 수 있습니다.

간혹 오랫동안 두통이 심하여 MRI, MRA, CT를 찍어보아도 특별한 소견이 없는 분들이 있습니다. 교통사고 이후에도 머리가 맑지 않으면서, 기분 나쁜 두통이 몇 달 동안 계속되는 환자도 있습니다. 이런 분도 영상진단에서는 이상을 찾을 수 없습니다. 이럴 때는 결국 심리적인 문제로 치부하고 정신의학과로 의뢰하거나 신경안정제나 항불안제를 처방합니다.

생리 때마다 월경통에 시달리고, 생리 전에 정서나 감정의 기복이 심해지는 월경 전 증후군 환자도 초음파, 자궁경, 복강경 등의 검사 방법을 통하여도 전혀 이상을 찾지 못하는 경우가 많습니다. 자궁난관 조영술을 통해 나팔관이 개통되어 있다고 해서 정자가 통과하는데 이상이 없는지, 수정란을 제대로 자궁내막까지 수송시킬 수 있는지가 검증된 것은 아닙니다. 정자나 수정란을 가지고 검사해본 것이 아니기 때문입니다. 인공위성으로 찍어보니 도로가 닦여 있다 해서 실제로 차가 다닐 수 있는 길인지는 알 수 없습니다. 이 책에서 여러 번 언급하고 있는 원인불명의 난임도 서양의학적인 진단방법으로는 특별한 원인을 찾을 수 없다는 것인데 이를 포함한 위의 여러 질환들의 상당부분은 한의학적 진단으로 해결할 수 있습니다.

따라서 우리는 현대적으로 발달한 서양과학과 경험적으로 입증된 한의과학을 서로 보완적인 방법으로 구사하여 가장 효율적으로 환자를 치료해야 합니다.

인공수정, 체외수정과 한방 치료를 병행해도 되나요?

한의학의 가장 큰 장점은 '우리 몸을 보강해서 생식에 가장 적합한 환경을 만들어 준다'고 하는 것입니다. 당연히 인공수정이나 체외수정과 병행해도 좋습니다. 여러 연구결과와 치료사례가 많이 있는데, '서양의학적 방법과 한의학적 방법을 같이 병행해서 임신과 출산의 성공률이 많이 높아지는 것'을 볼 수 있습니다. 한 예를 들면 2019년 서울시 한의약 난임치료 지원사업결과에서의 임신성공률은 30.3%로 집계되었는데 한의약 단독 치료에서 18.5%, 양방치료와의 병행에서는 54.1%를 나타냈습니다. 통상적인 시험관 시술 성공률인 30% 내외를 훨씬 상회하는 높은 성공률을 보여 한의약의 치료가 인공수정이나 체외수정의 성공률을 높인다는 것이 입증된 것입니다. 또한 10%를 약간 상회하는 인공수정의 임신성공률보다 한의약의 난임치료가 더 높은 성공률을 보였습니다.

일부의 서양 의사들이 "한약을 쓰지 마라.", "한의학적 치료를 함께 하지 마라."고 합니다. 물론 그렇지 않고 적극적으로 권하는 의사도 있고, 양한방 협진을 하는 의사도 있습니다. 한약이나 한의학적 치료를 반대하는 의사들은 한약에 대한 경험이나 이해가 부족해서 그럴 수도 있지만 대개는 난임시술시 영향을 미칠 수 있는 외부의 요인을 배제하자고 하는 것이 큰 것 같습니다. 배란유도제를 쓰는데 혹시 한약이나 한약이라고 통칭되는 많은 제품들과 충돌이나 간섭이 있을 수 있다는 것입니다.

예컨대 건강식품, 건강기능식품, 보조제 같은 것들입니다. 하지만 한의사에 의해서 진단받고 처방받은 한약은 양약과 서로 상충되지 않고 얼마든지 몸의 상태를 좋게 하기 때문에 인공수정이나 시험관 시술과 같이 병행해도 좋습니다. 저에게는 의사인 환자분들도 있습니다. 물론 저와 우리 가족들도 서양의학 신세를 질 때도 있지요. 의사들 중에서도 인공수정이나 체외수정을 해야 하는 분도 있습니다. 그럴 때 저희 한의원에 오셔서 한약과 병행하여 건강히 임신 출산을 한 경우도 많이 있습니다. 양방시술 과정 중에 한의약을 배제하지 말고 조화로운 방법으로 함께 쓴다면 얼마든지 임신 출산에 도움이 될 수 있습니다. 치료에 서양의학과 한의학을 차별하거나 특별히 배제할 이유는 없습니다. 각 의학의 장점을 살려 건강한 임신 출산을 하시기 바랍니다.

· 02 ·
CHAPTER

임신을 위한 몸과 마음의 준비

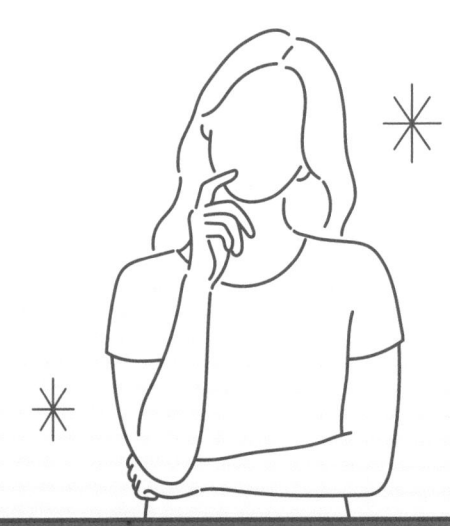

Chapter 02

건강한 임신을 위한 바이털 사인

사람에게는 생명의 유지에 필수적이고 가장 기본적인 네 개의 징후sign 가 있습니다. 바이털 사인vital sign 으로서 혈압, 맥박, 체온, 호흡이지요. 보통 응급실이나 중환자실에서 매우 중요하게 살피는 징후지요. 그곳에서는 생사를 가늠할 정도로 기준치에서 심각하게 벗어난 환자가 많기 때문입니다. 하지만 임신이 잘 안 되거나 유산이 잦은 환자들의 경우에도 정상正常 에서 벗어나 있는 경우가 많습니다. 물론 벗어난 정도가 심할수록 임신의 성립과 유지에 불리합니다.

"정상正常"이라는 말은 기준, 평균, 보통, 목표를 의미하는 상常 에 딱 들어맞는 것을 말합니다. 정상에도 등급이 있습니다. 국민건강보험공단에서 시행하는 건강검진 결과표를 받아보면 정상 A, 정상 B의 구분이 있습니다. 물론 정상 A가 더 좋습니다. 상常 과 다른 것이 이상異常 입니다. 임신이 잘 안 되는 부부들은 이러한 지표들이 정상에서 벗어나 있는 경우가 많습니다. 비정상이나 이상은 임신에 적합하지 않다는 것입니다. 따라서 일단 이러한 지표를 확인하여 정상화하려는 노력이 임신준비의 가장 기본입니다.

❶ 혈압 – 저혈압이거나 고혈압이거나

임신이 잘 안 되는 여성 중에 가장 많은 빈도로 나타나는 증상이 저혈압입니다. 하지만 저혈압은 심각한 정도가 아니라면 어느 병원에서나 대수롭지 않게 취급됩니다. "혈압이 좀 낮네요!"하고 그 이상의 후속조치가 없습니다. 이것이 함정이지요.

혈압의 정상수치를 정해 놓은 것은 정상에 가까울수록 좋다는 것이고 대다수가 정상에 해당한다는 이야기입니다. 혈압이 낮으면 심장의 박출량이 적어 순환혈액량이 적어 신진대사가 떨어집니다. 당연히 생식을 담당하는 자궁 난소 나팔관으로도 혈액이 충분히 못 가고, 뇌로 가는 혈류도 부족하여 호르몬 분비에도 안 좋은 영향을 끼치게 됩니다.

저혈압환자 중에는 두통, 편두통, 냉, 월경통, 어지럼, 만성 피로, 갑상선 질환 등을 함께 가지고 있는 분들이 많습니다. 이러한 증상들도 대개 전체 순환혈액량이 부족하여 발생합니다. 또한 몸이 찬 사람이 많습니다. 우리 몸의 체온은 혈액순환에 의하여 좌우되는 것입니다. "손발이 차다. 추위를 많이 탄다. 감기에 자주 걸린다. 이불을 잘 덮고 잔다. 물을 잘 안 마신다. 따뜻한 음식이 좋다. 찬 음식을 먹으면 설사나 복통이 있다."고 호소하는 사람들은 몸이 찬 것입니다. 손발이 따뜻하고, 더위를 느낀다 해도 나머지 조건들에 해당하면 몸이 차다고 봐야 합니다. "차다, 덥다"의 기준은 뱃속을 기준으로 하기 때문입니다. 배가 차다면 하복부에 위치한 자궁 난소 나팔관도 당연히 차가워지고, 수정 착상 임신유지에도 매우 불리합니다.

그렇다면 저혈압은 왜 생길까요? 저혈압의 대표적 원인은 소화흡수하는 기능이 약하여 혈구를 만들지 못하고, 이뇨작용이 있는 커피 녹차 코코아 초콜릿 등의 카페인 음료를 즐겨 혈액 안의 혈장량이 부족한 것으로 생각됩니다. 또한 이러한 사람들 중에는 일부러 저염식을

Chapter 02

하는 분들이 많습니다. 하지만 소금은 무조건 적게 먹을수록 좋은 것이 아닙니다. 생리적으로 필요한 것보다 더 먹거나 덜 먹거나 모두 해롭습니다. 세계보건기구에서 제시하는 하루 소금 섭취권장량인 5g은 너무 적습니다. 이것은 생존에 필요한 최소량을 규정한 것으로 보아야 합니다. 심장병의 권위자인 이종구박사도 우리나라 국민의 경우 하루에 소금 10~12g은 섭취해야 한다고 주장합니다. 티스푼으로 수북하게 가득 채운 것이 5g이니 하루에 2~3순가락은 먹어야 합니다.

하지만 이 용량을 계량해서 먹을 수는 없으므로 지표를 믿어야 합니다. 가장 기본적인 지표가 혈압인데 본인이 저혈압이라면 별도로 소금을 보충하거나 아니면 음식을 지금보다 더 짜게 먹어야 합니다. 사람에 따라, 체질에 따라, 증상에 따라 현재보다 소금을 더 먹어야 할 사람, 줄여야 할 사람이 다른 것입니다. 탄력적으로 대응해야지 무조건 소금을 줄이거나 적게 먹을수록 좋다는 위험한 생각을 버려야 합니다.*

고혈압도 임신을 방해합니다. 고혈압의 가장 큰 원인은 비만이지요. 과식, 야식, 간식, 육식, 급하게 먹는 것은 비만한 환자들이 대체적으로 가지고 있는 잘못된 식습관입니다. 우선 이를 탈피하기 위해 노력해야 합니다. 과도한 음주, 흡연, 스트레스, 운동부족도 원인이 됩니다. 비만해지면 혈액이 탁해지고, 혈관이 좁아지고, 혈액의 흐름에 저항이 생기고 혈액의 출력 요구량이 높아지면서 혈압이 올라가는 것입니다.

---

* 과도한 저염식의 위험에 대한 자세한 내용은 이병삼박사의 저서 「체질을 아셔야 합니다」의 171~179페이지 '짜고 맵게 먹어야 할 사람도 있다' 부분을 참조하시기 바랍니다.

그런데 근본적인 원인을 해결하지 않고 혈압약만을 복용하게 되면 혈압은 떨어지지만 혈액의 순환도 떨어져 신진대사의 저하를 야기합니다. 이렇게 강제적으로 조정된 정상혈압은 무늬만 정상이지 실제적으로는 순환이 떨어져 있는 저혈압의 상태와 유사한 것입니다. 그리고 고혈압이 있을 때 소금부터 줄이고 극도의 저염식을 하는데 이것은 위험합니다. 객관적으로 너무 짜게 먹는 사람이라면 소금 섭취량을 줄여야 하지만 일반 사람들이 선호하는 보통 정도의 간을 해서 먹는 사람이라면 소금을 줄일 이유가 없습니다. 비만을 비롯한 식습관 생활습관의 개선을 먼저 고려해 보시기 바랍니다.

정상 혈압은 수축기 120mmHg, 이완기 80mmHg인데

① 저혈압 환자 중 수축기 100 미만, 이완기 60 미만이면서 맥박이 100회 이상이거나
② 고혈압 환자 중 최고혈압, 최저혈압, 맥박의 세 가지 항목 모두 100을 넘는다면 적극적인 의료적 개입을 통하여 속히 정상으로의 복귀를 위한 노력이 필요합니다.

또한 경계성 저혈압, 경계성 고혈압도 엄밀히 말하면 정상은 아니니 정상수치로 회복하기 위해 노력해야 합니다.

또한 나이에 비례하여 생리적으로 약간씩 혈압이 높아지는 것은 당연하고 정상입니다. 노화에 따라 혈관도 좁아지고, 탄력도 떨어지고, 혈액의 점도도 높아지고, 신체활동도 줄어들기 때문에 원활한 혈액순환을 위하여 혈압에 의존도가 커지게 됩니다. 따라서 60세가 넘으면 무조건 120/80이라는 기준에 맞추지 말고 수축기 130~140, 이완기

80~100 정도가 오히려 혈액순환 장애에 의한 질병 위험도를 낮출 수 있습니다. 혈압약의 복용으로 120/80 이하로 떨어져 저림, 두통, 어지럼, 피로 등의 순환장애가 나타난다면 혈압약의 종류와 복용량의 조절을 통하여 부작용들을 교정해야 합니다.

❷ 맥박

성인의 정상 맥박은 분당 60~70회 전후입니다. 이보다 낮으면 서맥이고, 높으면 빈맥에 해당합니다. 50회 이하거나, 100회 이상이라면 꼭 해당 원인을 찾아 적극적인 대처를 하는 것이 좋습니다. 대개 심장박동의 리듬이 불규칙한 부정맥이 있는 경우가 많습니다. 심장검사를 통하여 기질적인 원인이라면 시술이나 수술적인 방법과 약물로 교정해야겠지만 그렇지 않다면 식습관이나 생활습관을 먼저 살펴서 개선하는 편이 훨씬 좋습니다.

또한 빈맥 중에는 저혈압을 보상補償 하기 위하여 심장박동이 빨라진 경우가 의외로 많습니다. 보폭이 좁은 사람이 큰 사람을 쫓아가려면 더 빨리 걷거나 뛰어야 하는 이치와 같습니다. 특히 몸이 마른 사람이나 평상시에 혈압이 낮은 사람이 대부분 이에 해당합니다. 이런 분들은 먼저 저체중과 저혈압을 교정해야합니다. 고혈압 환자 중에도 맥박이 세 자리 수치라면 먼저 이것부터 정상화하는 노력이 필요합니다.

❸ 체온

몸의 온도는 상황에 따라 달라질 수 있습니다. 하지만 편차가 크다거나, 체온계 상의 온도는 정상이라 해도 본인이 느끼는 주관적인 열감이나 냉감이 심하다면 치료의 대상이 됩니다. 이는 불편함을 넘어 임신을 위해서도 부적합한 상황이기 때문입니다. 결국 임신이 잘 되어 유지하려면 지속적으로 적정한 체온이 필요합니다. 너무 뜨거운 사막이나, 차갑게 얼어붙은 땅에서는 초목이 자라나기 쉽지 않습니다.

사람들은 여성의 몸이 차면 아이가 잘 안 생기거나 유산이 될 확률이 높을 것이라 상식적으로 생각합니다. 몸이 차면 자궁도 차가울 것이고 이러한 상태에서는 수정란의 착상과 발육에도 좋지 않을 것입니다. 그런데 난임병원에서는 이것이 고려의 대상이 되지 못합니다. 서양의학에는 체온이 떨어지면 병이 생기고 악화할 확률이 높은 것에 대한 개념이 없어서입니다. 하지만 의학에서도 상식을 배제할 이유는 없습니다. 그리고 실제로 적외선 체열진단*을 통하여 검사해보면 임신이 잘 안 되거나 유산이 잦은 여성에 있어 하복부가 차가운 비율이 매우 높은 것을 알 수 있습니다. 본인이 자각적으로 아랫배가 차다는 것을 느끼거나 배우자가 차다고 느끼면 문제가 있는 것이고, 그렇지 않더라도 검사를 통해 신체의 다른 곳에 비하여 차갑다면 치료가 필요합니다.

'몸이 차다, 덥다'에 대한 판정도 한의사에게 자문하는 것이 좋습니다.

---

* DITI(Digital Infrared Thermal Imaging)라 하며 적외선을 이용하여 신체 부위의 열을 측정하는 것입니다. 대개 난임여성의 경우에는 하복부의 냉증이 나타나는 경우가 많습니다. 안면마비, 저림, 수족냉증 등에서도 병변 부위의 체열이 많이 저하되어 있는 것을 알 수 있습니다.

Chapter 02

손발이 따뜻하고 더위를 많이 탄다 해도 "물을 잘 마시지 않는다.", "배가 차갑다", "여름에도 배에는 꼭 이불을 덮고 자야 한다.", "찬 것을 마시거나 먹으면 탈이 난다.", "대변을 보는 횟수가 많고, 묽은 변이나 설사가 잦다."면 몸이 차다고 봐야 합니다. 물을 많이 마신다 해도 건강을 위해 의도적으로 또는 강박적으로 마시는 것은 몸에 열이 많은 것이 아닙니다.

몸이 차가운 것에 대한 치료도 사람마다 체질마다 증상마다 달라집니다. 흔히 몸이 차갑고, 추위를 많이 타면 따뜻한 성질의 음식이나 약재를 사용하여 치료를 하는 경우가 많습니다. 하지만 "몸이 차다, 덥다"의 기준은 외부로 느껴지는 열만 생각해서는 안 되고, 소화기를 비롯한 내장기관의 상태를 고려해야 하고 이를 기준으로 삼아야 합니다. 몸이 차가운 현상만을 생각하지 말고 왜 차가운지에 대한 원인을 정확히 찾아 분별하여 그 근본을 치료해야 합니다.

속까지 찬 소음인이라면 인삼, 홍삼, 쑥, 계피, 생강, 마늘 등을 이용하여 따뜻하게 해줘야 합니다. 내부와 외부의 소통이 안 되어 차가워진 태음인이라면 피부를 열어 땀을 내고 순환을 개선해야 몸이 데워집니다. 소양인은 대개 몸에 열이 많은 경우가 많지만 과도한 화열火熱에 의하여 수분과 진액이 부족해져 오히려 병적으로 몸이 차가워졌다면 지나친 열을 끄면서 적정한 수분을 넣어줘야 합니다. 도시가스가 잘 공급되어도 끓여 줄 물이 없다면 난방을 할 수 없는 이치와 같습니다. 에너지가 너무 상부로만 집중되어 수분이 증발되어 데워줄 물이 없는 태양인이라면 수분을 모으고 응축하는 기운을 만들어 주기만 해도 몸이 따뜻해집니다.

　이렇듯 정확한 진단과 치료를 하지 못하면 오히려 병을 악화시킬 수 있습니다. 일반인의 자가진단과 처방으로 건강식품을 장기간 농축해 먹는다면 그 피해는 고스란히 자기의 몫이 됨을 깨달아야 합니다. 몸이 차다고 무작정 인삼, 홍삼, 생강, 녹용, 쑥, 마늘 같이 더운 성질의 약재를 쓰면 안 됩니다. 특히 홍삼의 경우에는 열의 유무나 체질에 상관없이 누구나 먹을 수 있다고 잘못 알려져 있어 그 폐해가 가장 크니 특히 유의해야 합니다.

❹ 호흡

성인의 정상 호흡수는 보통 1분에 16회 전후입니다. 몸에 산소 공급이 적으면 이를 보상하기 위하여 맥이 빨라지면서 호흡수도 증가합니다. 소위 '공황장애'라고 진단받은 사람 중에 많은 수가 지하철, 백화점, 쇼핑몰, 승용차나 버스 안, 연구실, 강의실, 독서실 등 신선한 공기의 순환이 부족하고 사람이 많은 곳에서 증상이 나타나는 경우가 많습니다. 산소가 부족하기 때문에 과호흡을 통하여 산소를 공급받으려 하는 것입니다.

　'선태식善太息'이라 하여 자주 큰 숨이나 한숨을 내쉬는 사람도 심신의 스트레스나 심적인 부담으로 인하여 발생한 화열을 내뿜거나 과도한 심장근육과 호흡근육의 긴장을 이완하려는 시도라고 할 수 있습니다. 따라서 호흡수가 빨라진 것은 교감신경이 흥분되고 자율신경이 불안정한 것이므로 생식호르몬의 분비에도 악영향을 끼치고 결국 임신에도 불리한 것입니다.

Chapter 02

건강한 임신을 위한 다섯 가지 기본 수칙

임신과 출산을 위한 생식의 기능이 좋아지려면 전신의 건강이 좋아야 합니다. 생식건강도 우리의 몸과 마음에 의하여 좌우되는 것이기 때문입니다. 따라서 전신의 건강을 위하여 아래의 다섯 가지가 매우 중요합니다.

❶ 잘 드십시오.

"먹고 사는"이라는 문장이 자연스럽고 많이 쓰이는 것은 삶에 먹는 것이 필수불가결하기 때문입니다. 결국 먹어야 살 수 있고, 어떻게 먹느냐가 그 사람의 건강을 좌우하는 매우 중요한 요소입니다. 요즘 TV에서는 온통 먹는 것을 소재로 하는 "먹방"이 대세인데 너무 말초지향적이고 감각우위적이어서 거부감도 있지만 그만큼 사람들에게 호응을 얻는 것은 먹는 것이 인간의 가장 원초적인 욕구이기 때문이겠지요.

어쨌든 전신의 건강을 위해서나 건강한 임신을 위해서는 비위脾胃의 소화흡수하는 기능이 좋아야 합니다. 우리 몸을 제대로 기능하게 하기 위해서는 혈액이 가장 중요한데 이는 음식을 통하여 만들어내기 때문입니다. 소화가 좋다는 것은 '가리는 음식이 없다. 언제라도 많은 양을 먹을 수 있다. 많이 먹어도 탈이 없다. 배고프면 성질이 난다. 먹고 자도 탈이 없다.' 정도는 되어야 합니다. 따라서 평소에 식욕이 없고, 만성적인 소화불량, 체기, 속쓰림, 트림, 복부팽만, 복통 등이 있다면 당연히 이것을 먼저 치료해야 합니다. 대개는 너무 마르고 혈압이 낮은 사람이 이에 해당합니다. 비만한 사람들은 야식, 과식, 육식, 간식, 급하게 먹는 것을 최대한 피하는 것이 좋습니다.

그리고 임신을 준비한다면 제대로 삼시 세끼를 챙겨 먹어야 합니다. 중요한 것은 삼시 三時 입니다. 대체적으로 누구나 인정하는 아침, 점심, 저녁이 되어야지 점심, 저녁, 늦은 저녁이나 아점, 점저, 늦은 저녁은 안 됩니다. 끼니의 질도 중요합니다. 정 먹을 것이 없어서 '빵이라도' 먹는 것과 '일부러 빵을' 먹는 것은 다릅니다. 물론 끼니때 아무것도 안 먹고 굶느니 빵이라도 먹는게 낫겠지만 여러 가지 음식을 제대로 챙겨 먹는 것에 비할 수는 없습니다. 제대로 된 한 끼와 그냥 한 끼 때우는 것을 같다고 할 수 없습니다. 밥, 국, 찌개, 반찬, 생선, 육류, 과일을 골고루 드시기 바랍니다.

자신의 체질에 맞는 음식을 선택하여 따뜻하게, 꼭꼭 씹어서, 즐겁게, 충분한 시간을 가지고 먹는 것이 좋습니다. 자주 탈이 나는 음식은 피하고, 식사를 하고나서 배를 가볍게 문지르면서 산책을 하면 위장의 연동운동을 보조하여 소화를 돕습니다. 뱃속에 음식이 있을 때 절대 눕지 말고, 국이나 물에 말아서는 먹지 말고, 기름진 것을 먹고 난 후 찬 음료나 찬물을 마시지 말고, 식사 중에 마시는 물은 위산을 희석하고 위장 운동을 방해하니 많이 마시지 말고, 기분이 언짢거나 불편한 곳에서는 차라리 굶거나 식사량을 줄이고, 추운 곳에서 찬 음식을 먹지 말아야 합니다. 몸이 찬 사람은 샐러드나 회 종류 등 날 것이나 생것 대신에 익히거나 데쳐서 먹고, 맵고 더운 성질의 향신료나 양념을 곁들여 먹고, 저녁에는 가능하면 위산을 촉진하고 소화가 더딘 떡 밀

Chapter 02

가루 고구마 등 끈적이는 것을 먹지 말아야 합니다. 소화흡수가 잘 안 되는데 온갖 영양제만 다 챙겨 먹는 것은 임신에 별 도움이 안 됩니다.

❷ 배설을 잘해야 합니다.

화장은 하는 것 못지않게 지우는 것도 중요합니다. 음식도 먹는 것만 신경 쓰면 안 되고 제대로 잘 소화흡수 되었는지를 나타내는 지표인 대변의 상태를 잘 살펴야 합니다. 비워야 새로운 것으로 채울 수 있습니다. 변비가 있다는 것은 나쁜 물질들이 장에 오래도록 정체되어 있는 것이니 좋을 수가 없습니다. 배출되어야 할 음식 잔여물들이 장에서 부패되고 있는 것입니다. 설사도 음식물이 제대로 소화흡수되지 못했다는 증거이니 좋을 리가 없습니다.

변비는 대부분 대장의 윤기가 없거나, 장의 연동운동이 안 되거나, 대변의 재료가 되는 음식량이나 섬유질이 부족하거나, 심리적인 과민으로 교감신경이 과도하게 항진된 경우가 대부분입니다. 대장의 윤기가 없어지는 경우는 위장에 너무 열이 많거나, 과도한 저염식에 의하여 수분이 부족하거나, 커피 녹차 코코아 초콜릿 보리차 옥수수차 우엉차 등의 이뇨작용이 있는 음식을 과도하게 섭취할 때 나타납니다. 그런데 중요한 것은 이러한 변비를 해소하기 위하여 자주 관장을 하거나, 커피나 찬 우유, 알로에 등의 찬 성질의 음식이나 약재를 과도하게 장기간 쓰면 장이 완전히 무력해질 위험이 있다는 것입니다. 이렇게 되면 설사가 장기간 지속되어 궤양성 대장염이나 크론씨병도 생길 수 있으니 주의해야 합니다.

설사는 장티푸스나 전염성 질환이 아니라면 대개 속이 차가워 발생하는 경우가 많습니다. 차가운 음료나 음식을 즐기거나, 장운동을 불안하게 하는 커피를 자주 마시거나, 생야채나 생과일, 얼음이나 아이스크림의 빙과류를 즐기면 만성적인 설사와 함께 과민성 대장 증후군으로 오랫동안 고생할 수 있습니다. 이러한 질환이 있다면 먼저 식습관을 점검해보기 바랍니다.

❸ 잠을 잘 자야 합니다.

경쟁이 치열해지는 현대사회에서는 잠도 사치로 여겨지고 있어 안타깝습니다. 하지만 잠이 부족하면 안 됩니다. 잠은 불필요하게 시간을 소모하는 것도 아니고, 응당 희생해야 하는 시간도 아닙니다. 나이와 사람에 따라 다르겠지만 하루 7~8시간은 자야 합니다. 고속도로를 달리는 자동차도 중간에 쉬어가야 엔진에 무리가 없습니다. 쉬어가야 오래 갈 수 있습니다. 이틀에 한 번 입으면 2년을 입을 수 있는 옷도 산술적으로는 매일같이 입으면 1년을 입을 수 있을 것 같지만 그보다 먼저 헤어집니다. 옷조차도 쉬는 날이 있어야 오래 입을 수 있습니다. 사람도 자면서 몸이 회복되고 복구되고, 기억이나 정신도 정리되고 재정비됩니다.

잠이 너무 많아도 안 됩니다. 하루 10시간 이상 자는 사람은 임신이 잘 안 됩니다. 이런 분들은 보통 늦게 자고 늦게 일어나는 경우가 많아 식사도 불규칙합니다. 또한 낮에 10시간의 잠은 저녁에 7시간의 잠보다 심신의 회복이 덜 됩니다. 사람은 저녁에 자고 낮에 일하게 만들어

Chapter 02

져 있기 때문입니다. 따라서 언제 자느냐가 중요합니다. 가능하면 자시子時인 23시에서 01시 사이에는 잠들어 있으면 좋습니다. 저는 자시를 '자라는 시간'이라고 말합니다. 그런데 요즘은 초등학생들도 그 시간에 잠자리에 들지 못하는 경우가 많습니다. 어쨌든 자정 전에는 잠들려고 노력해야 합니다. 낮잠은 가능하면 자지 않는 것이 좋고, 10분 이상을 넘으면 좋지 않습니다. 더구나 낮에 1시간 이상을 자면 수면 리듬이 깨져 낮과 밤이 바뀌게 됩니다.

특히 불면증이 있는 분들은 낮에 1분도 자지 않는 것이 좋습니다. 자다가도 깨지 말아야 합니다. 꿈에 시달리거나 소변을 보기 위해 일어나느라 수면을 방해받으면 깊은 잠을 잘 수 없고, 피로합니다. 또한 잠이 잘 들지 않거나, 자다 깨어 다시 잠을 이루지 못하는 불면증이 의외로 많습니다. 대개의 불면증은 생각이 많아 그렇습니다. 그리고 이러한 생각들의 대부분은 부정적이거나 쓸데없는 잡념입니다. 여기서 벗어나야 합니다. 임신이 잘 안 되면 "앞으로 임신이 될까? 다음 시술에서 또 안 되면 어쩌지?"하며 생각들이 많아집니다. 마치 시험을 준비하면서 미리부터 "시험에 떨어지면 어쩌지?"하고 걱정하는 것과 같습니다. 떨어지면 어떡하겠습니까? 간단합니다. 다시 준비하든 포기하든 둘 중에 하나지요. 임신도 마찬가지지요. 그러니 가능하면 임신에 성공할 생각을 하시고, 불필요한 생각을 하는 대신에 잠부터 주무시기 바랍니다. 형태와 정도는 다르지만 이 세상에 근심 없는 사람은 없습니다. 단지 그것을 받아들이는 사람의 마음 상태에 따라 그 반응이 모두 다르고 심하면 본인의 생사를 결정짓기도 합니다. 잠자리에 들면서 불을 끄는 순간 무조건 마음을 내려놓고 신경을 끄는 것이 좋습니다. 근심 걱정은 낮 동안에만 해도 충분합니다.

❹ 마음이 편해야 합니다.

흔히 '아이가 들어선다.'라는 표현을 합니다. 어떤 집에 아이가 들어설까요? 마음이 편안하고, 몸이 따뜻하고 아늑한 상태를 만든다면 임신은 절로 되는 것입니다. 아이는 손님처럼 찾아오는 것입니다. 손님을 초대하면서 음식준비는 고사하고 청소조차 해놓지 않거나, 손님이 머물기에 마음이 불편하여 가시방석 같은 집이라면 다시는 가지 않을 것입니다. 또한 불안한 상태에서 임신이 된다면 아이도 불안한 성격을 타고 날 수 있습니다. 아이를 가질 때의 몸과 마음의 상태가 씨앗이 되는 것이고, 씨앗은 뿌린대로 거둘 수밖에 없습니다. 마음이 편해야 자율신경이 안정되고, 호르몬, 생리활성물질, 신경전달물질의 분비가 온전하게 이루어질 수 있습니다. 오랫동안 임신이 안 되거나, 임신이 되어도 유산으로 인하여 출산까지 가지 못한 경우라 해도 무조건 긍정적이고 편안한 마음을 가지려고 노력해야 합니다. 지금 가지고 있는 마음의 상태가 앞으로의 임신에 또 영향을 미치기 때문입니다. 어려운 상황에 처한 분들이 평정심을 유지하는 것이 쉽지는 않겠지만 최선을 다해야 합니다.

Chapter 02

❺ 적당한 운동을 해야 합니다.

오랫동안 임신이 안 되다가 마음을 비우고 '운동이나 하자'고 계획하고 실천한 사람 중에 느닷없이? 임신이 되는 경우가 많습니다. 임신은 어려운 공식이나 법칙, 지식으로 하는 것이 아닙니다. 오히려 머리보다는 몸으로 하는 것이지요. 머릿속을 단순화하면서 신체를 단련하는 것이 매우 현명한 방법입니다. 물론 체질에 맞는 운동과 임신에 도움이 되는 운동을 선택하여 한다면 더 효율이 좋을 것입니다. 또한 운동과 노동은 구분되어야 합니다. 운동이 과하면 노동이 됩니다. 운동중독이나 맹목적인 운동은 오히려 해가 됩니다. 환자분 중에 의사가 운동을 추천하여 실천하는데 운동을 하고 나면 그달에 배란장애가 생긴다고 합니다. 운동도 안분지족해야 합니다. 자신의 체력을 알고 그에 맞게 적당하게 하는 것이 중요합니다. 특히 배란기와 생리기간 동안에는 강도 높은 운동을 삼가야 합니다. 한의원을 방문하셔서 맞춤 운동을 배워 실천해보시기 바랍니다.

임신의 열쇠는 의사가 아닌 본인이 쥐고 계십시오!

임신의 성공을 위하여 가장 필요한 요소는 무엇일까요? 그리고 이를 위하여 본인이 해야 할 일은 무엇이 있을까요? 난임 부부 중 상당히 많은 사람들이 임신을 위한 준비에 있어 너무 병원, 의사, 약물에 의존하는 경향이 있습니다. 물론 전문가를 신뢰하고 따르는 것은 매우 중요합니다. 하지만 의사와 의약품이 해줄 수 있는 것에는 분명 한계가 있습니다. 따라서 당사자가 임신을 위해 실질적으로 노력할 필요가 있습니다. 본인이 임신을 위한 운전자이고, 의사나 의약품은 조수나 조력자가 되어야 한다는 생각으로 임해야 합니다.

환자와 의사의 역할에 대하여 명확한 구분을 하시기 바랍니다. 임신을 위하여 본인이 하는 실질적인 노력은 얼마나 될까요? 본인이 해야 할 것을 의사가 대신해줄 수 없습니다. "가장 큰 의사는 본인이다."는 말을 잊지 마시기 바랍니다. "봄바람은 사사로움이 없이 평등하게 불어 주지만 산 나무라야 그 기운을 받아 자란다."는 말씀*이 있습니다. 사람마다 몸의 상태가 다른 것도 있지만 같은 의사의 동일한 시술을 받고도 임신의 성패가 다른 것은 본인의 몸과 마음의 자세와 노력이 큰 변수로 작용합니다.

잘 먹고, 배설 잘하고, 잘 자고, 적당히 움직여 주고, 마음을 편하게 하는 기본적인 다섯 가지는 의사가 대신해줄 수 없습니다. 또한 이렇게 하면 당연히 전신의 건강이 좋아질 수밖에 없고 이에 종속된 생식기능 또한 저절로 좋아집니다. 임신에 방해가 되는 요소인 너무 비만하거나, 너무 말랐거나, 몸에 너무 열이 많거나. 몸이 너무 차거나 하는 상태를 고치기 위한 본인의 노력이 꼭 필요합니다.

이러한 상태가 개선되지 않은 상태에서는 약물에 의한 치료효과도

---

* 　원불교 대종경 제10 신성품(信誠品) 제11장

Chapter 02

떨어질 수밖에 없습니다. 배란유도제에 의하여 배란에 성공할 수는 있지만 난자의 질을 높여 줄 수는 없습니다. 또한 서양의학적인 방법으로 착상을 돕고 이를 유지할 획기적인 치료법이 없습니다. 하지만 체질과 증상에 맞는 한약과 운동과 위에서 말한 기본적인 노력들을 병행한다면 당연히 배란유도제에 대한 반응도 좋고, 정자와 난자의 질도 좋아지고, 수정 착상 임신유지에도 많은 도움이 됩니다. 그리고 이러한 것이 잘 된다면 당연히 자연임신도 가능해집니다.

의사에게 자비를 **구하지 마세요.**

임신을 위하여 내원한 환자들에게 주의사항에 대하여 당부드릴 때가 있습니다. 술 담배 커피 간식 야식을 끊고, 운동하고 체중을 줄이라는 것이 가장 많지요. 그러면 간혹 의사에게 이를 조금 완화해달라며 자비를 구하거나 사정을 합니다. 딱 한잔은 어떠냐? 딱 한 개피는 어떠냐? 한 모금만 마시면 안 되냐? 이 중 한두 가지는 안 지켜도 되지 않으냐? 등입니다. 마치 학창시절에 선생님께 숙제를 줄여달라고 떼쓰는 아이들 같습니다.

저는 솔직히 이러한 질문이 불필요하고 안타깝다고 생각합니다. 의사의 주의나 권고는 의사를 위한 것도 아니고, 당연히 법적인 구속성이 있는 것도 아닙니다. 냉정히 말하면 임신이 되고 안 되고는 당사자의 문제입니다. 본인들의 임신을 위해 노력해야 할 것들에 대하여 의사와 협상과 흥정을 하는 상황은 우스운 것이지요. 평생 금욕과 절제하며 수도승처럼 살라는 것도 아닙니다. 임신을 준비하는 동안 몇 개월 정도 몸과 마음을 정화하며 정성을 들이는 것은 꼭 필요합니다. 의사에게 물어볼 필요 없이 가능하면 최선을 다해 주의사항을 이행하는 것이 좋습니다.

누구를 위한 핑계인가요?

임신이 안 되어 상담을 받으러 오는 부부에게 한의학적인 진단 후에 생활습관, 식습관, 운동 등에 대하여 조언을 드립니다. 그런데 이때의 반응은 다양합니다. 이 중 안타까운 경우는 핑계를 대는 유형입니다. 사실 임신이 매우 중차대한 급선무라면 여러 가지 많은 노력들을 해야할텐데 운동하라면 시간이 없다 하고, 술 담배를 잠시라도 끊으라면 업무 특성상 어쩔 수 없다고 하는 분들이 가장 많습니다. 사실 인생에서 성공했다고 하는 사람들은 '무엇 때문에'라며 탓을 하거나 핑계 대신에 '그럼에도 불구하고'라며 긍정적이고 적극적인 마음으로 역경을 극복한 사람이 많습니다. 핑계를 삼자면 한도 끝도 없습니다. 그리고 임신은 본인들의 문제이니 의사에게 핑계를 댈 필요조차 없습니다. 상황탓을 하지 말고, 주어진 여건에서 최선을 다하려는 시도와 노력이 중요합니다.

Chapter 02

무엇이든 적당해야 합니다.

"오버하지 마라."는 이야기가 있지요. 뭐든 적절해야 하는데 무리하거나 부주의하여 과도한 것을 말합니다. "남자는 차가워야 한다." 해서 무려 10년 동안 보냉팩을 의자에 깔고 앉아 있던 환자는 아랫도리의 감각 이상과 항문의 괄약근이 제대로 기능하지 못하여 애를 먹고 있습니다. 가을, 겨울에 매일 냉수욕을 하던 환자는 추위에 너무 민감해져서 감기와 여러 바이러스 질환에 시달리고 있습니다. 어떤 환자는 한여름에 계곡에서 소위 '알탕'을 하고 나서 신경과 혈관의 갑작스런 수축으로 전신에 냉감으로 고생하고 있습니다. 고환의 온도는 체온보다 낮아야 하기 때문에 음낭이 외부에 나와 있습니다. 사우나를 즐기지 말고, 조이는 속옷이나 운동복을 피하고, 청바지 대신 면바지를 입고, 오래 앉아있지 말고 자주 일어나는 등 일상에서의 기본수칙 정도만 지키면 되지 굳이 냉찜질이나 냉탕에서 오래 있는 것은 좋지 않습니다. 찬물로 샤워하고 나오거나 놀이동산이나 수영장의 물속에서 나와 보십시오. 음낭이 줄어듭니다. 적당한 온도를 유지하기 위해서지요. 과도하게 차가워도 안 된다는 것입니다.

늦은 나이인 40대에 결혼한 부부가 아이를 낳았는데 "아이는 서늘하게 키워야 한다."는 말만 듣고 겨울에도 난방을 하지 않고 지내는 바람에 100일도 안 된 아이가 감기에 걸려 고생을 하는 것도 보았습니다. 난방을 너무 세게 하지 말고, 춥지 않은데도 이불을 덮거나 옷을 두껍게 입히지 말고 쾌적한 온도와 습도를 유지하면 되는 것이지요. 산

후에 따뜻하게 하라니까 오뉴월 삼복더위에도 내복을 끼어 입고, 숨이 불을 덮고 땀을 뻘뻘 내어 땀띠가 나고, 어지럽고 가슴이 답답한 증상을 호소하는 환자도 있습니다. 산후에는 일부러 찬음식, 찬바람, 에어컨, 선풍기에 노출되지 말고, 자주 씻지 말라는 것이고 쾌적한 정도에서 약간 따뜻하게 지내라는 의미이지 그렇지 않아도 허한데 일부러 덥게 해서 땀을 내라는 것이 아닙니다.

체질 이론에 깊게 빠져있는 사람들도 있습니다. 이에 대한 폐해도 만만치 않습니다. 그 의미를 제대로 이해하지 못하기 때문입니다.

태양인 체질은 기운이 상부로 몰려 있고, 열이 많고, 생리적으로 이뇨작용이 다른 체질에 비하여 덜 된다하여 커피, 녹차, 포도주 등의 이뇨작용이 있는 것들을 권하는데 이를 너무 많이 마시면 빈혈이나 저혈압이 올 수도 있습니다. 또한 과도한 수분이 정체되어 소변을 보는 것에 문제가 올까 봐 음식을 너무 싱겁게 먹어도 체액이 부족해질 수 있습니다.

소양인 체질이 다른 체질에 비하여 열이 많다 해서 매일 같이 찬 것, 생것을 즐기고, 생리기간에도 차가운 수영장에 다니게 되면 손발이 차갑고 추위를 많이 타게 됩니다. 다른 체질에 비하여 성질 자체가 차갑고 서늘한 음식을 먹되 미지근하거나 따뜻하게 먹는 것이 좋습니다.

태음인 체질이 땀이 나지 않으면 건강에 문제가 있다고 하여 잘 때도 땀을 흘리는 병적인 상태를 방치하거나, 땀을 과도하게 흘려 체액이 부족하게 되면 2차적인 문제가 발생합니다. 다른 사람들은 땀이 나는 상황에서도 태음인이 땀이 안 나는 것이 병적이라는 것이지 과도한 땀은 치료해야할 대상입니다.

Chapter 02

소음인 체질이 몸이 차고 신진대사가 잘 안 되니 인삼, 홍삼이나 매운 것을 먹고, 뜸을 뜨라 해서 몸에 수분이나 진액이 부족한 허열虛熱의 상태에서도 매일 같이 이렇게 하면 말라 죽습니다.

체질의 차이는 그리 크지 않을 수도 있습니다. 일단 우리는 동일한 인간의 범주에 있으니 생리와 병리에서 크게 다르지 않다는 것을 잊으면 안 됩니다. 어설프게 알고 행하면 오히려 해가 되기도 합니다. 그 뜻을 제대로 알고 잘 실천해야 하겠습니다.

몸의 정상적인 각도를 유지합시다.

군대에서 환영받는 사람들은 각角을 잘 잡는 사람들이지요. 특히 직각을 잘 잡아야 합니다. 군인의 이부자리인 모포와 전투복을 칼같이 접어서 관물대에 수납해야 점호시간을 무사히 넘길 수 있습니다. 다림질 잘 된 제복, 절도있는 제식훈련, 거수경계 모두 빠질 수 없는 각이지요. 일상에서도 각이 중요합니다. 물론 군대에서 요구되는 정도는 아니지만요.

많은 여성들이 유방암에 대한 두려움이 있습니다. 세계적으로 유명한 여배우인 안젤리나 졸리는 유방암 위험 유전자를 발견하고 미리 유방을 절제하기까지 합니다. 그만큼 유방암은 공포스럽습니다. 양성 종양이긴 하지만 유방의 섬유선종도 꽤 많이 발병하고 심지어는 중고등학생에게도 나타납니다. 이러한 종양의 발병요인은 아직까지 명확하게 밝혀지지 않았습니다. 유방의 물리적인 압박에 의한 혈액과 림프액의 순환 장애도 하나의 요인이 될 것이라 생각합니다. 브래지어에 의한 압박과 몸의 자세가 앞으로 굽어 있는 것이 심각한 문제입니다. 차면 굳어지고 형체가 생길 수밖에 없습니다. 가장 이상적인 목과 허리의 만곡의 각도를 잘 유지해야 합니다. 일자목이나 거북목으로 대표되는 각도의 이상은 결국 목디스크, 허리디스크, 척추측만증, 근육통, 신경통을 유발합니다. 이러한 질환은 치료가 필요하게 되고 그로 인하여 양약을 복용해야 할 수도 있고, 임신 중이나 출산 후의 삶의 질에도 영향을 미치므로 평소에 좋은 자세와 운동을 통하여 좋은 각도를 유지하시기 바랍니다.

미생未生과 완생完生, 미병未病과 질병疾病

몇 년 전에 TV에서 인기리에 방영된 미생未生이라는 드라마가 있었습니다. 원래 미생이란 말은 바둑용어로서 집이나 대마가 아직 완전하게 살아 있지 않은 상태를 말한다고 합니다. 열한 살에 한국기원 연구생으로 들어가 프로기사만을 목표로 살아가던 주인공이 입단에 실패하고 '회사'라는 전혀 새로운 세계에 들어서면서 겪게 되는 인턴사원 사회초년생의 좌충우돌 생활을 담아 많은 공감을 불어 일으켰지요.

바둑에서는 완생完生이 가능할지 몰라도 사실 삶을 완생인 상태로

Chapter 02

살고 있는 사람은 단 한 명도 없을 것이라 생각합니다. 전지전능하고 완전무결한 신이 아닌 이상 애초에 인간의 본질적인 숙명이고 이것이 어쩌면 진정한 인간다움일 것이라 생각합니다. 물론 나날이 완생을 위한 꿈을 꾸고 이를 이루기 위해 끊임없이 노력해야겠지요.

한의학에서는 병이 아직 밖으로 드러나지는 않았지만 언제든 병으로 악화될 수 있는 상태를 미병 未病 이라 합니다. 드러난 병은 없지만 완전히 건강하여 병이 없는 상태인 완실무병 完實無病 의 상태에는 미치지 못하는 것이지요. 아니 오히려 건강한 상태라기보다는 치료나 관리가 필요한 병의 상태에 더 가깝습니다. 따라서 병이 이미 생긴 것보다 이 지점에서 치료하는 의사를 최고의 경지에 오른 실력있는 의사로 생각했습니다. 아예 이러한 미병의 상태에 오지 않도록 평소에 몸과 마음을 수련하고 지키는 예방의학적 노력이 양생*입니다. 건강은 건강할 때 지킨다는 개념이지요.

낙숫물이 언젠가는 큰 바위를 뚫습니다. 먼지도 쌓이면 무게를 이룹니다. 가랑비에도 옷은 젖습니다. 미약하다고 생각하는 사소한 식습관, 생활습관들이 나중에는 돌이킬 수 없는 큰 병을 만듭니다. 건강도 마찬가지이고 임신 또한 그렇습니다. 임신이 잘 안 된다면 먼저 자신

---

* 양생(養生)이라는 단어를 종교(도교)적으로 편향된 것으로 잘못 생각하여 거부감을 갖는 사람들이 있습니다. 양생은 질병을 예방하고 건강한 상태를 유지하기 위하여 하는 모든 행위를 말합니다. 종교가 없다면 마음을 다스리는 그 어떤 것도 좋습니다. 종교도 기독교, 가톨릭, 불교, 원불교, 유교 등 특별한 제약이나 제한이 없습니다. 몸과 마음과 영혼을 잘 다스려 양생하는 것이 병을 예방하는 최상의 방법입니다.

의 습관들을 돌이켜 보고 잘못된 것들이 있다면 이를 고치기 위해 작은 것부터 실천을 해보시기 바랍니다.

순응하거나 적응하거나 저항하라!

인류는 수 만 년을 통하여 천지자연의 변화에 대처하는 방식을 배워왔습니다. 그 방식은 크게 세 가지로 나눌 수 있습니다.

첫째, 순응順應 은 순리대로 따르는 것입니다. 해가 뜨면 일어나서 활동을 하고, 해가 지면 자면서 휴식을 취하는 것이지요. 즉 여름에는 해가 늦게 지니 늦게 자고, 날이 일찍 밝으니 일찍 일어나는 것이 좋습니다.

둘째, 적응適應 은 불리한 환경에서 최대한 신체가 쾌적하게 지낼 수 있도록 맞추어 나가는 것입니다. 더위나 추위의 기온에서 너무 덥거나 춥지 않도록 의복이나 기구를 통하여 냉난방을 하는 것이라 할 수 있습니다. 물론 추운데서 오래 살다보면 추위에 적응하게 되고, 반대의 경우도 마찬가지입니다.

셋째, 저항抵抗 은 건강한 생존을 위하여 천지자연의 법칙을 어느 정도 거스르는 것입니다. 사람의 기운이 떨어지면 중력의 영향을 받아 오장육부가 아래로 쳐지거나 외부로 돌출되는 하수下垂 나 탈증脫症 이 발생합니다. 이를 막기 위해서는 물구나무 서기, 요가에서 할라사나 halasana 라고 하는 쟁기자세 plough pose, '엎드려 뻗쳐' 자세를 취하는

Chapter 02

것이 좋습니다. 이는 생리 때 밑이 빠지는 느낌이 들 때도 항문, 요도, 질의 괄약근을 조이는 케겔Kegel 운동과 결합하여 시행하면 더욱 효과가 좋습니다. 이러한 증상을 방치하거나 자궁이 후굴되어 있는 여성은 임신해서 자궁경관무력증으로 인한 유산이나 조산이 될 위험이 있고, 나이 들어 실제로 자궁이 질 밖으로 탈출하는 증상이 생길 수도 있으니 젊어서부터 실행하여 예방하는 것이 좋습니다.

임신에도 각자의 좋은 때가 있습니다.

시의적절이라는 말이 있습니다. 세상의 모든 일에는 좋은 때가 있다는 말입니다. 임신을 할 때도 미리 계획을 하여 시기를 정하는 것이 좋다고 생각합니다. 농사에서도 봄에 씨앗을 뿌립니다. 그래서 저는 봄을 선호하고 많은 분들에게도 봄을 권합니다. 4월, 5월, 6월에 임신해서 그 다음 해 1월, 2월, 3월에 출산하면 좋습니다. 아이도 태어나서 1월부터 가면 꽉 채워서 가는 거니까, 또래 중에도 가장 크고, 건강할 확률이 높고, 또 아이가 자라면서 100일 잔치도 날이 따뜻한 4~5월에 하면 좋습니다. 요즘에는 난방이 잘 되어 있으니까 산모도 산후조리원이든 집이든 그냥 난방하고 누워있으면 됩니다. 그러면 산후풍의 염려도 없지요. 요즘에는 추운 겨울보다 오히려 여름철에 산후풍에 많이 걸립니다. 아무래도 찬 음식, 찬 바람, 에어컨, 선풍기, 자주 씻는 것을 피해야 하는데 여름에는 쉽지가 않지요. 어쩌는 일반적으로는 봄에 임신하는 것이 좋겠지만 그 사람의 체질에 따라 시기를 정하는 것도 좋습니다. 몸에 열이 너무 많은 사람은 한여름보다는 조금 서늘한 계절인 가을이나 겨울 정도가 좋겠고, 반대로 몸이 너무 차가운 사람들은 한겨울은 피하고 봄, 여름에 임신하는 것이 좋습니다.

하지만 누구라도 너무 더운 여름과 너무 추운 한겨울은 피하는 것이 좋습니다. 한여름에는 에어컨이 있다 해도 부부관계 하기가 원활하지 않고, 너무 더울 때는 씨앗이 만들어지기 위해 필요한 수렴하고 응축하는 기운이 약하다는 관점도 있습니다. 「동의보감」에도 "더운 여름에는 심한 열이 기를 상하기 때문에 주색 酒色 이 지나치면 생식을 담당하는 신 腎 이 짓물러 죽는다*"고 경고하고 있습니다. 너무 추운 한겨울에는 당연히 자궁의 내막도 차갑고 말라버립니다. 추운 겨울에 차가운 유리판에 스카치테이프를 붙인다면 금방 떨어져 버릴 것입니다. 그때는 유산도 잘 발생할 수가 있는 것입니다. 우리나라 사람들은 체질적으로 태음인, 소음인들이 많은데 음인 중에서도 특히 '손발이 차다, 추위를 탄다, 이불을 잘 덮고 잔다, 물을 잘 안 마신다, 따뜻한 음식이 좋다, 식사량이 적다, 혈압이 낮다'고 호소하는 소음인들이 더 많습니다. 이런 분들은 차가운 분들이니까 한겨울에는 임신을 피하시는 게 좋습니다. 그리고 자신이 이전에 유산이 있었던 분들은 어떠한 계절에 유산이 되었는가?를 참조하는 것도 도움이 되니까, 체외수정이나 인공수정을 하실 때에도 이를 고려하여 시기를 정하면 좋습니다.

---

*   「동의보감」, 잡병편, 서문(暑門), 하서장리법(夏暑將理法)

Chapter 02

태교는 임신 전부터 필요합니다.

:

"말이 씨가 된다."고 합니다. 그런데 생각이 말로 표현되는 것이니 결국 생각이 씨가 되어 뿌려지는 것입니다. 그런 면에서 태교는 정말 중요합니다. 임신 중에는 모든 생각과 말과 행동을 조심하는 것이 좋습니다. 한의학 서적에서는 물론이고 원불교의 경전에서도 태교의 중요성을 강조합니다.

"임신부는 항상 모진 마음을 내지 말며, 모진 말을 하지 말며, 모진 행동을 하지 말라. 특히 살생을 하지 말며, 임신 중에는 그 부모의 마음과 말과 행동이 태아의 장래 성질에 영향을 주기 쉬우니 임신부의 근신謹愼 이 극히 중요하다.*"

하지만 태교는 임신 전부터 필요합니다. 임신이 성립할 때의 씨앗인 정자와 난자는 이미 백일전부터 만들어진 것이지요. 또한 임신이 되자마자 개과천선하여 좋은 생각과 말과 행동이 갑자기 튀어나오는 것이 아니지요. 최소한 부부가 함께 백일기도하는 마음으로 준비하는 것을 권합니다.

일상에서 백일이란 시간이 굉장히 중요합니다. 남녀가 만난 지 백일 됐다고 이벤트하고, 출산 후 백일째 잔치를 합니다. 출산하고 백일잔치를 하는 이유는 백일 동안 아이가 건강하게 잘 성장해서 자랐다는 것도 당연히 중요하고, 백일이란 시간은 엄마의 산후조리가 끝나는 시간입

* 원불교전서 대종경 인도품 44장

니다. 모유 수유를 하더라도 백일 정도 되면 생리가 재개되고, 그렇다는 것은 자궁이 원상으로 회복되어 건강한 임신을 다시 할 수 있는 몸으로 회복되었다는 것입니다. 그래서 부부관계도 출산 후 백일이 지난 후에 생리를 시작하고 나서 해야 합니다. 임신에 있어서도 백일이 중요합니다. 정자가 건강하게 만들어져서 밖으로 나올 때까지 백일이 걸리고, 난자도 성숙해서 건강한 난자가 되기까지 백일 정도 걸립니다. 물론 기간에 대하여는 학자마다 약간의 차이는 있을 수 있지만 백일 정도로 보면 됩니다. 그리고 적혈구의 수명도 120일 정도로 봅니다. '새로운 피로 바뀌었다, 깨끗해졌다.' 이것을 백일 내외로 보는 것입니다.

단군신화를 보면 어떻습니까? 곰이 사람이 되는데 쑥과 마늘을 먹고 동굴 속에서 햇볕도 못 보면서 간절한 마음으로 백일기도를 하는 것입니다. 그래서 저도 많은 난임 부부들한테 우리의 몸과 마음을 정화할 수 있는 백일이라는 시간을 권합니다. 그런데 대개 남자분들이 말을 잘 안 듣습니다. 술, 담배 백일 정도 끊고 운동하라는 데 그걸 못 합니다. 아니 안 합니다. 아이가 '별에서 온 그대'인가요? 남편과 부인의 정자와 난자에서 오는 것이고, 그것은 부부의 식습관 생활습관 마음가짐이 그대로 유전자가 되어 나오는 것입니다. '불후의 명작'을 만든다 생각하셔야 합니다. 건강한 유전자를 후대에 남기는 방법은 최소한 백일 동안이라도 건강한 몸과 마음, 영혼을 만드는데 치중하는 것입니다. 이것이 임신 전부터 하는 진정한 태교입니다.

CHAPTER 03

여성의 임신 준비

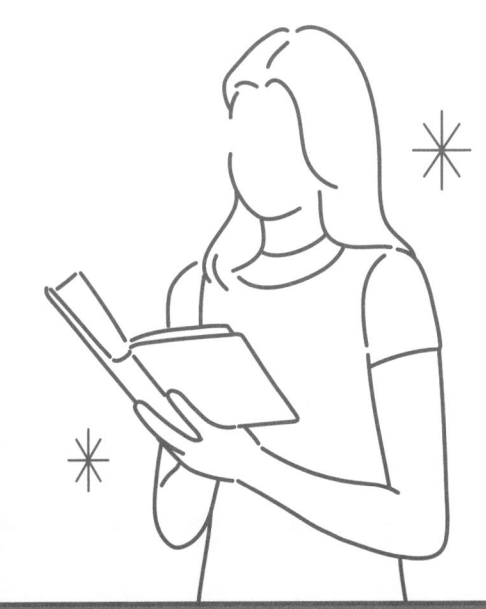

Chapter 03

건강한 임신준비는 **초경 전부터**

"될성부른 나무는 떡잎부터 알아본다."는 속담이 있습니다. 어려서부터 잘 준비하고, 관리해야, 큰 나무가 될 수 있다는 것입니다. 임신도 마찬가지입니다. 준비과정도 없이 원할 때 계획하고 시도하여 바로 나오는 게 아닙니다. 그래서 초경 때부터 잘 관리해서 장성해야 건강한 임신 출산을 할 수 있습니다. 예전에는 대개 14세에 초경을 해서 49세에 폐경이 되었는데, 요즘에는 영양이 풍부해지면서 혈액량이 많이 늘어났기 때문에 12살 정도에 초경을 시작해서 51세 넘어 폐경이 됩니다. 물론 이보다 초경이 더 빨라지거나, 폐경이 늦어지기도 하는데, 폐경이 늦어지는 것은 별문제가 없지만 초경이 빨라지는 것은 성조숙증이라 하여 성장에도 장애가 있을 수 있고, 너무 오랜 기간 여성 호르몬을 분비하여 난소에 무리를 줄 수 있으므로 관심을 가지고 치료를 받아야 합니다.

어떤 분들은 이런 이야기를 하십니다. 비싼 경비를 들여 해외여행을 가는데 자녀가 유치원 때나 초등학교 저학년 때 가면 기억에 안 남기 때문에 조금 커서 중, 고등학교 이후에 가야 한다고 하는데 제 생각은 다릅니다. 우리의 삶이 징검다리처럼 가는 것이 아니라 하나의 연속선 상에 있는 것이죠. 어제 없는 오늘이 없습니다. 오늘이 모여 내일이 됩니다. 우리의 기억에는 한계가 있습니다. 어려서가 아니라 불과 몇 년 전에 읽었던 책이나 보았던 영화를 모두 기억할 수 없습니다. 그렇다고 그것이 불필요한 것은 아니었지요. 그런 것들이 재료가 되어

지금의 나를 만든 것이겠지요. 건강도 마찬가지입니다. 어려서부터 관심을 갖고 연속성의 관점에서 돌봐야 합니다.

요즘에 저는 여중생, 여고생이 오면 가장 긴장합니다. 학생들이 매일 오랜 시간 앉아서 공부를 하니까 자궁이나 난소 쪽에 혈액순환이 잘 안되어 특히 난소에 낭종이 많이 생깁니다. 생리통이 있다고 해서 복부 초음파 검사를 해보면 난소에 낭종, 때에 따라서는 수술이 불가피한 기형종이 있는 경우가 꽤 있습니다. 중학교 때 이미 난소낭종 수술을 했는데, 고1 때 또 수술을 받았고 고2때 다시 재발한 여학생도 있었습니다. 근본적인 원인을 해결하지 않은 상태에서 계속 수술만 하게 되면 난소가 남아날 수 없고 앞으로 임신을 못할 수도 있습니다. 어느 해 여름방학에는 외고 3학년 여학생들이 3명이나 난소낭종으로 진단을 받고 수술을 한 적도 있었습니다. 간호대 졸업반으로 열심히 간호사 국가고시를 준비해왔는데 배가 임신부처럼 올라온 경우도 있었습니다. 그런데 이 학생은 '똥배 나온다', '가스 찬다'로 생각했다고 합니다. 사실 다른 분들의 경우에도 이렇게 생각하는 경우가 많습니다. 초음파 검사를 해보니까 수박만한 혹이 난소에 있었습니다. 어떤 유학생은 아버지가 의사였는데 난소에 혹이 여러 번 재발하여 그때마다 수술을 받고 난소를 모두 적출했다고 합니다. 이러한 친구들의 공통점은 앉아서 움직이지 않고 공부만 한 것입니다. 성실하게 산 죄밖에 없는데 그래서 더욱 안타깝습니다. 그런데 공부를 꼭 앉아서만 해야 한다는 법은 없습니다. 때론 서서 하기도 하고, 스테퍼나 훌라후프 하면서 해도 되고, 무엇보다 따로 시간을 내어 운동으로 하복부의 순환을 좋

Chapter 03

게 해야 합니다. 공부만 잘해도 안 됩니다. 공부를 잘해서 소위 말하는 사회적 성공이나 출세를 했다해도 나중에 임신 출산을 못해 좌절하고 실의에 빠지고 우울증에 걸려 고생하는 분들도 상당히 많습니다. 여성이라면 초경 전부터 잘 살펴 준비를 해야 나중에 여성질환, 난임, 불임 같은 질환을 피할 수 있습니다. 이 부분에 학생들과 어머니 모두 관심을 갖기 바랍니다.

여성이라면 어려서부터 평생 챙겨야 할 것!

위에서도 말씀드렸지만 임신을 원한다 해서 누구나 임신을 할 수 있는 것은 아닙니다. 어려서부터 차근차근 준비를 해야 합니다. 우선 초경 전에는 질분비물을 잘 살펴야 합니다. 속옷에 무언가 자꾸 묻는다면 예사로 생각하지 말고 한의원을 방문하시기 바랍니다. 대개는 비뇨생식기가 차가워 분비물이 생기는 것입니다. 겨울에 밖이 차갑고 안이 따뜻하면 온도차에 의하여 유리창의 내부에 결로가 생기는 것과 같습니다. 실제로 이러한 아이들은 추위를 많이 타는 경향이 있습니다. 이렇게 되면 초경이 늦어질 수 있고, 나중에 난소에 물혹이 생기거나 나팔관에 물이 고일 수도 있습니다. 그리고 2차 성징이 너무 빠르거나 너무 늦다면 꼭 진료를 받으시기 바랍니다. 초경이 오면 가족이 모두 초경 축하파티*를 열어주고, 생리가 수치스러운 것이 아니고 신체적으로 건강한 성인이 되어 가고 있다고 알려주며 자연스럽게 성교육을 해야 합니다. 초경 때는 완전히 성숙한 것은 아니므로 생리주기가 들쑥날쑥할 수 있는데 내버려두는 것보다는 한의원에서 혈액을 늘려주고 순환을 개선해주는 초경탕初經湯 으로 치료를 해주는 것이 좋습니다. 초경탕은 누구에게나 똑같이 적용되는 정해진 처방이 아닙니다. 이때는 생리도 해야 하고, 성장도 해야 하고, 공부도 해야 하는 세 가지 일을 모두 수행해야 하기 때문에 혈액이 부족하기 쉬우니 각자의 몸과 마음의 상태를 고려하여 이를 보강해야 합니다.

여성의 건강에 있어 가장 중요한 것은 생리입니다! 한의학에서는 조경調經이라 해서 '생리를 고르게 한다.'고 합니다. 생리의 모든 요소를 정확하게 잘 갖추는 것이 가장 기본이라는 것입니다. 세상의 모든 일이 기본에 충실하면 크게 흔들림이나 틀어짐이 없습니다. 건강한 생리는 다음과 같습니다.

첫째, 생리 주기가 맞아야 합니다. 생리를 월경이라고 합니다. 매달 하는 것을 원칙으로 삼는다는 것이지요. 짧은 달은 28일, 긴 달은 31일. 그 사이에 오는 것이 좋습니다. 보통 28일에서 +, - 1주일 해서 21일에서 35일 사이에 들어오면 정상이라고 하는데, 제 생각은 다릅니다. 28~31일에 근접할수록 좋습니다.

* first moon party, period party라고도 하며 외국에서는 매우 보편적인 문화현상입니다.

Chapter 03

둘째, 통증이 없어야 합니다. 생리통은 없는 것이 정상이고, 없는 사람이 훨씬 많습니다. 그런데 이렇게 말하면 의외로 놀라는 사람들이 많습니다. 그만큼 생리통이 있는 사람이 많다는 것이지요. 그리고 이러한 사람 주위에는 생리통이 있는 사람들이 꽤 많습니다. 어머니, 언니, 여동생, 고모, 이모 등 친인척이 생리통이 있으니 본인도 생리통을 너무 당연하다고 생각하는 경우가 있습니다. 또 유유상종이라해서 생리통이 있는 친구들 주변에는 생리통이 있는 친구가 많습니다. 심지어 월경동기*라는 말이 있는데 1971년 미국 심리학자 마사 매클린독의 연구에 의하면 기숙사에서 함께 사는 여대생의 생리 주기를 연구한 결과 룸메이트 등 가까운 사이의 여성일수록 생리 주기가 비슷했다고 합니다. 어쨌든 생리통이 있는 것은 정상이 아닙니다. 그리고 생리통이 있을 때 진통제로만 모면하면 안 됩니다. 진통제는 원인을 해결해주는 약이 아닙니다. 생리통이 있다는 것은 자궁이 처한 환경이 좋지 않다고 자궁이 신호를 보내는 것인데 정작 주인은 이것을 무시하고 있는 것입니다. 10~20년을 진통제로 모면하기만 하면 자궁근종, 난소낭종, 자궁내막종, 자궁선근종 같은 병들이 생기고 난임이나 불임의 위기에 처할 수 있습니다.

---

* 월경동기(月經同期, menstrual synchrony)라는 용어는 '주위의 다른 사람이 매달 본인과 같은 날짜에 월경을 시작한다'는 말입니다.

가끔 진료실에서 다음과 같은 대화가 오가곤 합니다.

이병삼박사 "생리통이 있으면 자궁 난소에 혹이 생길 수도 있고, 임신에 불리하며, 자칫 유산도 될 수 있습니다."

환자 어머니 "저는 생리통이 있었지만 자궁 난소에 혹도 없고 아무런 문제없이 아이도 넷이나 출산했는데요?"

이병삼박사 "어머니는 운이 좋으신거죠. 그렇지 못한 분들이 훨씬 많습니다. 그리고 어머니 세대와 따님 세대는 많은 차이가 있습니다. 어머니 세대는 신체활동을 많이 하였고, 상대적으로 스트레스도 덜 하였고, 환경오염도 덜 되었고, 음식도 몸에 좋은 것으로 골고루 먹었고, 부부관계도 요즘 사람들보다 훨씬 많았습니다. 정자와 난자의 상태도 더 좋았지요. 어떤 사람이 흡연을 하는데 폐암에도 안 걸리고 장수했다고 합시다. 그 사람이 죽으면서 흡연은 폐암이나 수명에 아무런 관련이 없으니 마음껏 피워도 된다고 말했다면 두 분은 그 말을 따르실 건가요? 생리통은 무조건 없어야 합니다."

셋째, 색깔이 선홍색으로 맑아야 합니다. 어떤 환자분들은 "한약을 먹고 생리의 색깔이 정말 아름다워요, 선홍색이에요."라고 표현하기도 합니다. 그런데 평소에 생리혈이 "검붉다, 연탄재 같다, 너무 갈색이다."라는 이야기를 하는 분들도 있습니다. 생리가 끝날 즈음에는 갈색혈이 조금 나올 수 있지만 생리혈이 많을 때는 선홍색, 다홍색이 되어야 합니다.

Chapter 03

넷째, 배란기 이외에는 분비물이 없어야 하고, 특히 냄새나거나 탁하면 안 됩니다.

냉이나 분비물은 불편함의 문제가 아니라 질이 처한 환경이 '차고 습하거나, 너무 열이 많고 습하다'는 것입니다. 이런 환경에서 나쁜 곰팡이들이 자라고 이에 의해 생긴 분비물입니다. 이러한 분비물은 자궁의 경부를 공격해서 자궁경부 이형성증, 장상피화생, 심하면 자궁경부암까지 유발하고, 자궁의 내막부터 침범하여 순차적으로 내막의 염증, 나팔관의 염증, 골반의 염증같은 것들을 유발할 수 있습니다. 따라서 초음파, MRI, CT 검사를 통해서 자궁과 난소에 기질적인 이상이 없으니 자궁이 완전하다고 생각하면 안 되고 생리에 이상이 있으면 안 된다는 것입니다.

여성이라면 초경부터 폐경전까지 항상 정상적인 생리를 유지해야 한다는 것을 알고, 이러한 기준에서 조금이라도 벗어난다면 미루지 말고 한의원을 방문하시어 원인에 대한 근본적인 치료를 받으시기 바랍니다.

아! 야속한(?) 생리

임신에 실패하고 나면 많은 사람이 그 결과에 대하여 실망감을 가지게 되고 이것은 어쩌면 매우 당연하다고 하겠습니다. 임신이 안 되어 생리가 나오는 것에 대하여 매우 큰 스트레스를 받게 되고 심지어는 매달 규칙적으로 찾아오는 생리를 원망하고 혐오합니다. 하지만 이것이 맞는 것일까요? 무월경, 조기폐경, 생리불순, 다낭성 난소 증후군의 환자에게는 자발적이고 규칙적인 생리가 목표입니다.

사람들은 대개 자기가 갖고 있지 못한 것에 대하여 불행해하고, 탄식하고, 비참하게 생각하는 경향이 있습니다. 하지만 우선 본인이 항상 가지고 있어 너무나도 당연하다고 생각하는 것에 대하여 감사하는 자세가 매우 중요합니다. 정상적인 생리를 하는 사람은 당연히 임신될 확률이 매우 높고, 생리를 하는 한 앞으로도 얼마든지 기회가 있습니다.

임신을 시도하였는데 생리가 나오면 실망 대신 생리를 잘하는 것에 안도하고 감사하는 마음을 갖고 내 몸을 칭찬해 주시기 바랍니다. 긍정적이고 즐거운 감정은 생리활성 물질과 호르몬의 분비체계를 최적화해주는 기본조건입니다. "칭찬은 고래도 춤추게 한다."고 했습니다. 칭찬받은 나의 몸과 마음은 분명 건강한 임신으로 나에게 즐겁게 보답해 줄 것입니다.

사실 여러 번의 임신시도에도 수년간의 기다림에도 임신이 안 되면 그만큼 실망의 크기도 클 수밖에 없습니다. 하지만 실망의 시간은 짧을수록 좋습니다. 쉽진 않겠지만 냉정하고 현명하게 판단해야 합니다. 실망할 시간에 임신에 도움이 될 실질적인 것들을 해나가시기 바랍니다. 누구나 아는 이야기지만 자전거를 배울 때 중요한 것은 넘어지지 않는 것보다 넘어질 때 덜 다치고, 넘어지고 나서도 바로바로 일어나는 것입니다. 요즘은 회복 탄력성 resilience라고 합니다. 빨리 심신을 회복하여 원상복구하는 능력이 경쟁력입니다.

Chapter 03

속박에서 벗어나라

　　　　　　　　　자승자박이라는 말이 있습니다. 자기가 가지고 있는 줄로 본인을 옭아 묶는다는 뜻이지요. 요즘에는 몸매가 드러나는 옷을 많이 입습니다. 스키니진뿐 아니라 쫄바지, 쫄쫄이, 타이츠로 불리는 레깅스를 운동때뿐 아니라 일상복으로도 입습니다. 남자들도 사이클을 하면서 고환을 압박하는 타이트한 운동복을 입습니다. 남녀 공히 타이트한 팬티를 입고, 특히 여성은 브래지어를 착용하며 몸매를 보정하기 위한 속옷을 입기도 합니다. 차가운 재료의 금속성 악세서리를 하면서 그것도 타이트하게 착용하는 경우가 있습니다. 하지만 이렇게 몸에 압착되는 것들은 건강에 좋지 않습니다. 혈액순환을 막기 때문이지요. 물론 패션도 중요하지만 최소한 임신을 준비하는 기간이라도 피하는 것이 좋습니다. 그러면 어느 정도의 압박이 중요할까요?

　의복을 입거나 무엇을 만들 때 '검이불루 儉而不陋 화이불치 華而不侈'라는 말이 있지요. '검소하되 누추하지 않고, 화려하되 사치스럽지 않아야 한다'는 말이지요. 몸을 압박하는 것도 흘러내리지 않을 정도로 느슨하게 하고, 벗었을 때 입었던 자국이나 흔적이 나지 않도록 하는 것이 가장 적당합니다. 그리고 무엇보다도 집에 있을 때는 브래지어부터 벗고 압박을 최소화하는 것이 중요하겠습니다.

　브래지어 중에도 와이어가 강한 것은 심장에 압박을 주어 가슴이 답답하거나 통증도 유발하며 소화장애를 유발합니다. 일반적인 브래지어도 땀으로 인하여 습진이나 땀띠도 생기기 쉽습니다. 심지어는 하루 종일 브래지어를 착용한 여성이 아예 착용하지 않은 여성에 비하여 무려 125배나 유방암 발병률이 높다는 연구결과가 발표되기도 하였습니다. 특히 우리나라 여성들은 거의 모두 브래지어를 착용하며 70~80%에서는 하루 종일 착용한다고 하니 큰 문제입니다. 꼭 착용해야 한다면 후크나 와이어가 없고, 땀 흡수가 잘 되며, 숨쉬기에 지장이 없는 것을 선택하는 것이 좋습니다. 몸매보다는 건강을 택하시기 바랍니다. 일반적인 브래지어 대신에 와이어 없는 브라, 브라렛bralette, 스포츠 브라, 릴랙스를 착용하는 것도 좋습니다.

실제로 흉통을 자주 호소하여 심장의 모든 검사를 해봤는데 이상이 없었고 결국 타이트한 브래지어를 바꾸고 나서 통증이 없어진 사례들도 있습니다. 또한 타이트한 밴드로 만들어진 팬티나 수영복을 착용하고 직접적으로 압박을 받는 사타구니에 가래톳이 자주 발병하는 여성들도 이를 바꾸고 나서 재발하지 않는 경우가 많습니다. 요즘에는 여성에 있어서도 건강을 위해 서혜부를 압박하지 않는 사각팬티가 삼각팬티보다 더 많이 팔리고 있다고 합니다.

불필요한 생각들부터 정리합시다.

바둑이나 장기를 둘 때 "장고長考 끝에 악수惡手 둔다"는 말이 있습니다. 어떤 일을 할 때 너무 심사숙고하다가 오히려 일을 망친다는 것이지요. 'VIP 증후군'이라는 것도 있습니다.

Chapter 03

병원에서 VIP의 시술이나 치료를 할 때 너무 사소한 것들까지 잘 하려다 오히려 중요하고 큰 것을 놓쳐 결과가 좋지 않은 것을 이릅니다. 의사들이 본인이나 가족의 질환을 오히려 잘못 고친다는 말도 있습니다. 위의 VIP 증후군과 유사한 이유 때문이겠습니다. 임신에 있어서도 과도하고 불필요한 많은 생각들은 오히려 임신을 방해합니다.

심리학자들의 연구에 의하면 사람들이 하루 종일 하는 생각의 90% 이상이 불필요하다고 합니다. 이러한 생각들을 분석해보면 크게 네 가지라고 합니다.

첫째는 과거에 대한 후회입니다. 과거가 100% 만족스러울 사람은 이 세상에 단 한 명도 없을 것입니다. 그렇다고 우리에게 다시 삶이 주어져 이전에 후회되었던 결정과 다르거나 반대되는 선택을 한다 해서 그 결과가 더 좋으리라는 보장도 없습니다. 과거는 이미 지나간 것입니다. 후회하며 고통속에서 현실을 산다면 이것이 또 후회할 과거가 되며 이것에 의하여 더 나쁜 미래가 펼쳐질 것입니다. 지나다가 똥을 밟았습니다. 어떤 것이 현명할까요? CCTV 뒤져가며 범인?을 잡아 처벌한다 해서 달라질 것은 없습니다. 빨리 씻고 잊어버리는 것이 상책입니다. 지난 것은 빨리 잊고 지금 현재에 충실하시기 바랍니다.

둘째는 미래에 대한 불안입니다. 당장 1분 1초 후를 모르는 것이 인생입니다. 그런데 사람들은 대개 미래에 대하여 부정적인 시나리오를 쓰고 미리 근심 걱정을 합니다. 어떤 경우는 전혀 개연성조차 없고 일어날 확률도 거의 0에 가까운 것도 있습니다. 또한 같은 생각들을 매일 반복하기도 합니다. 전혀 도움이 안 되는 것이지요. 현재에 집중하시기 바랍니다.

셋째는 인간관계에 대한 과도한 욕심과 집착입니다. 배우자, 자녀, 부모, 형제, 직장의 상사 동료 후배, 기타 사회생활을 하면서 맺는 관계들이 있습니다. 인간은 사회적 동물이기 때문에 혼자서는 살 수 없겠지만 이러한 관계에서 너무 잘하려고 생각하면 힘듭니다. 나도 내 자신이 100% 맘에 들 수 없는데 어찌 다른 사람이 내 맘에 100% 들기를 바랄 것이며, 다른 사람이 나를 100% 맘에 들도록 할 수 있겠습니까? 목표 설정을 낮추고 적당한 거리를 둡시다. 내가 할 수 있는 최선을 다하고 안 되는 것은 어쩔 수 없는 것이라 여깁시다. 법륜스님 말대로 인간관계를 난로로 생각하니 편한 것 같습니다. 난로는 너무 가까이 가면 화상을 입고, 너무 멀어지면 추워지는 것이지요.

넷째는 불가능한 일을 붙잡고 있는 것입니다.

특히 암에 걸리는 사람들을 보면 불가능한 일을 버리지 못하고 계속 몸과 마음을 괴롭히는 경우가 많습니다. 불가능한 일은 빨리 포기하는 것이 좋습니다. 이 세상에 건강을 해쳐가면서 해야 할 의미있는 일은 단 하나도 없다고 생각합니다. 성경에서도 "사람이 온 세상을 얻고도 제 목숨을 잃으면 무슨 소용이 있겠느냐?"[*]고 묻습니다.

생각은 부지불식간에 머릿속에 들어와 자리를 잡습니다. 오죽하면 수행이 깊은 스님들도 그런 생각의 유혹에 넘어가지 않으려고 염불을 하며, 목탁을 치고 온갖 감각을 집중하려 노력하겠습니까? 하물며 우

[*] 가톨릭 성경 마르코 복음 8:36

리 같은 초심자는 쉽게 잡념에 넘어가겠지요. 옛날 선비들은 요령자搖鈴子라는 조그만 쇠방울을 가지고 다니면서 잡념이나 헛생각이 들 때 흔들어 빠져나왔다고 합니다. 사실 좋지 않은 생각들에서 빠져나오는 것은 명상을 통해 무념무상의 상태로 집중하는 것도 좋겠지만 이것이 그리 쉽지 않습니다. 따라서 다른 좋은 생각들로 덮어쓰는 것이 좋습니다. 평소에 감사하고 다행스러운 생각들을 적어봅시다. 그리고 녹음을 하여 자주 듣는 것도 좋습니다. 이만하면 감사하고 다행스러운 것들 말입니다. 예를 들어 '살아 있어 감사하다. 전쟁통에 태어나지 않아 다행이다.' 같은 것들이지요. 현재 암이나 불치병, 난치병에 걸려 고통받고 계시는 환자분들과 가족분들도 쉽진 않겠지만 감사하고 다행한 일들을 찾아보시기 바랍니다.

임신을 준비하면서도 꼭 언제까지 임신해야 한다는 계획을 세워 안 되었을 때 실망, 좌절, 우울감, 불안, 조바심, 긴장, 초조함 등의 나쁜 감정으로 같은 편인 본인을 괴롭히지 마시고 그냥 언제나 무조건 긍정적인 생각을 하십시오! 나쁜 생각대신에 성경 말씀대로 "항상 기뻐하시고, 쉬지 말고 간절히 청하며 기도하시고, 그 어떠한 상황에서도 감사하십시오"* 그러면 곧 임신 소식이 올 것입니다.

---

* 기독교 성경 데살로니가 전서(Thessalonians 1) 5장 16~18

남과 비교하거나 경쟁하지 마세요!

불행의 지름길은 남과 비교하고 집착하는 것이라고 합니다. 임신에 있어서도 마찬가지입니다. 임신도 경쟁하듯 하는 세상입니다. 언니가, 동생이, 형님이, 동서가, 시누이가, 올케가, 친구가 임신이 되어 본인도 빨리 해야 된다는 것입니다. 하지만 임신은 혼자 하는 것도 아니고 각자의 몸 상태와 처한 환경들이 다릅니다. 서두른다고 되는 것도 아니고, 임신이 빨리 되었다 하여 출산까지 보장되지도 않으며, 태어난 아이의 건강도 장담할 수 없습니다. 각자의 좋은 때가 있으며, 준비를 철저히 하여 건강한 아이를 낳아야 합니다. 아이는 남에게 과시할 목적으로 또는 노후대책으로 낳는 것이 아닙니다. 태어날 아이의 건강을 우선적으로 생각해야 합니다. 여러 번의 체외수정으로도 임신이 안 되어 절망한 어떤 여성들은 이제껏 인생에서 실패한 적이 없는데 본인이 임신을 하지 못하는 것에 대하여 매우 자존심 상해하며, 좌절감을 느끼고, 친구들에게 열등의식으로 우울증에 빠지는 경우도 있었으며, 임신이 먼저 된 친동생에게도 심한 시샘과 질투를 느끼는 분들도 있었습니다. 하지만 이러한 감정은 자신의 임신에도 전혀 도움이 되지 못합니다.

난임여성들이 자주 묻는 질문 중에 "나 같은 사람이 많나요?", "저 같은 경우에 임신의 성공확률은 얼마나 될까요?"가 있습니다. 본인과 같은 사람이 적으면 포기하고, 많으면 계속하려 하는 것일까요? 성공확률이 높으면 계속하고, 낮으면 포기할까요? 그리고 그러한 사람이

Chapter 03

'많다, 적다'와 임신의 확률이 '높다, 낮다'의 기준은 얼마로 설정해야 할까요?

실제로 어떤 사람들은 별 노력없이 임신이 되며, 또 어떤 사람들은 많은 좌절 끝에 아이를 갖습니다. 그럼 언제까지 몇 번이나 임신을 시도해야 할까요? 정답은 폐경이 될 때까지, 원하는 아이를 가질 때까지 아닐까요? 중용에 다른 사람은 한 번 해서 가능한 일이라도 본인은 백 번 천 번이라도 해서 깨우친다는 내용*이 나옵니다. 사람마다 능력이나 형편이 다르기 때문이지요. 다만 포기하지 않으면 결국 해낼 수 있다는 것입니다. 맹자님도 "하지 않는 것이지, 할 수 없는 것이 아니다."라고 말합니다.** 절대로 포기하지 마시기 바랍니다. 포기하는 순간 확률은 0이고, 포기하지 않는다면 희망이 있습니다.

난임의 가장 큰 적敵은 바로 '나'?

'X맨'이라는 말이 있지요? 같은 편이라고 철석같이 믿고 있었지만 사실은 적이었지요. 그때의 배신감에 대한 충격은 더 심합니다. 그런데 임신이 안 되는 이유가 외부의 다른 요인이 아니라 남편이나 부인에게 있다면 어떻겠습니까? 물론 부부 모두 그

---

* 인일능지 기백지(人一能之 己百之) 인십능지 기천지(人十能之 己千之). 「중용(中庸)」 33장에 나옵니다.
** 불위야(不爲也), 비불능야(非不能也). 「맹자(孟子)」 양혜왕 상(上)에 나옵니다.

것을 모르고 있다는 것이 문제지요. 더 충격적인 것은 임신이 안 되는 가장 큰 이유가 바로 본인에게 있을 수 있다는 것입니다.

이 세상에서 가장 강력한 적은 바로 자신입니다. 극기克己 가 가장 어려운 것이지요. 아이러니하게도 본인의 임신을 못하게 방해하는 가장 큰 요인은 본인일 수도 있습니다. 임신이 안 되어서 생기는 부정적인 마음, 자포자기, 낙심, 낙담, 일희일비가 모두 훼방꾼입니다. 그냥 무조건 끝까지 긍정적으로 좋은 생각만 하십시오. 쓰잘데없고 임신에도 방해만 될 뿐인 나쁜 생각들로 불면의 밤을 보내고 그로 인한 여파로 불규칙한 생활을 하는 분들을 봅니다. 마음을 충분히 이해는 하지만 빨리 빠져 나오시기 바랍니다. 가장 경계해야 할 것이 '부정적인 생각'입니다. '임신이 안 되면 어떡하나?', '이번에도 실패하면 어떡하나?', '유산이 되면 어떡하나?' 일어나지도 않은 일에 대하여 미리부터 걱정과 근심을 합니다. 그러면 임신에 유리하겠습니까? 불리하겠습니까? 도움이 될까요? 해가 될까요? 이러한 생각들이 모두 쓸데없는 나쁜 생각들입니다. 기왕이면 임신 출산에 성공할 생각만 하는 것이 더 신나고 좋습니다.

"산중의 적보다 자기 마음속의 적을 부수기가 더 힘들다."는 말이 있습니다. 이러한 부정적인 생각들이 문득 떠오를 때 실시간으로 즉시 감지하시고 좋은 생각으로 덮어쓰시기 바랍니다. 학창시절에 영어 단어를 외우면서 '깜지'를 만들어 본 경험이 있습니다. 백지에 처음에는 연필로, 그 다음에는 볼펜으로, 그 다음엔 사인펜으로 단어를 쓰면서 검은색으로 만들어내었지요. 깜지를 만들 듯, 컴퓨터 파일의 '덮어쓰기'

처럼 신나고 좋은 긍정적인 생각으로 바로 실행 버튼을 누르십시오.

제가 환자들에게 자주 해주는 이야기가 있습니다. 예전에 덕이 높으신 스승에게 배우는 제자 둘이 서로 수제자로 삼아달라고 했답니다. 난처해진 스승은 미션을 제시하지요. 밭을 같은 크기로 둘로 나누어 주면서 잡초를 덜 키우는 사람을 수제자로 삼겠다고 합니다. 한 제자는 유행가의 가사처럼 비가 오나, 눈이 오나, 바람이 부나 매일 같이 나가서 잡초를 뽑았습니다. 그런데 다른 제자는 처음에만 바쁘더니 그 이후로는 한가하게 놀았는데도 결국 수제자가 되었습니다. 이 제자는 무엇을 했을까요? 밭에 좋은 곡식을 빽빽하게 심었다고 합니다. 곡식으로 가득하니 잡초가 자랄 틈이 없었던 것이지요. 부정적인 생각이 많은 분들이라면 대신 좋은 생각으로 가득 채우기 바랍니다.

제가 이런 분들에게 권하는 또 하나의 말은 "베트남에 가서 농사를 지어라."입니다. 대부분 신체활동이 적고 몸이 찬 사람에게 권합니다. 더운 나라인 베트남에 가서 몸을 따뜻하게 하라는 것이고, 복잡한 생각들을 비우고 신체활동이 많은 농사를 지으라는 것입니다. 실제로도 그리하면 임신이 잘 됩니다. 현실적으로 불가능하다면 몸을 따뜻하게 하는 한약을 복용하고 식사요법을 하면서 운동이나 육체를 쓰는 작업을 하면 됩니다. 정 할 일이 없다면 공터에 나가셔서 땅이라도 파시기 바랍니다. 부정적인 생각을 분산하여 그 어떤 것에라도 집중할 수 있으면 됩니다. 그냥 나가서 운동이나 작업이나 여행을 하고 기분전환을 하십시오. 무언가 집중할 수 있는 일을 하십시오. 이때는 아무 생각없이 할 수 있는 단순한 신체활동이 가장 좋습니다.

물론 아무 생각없이 쉬거나 휴식을 취하는 것도 좋습니다. 요즘 유행한다는 '불멍'도 좋은 방법입니다. 원적외선이 뿜뿜 나오는 모닥불을 바라보며 '멍때리기'를 하는 것이이지요. 숯가마에 가서 불에 달구어진 숯을 쬐며 하는 것도 좋고, 시골 부엌에 쪼그리고 앉아 불을 때는 것도 자궁, 난소, 나팔관이 위치한 하복부를 따뜻하게 하면서 불필요한 생각으로부터 탈출하는 아주 좋은 방법입니다. 바람에 누웠지만 언제 그랬냐는 듯 무심하게 금방 일어나는 풀처럼 어서 일어나십시오!

즐거운 절실함 vs 강박적 절실함

세상에서 제일 맛있는 음식은 어떤 것일까요? 정답은 '가장 배고플 때 먹는 음식'이 아닐까합니다. '배고픔이 최고의 반찬'이라는 서양의 속담도 있는 것을 보면 전 세계 누구나가 공감할 수 있으리라 봅니다. 무엇이 되었든 주린 배를 채워줄 음식을 간절히 갈구하고 있었을 것이기 때문입니다.

임신에 있어서도 당연히 절실한 마음은 매우 중요합니다. 젊어서 뛰어난 기량으로 스포트라이트를 받았지만 나이가 들어 소속팀에서 방출되고 더욱이 다른 어떤 팀에서도 데려가지 않는 상황에서 막판에 극적으로 어느 한 팀에서 받아준 프로야구 선수가 있었습니다. 어디에서든 야구를 계속해서 하고 싶은 절실함과 간절함이 있기에 선발이 아닌 대타로 출전하면서 경기에 매일 못 나와도 주어진 기회에 감사하며

Chapter 03

매 타석에서 공 하나하나에 최선을 다하니 좋은 결과가 생겼고 제2의 전성기를 구가한 예는 얼마든지 볼 수 있습니다.

자신의 전성기를 생각해보면 본인이 처한 방출과 아무도 그를 원하지 않는 현실은 큰 심리적 충격을 주었고 이로 인하여 좌절하고 포기할 확률이 높습니다. 하지만 이러한 위기에서도 끝까지 자신을 믿어 이윽고 주어진 기회에서 유종의 미를 거두게 된 것입니다.

심한 정신적, 신체적 트라우마를 겪고 평생 이를 극복하지 못한 채 아프게 살아가고 있는 '외상 후 스트레스 장애'* 환자가 있는 반면에 이를 극복하고 오히려 이를 통하여 한 단계 성장한 '외상 후 성장'** 의 경우도 얼마든지 볼 수 있습니다. 물론 외상의 정도가 많은 영향을 미치겠지만 중요한 것은 과거는 돌이킬 수 없으니 최선을 다해 현재를 살아가려는 노력이 필요합니다.

언젠가 저희 난임 환자가 본인이 난임치료를 받으러 다녔던 한의원의 원장님께서는 체외수정을 30번 넘게 해서 임신에 성공했다고 하더군요. 말이 30번이지 정말 대단합니다. 엄청난 시간 동안 몸과 마음의 고생을 하면서 경제적으로도 힘드셨을 것입니다. 한의사로서 매번 체외수정에 실패할 때마다 일반인보다 더 큰 좌절을 겪었으리라 짐작됩니다. 그럼에도 포기하지 않고 마침내 임신에 성공한 그 절실함과 끈기에 박수를 보냅니다. 인디언들이 가뭄에 기우제를 지내면 100% 비

* PTSD : Post Traumatic Stress Disorder
** PTG : Post Traumatic Growth

가 온다고 합니다. 왜일까요? 중도에 그만두지 않고 비가 올 때까지 지내기 때문이라고 합니다.

사실 임신의 성공여부는 누구도 장담할 수 없습니다. 하지만 불임으로 판정되어 완전히 임신이 불가능한 경우가 아니라면 분명히 가능성은 있습니다. 난임시술에 소요되는 비용, 반복시술로 인하여 몸에 나타나는 부작용, 심리적인 좌절감으로 인한 포기 등 중단의 사유는 매우 많습니다. 하지만 결국 포기하지 않는 사람에게만 성공확률이 남아 있습니다. 정말로 나중에 조금도 후회하지 않을 정도로 최선을 다해보시기 바랍니다.

그런데 임신이 되기를 바라는 마음만 간절하지 정작 실질적으로 임신에 도움이 될 만한 것들을 간절한 마음에 담아 실행하지 못하는 분들이 의외로 많습니다. 마음만 급해서 실패 후 바로 다음 일정을 잡고 시도만을 반복합니다. 시험 준비가 안 된 사람이 백날 시험에만 응시한다고 합격할 수는 없습니다. 그럴 때일수록 실패의 요인을 면밀히 살피고 부족한 점을 보강하고, 몸도 마음도 충분히 추스르고 나서 임해야 합니다. 이미 만신창이가 된 몸과 마음으로 임신에 성공할 확률은 오히려 반복할수록 더 떨어지게 됩니다. 절실함이 조급함으로 인한 강박이나 실패에 대한 불안, 근심, 걱정으로 잘못 표출되면 안 됩니다. 부정적이고 비관적인 절실함이 아닌 '즐거운 절실함'을 가져보기 바랍니다.

Chapter 03

생生의 3단계 - 생존, 생활, 그리고 생식生殖

생生에는 3단계가 있습니다. 간신히 목숨만 부지하는 생존이 첫 단계요, 생존을 넘어 가정 사회 직장의 생활을 하는 것이 두 번째 단계요, 자손을 퍼뜨릴 수 있는 3단계가 생식生殖입니다. 오래도록 임신이 안 되거나, 유산이 잦은 분들을 보면 대개 생존과 생활의 경계에 있는 분들이 많습니다. 간신히 생존의 단계만 넘었지 일상생활을 하기에도 에너지가 부족합니다.

조금이라도 몸과 마음의 여유와 여력이 있어야 임신을 하고 출산까지 도달할 수 있는데 그렇지 못한 경우가 많습니다. 그럼에도 마음만 급하여 계속 임신을 시도하니 잘 안 되고 이로 인하여 낙심하고, 우울해합니다. 엉뚱한 체외수정만 자꾸 반복합니다. 하지만 그 결과는 좋을 수 없습니다. 유감스럽지만 임신이 안 될 만합니다. 아이들을 가르쳐보면 누가 좋은 성적을 거둘지 어렵지 않게 알 수 있습니다. 저도 20년째 여성질환과 난임환자를 진료하다보니 진료실 문을 열고 들어오는 환자들을 보기만 해도 어느 정도 알 수 있습니다. 그런데 역으로 생각하면 현재 몸과 마음의 건강상태가 나쁘기 때문에 임신이 안 된 것이니 크게 걱정할 필요가 없다고 생각합니다. 부족한 부분을 보강하면 당연히 임신이 될 것이기 때문입니다. 생존과 생활의 단계를 뛰어 넘어 거뜬히 생식까지 할 수 있는 몸과 마음을 먼저 만드시기 바랍니다. 그러다보면 임신은 어느새 그냥 되어 있을 것입니다.

해독 解毒 주스의 생각지도 못한 해독 害毒

몇 년 전부터 해독이라는 말이 인기입니다. 영양의 과잉과 불균형 시대를 살고 있는 현대인들에게 꼭 필요한 말이고 실천해야 할 일입니다. 우리 몸속의 "독소를 풀어준다, 제거한다."는 의미의 디톡스*를 해독 解毒 이라 합니다. 대개 현대인들은 육류나 탄수화물 위주의 식습관이 많으니 이것의 독이 위 胃, 장 腸, 간 肝을 공격하거나 이러한 장기를 과도하게 사용하여 피로한 상태입니다. 따라서 이러한 장기의 기능을 회복시키고 독을 풀어주기 위하여 야채나 과일이 등장하고, 쉽게 섭취할 수 있는 형태의 주스가 유행하고 있습니다. 또한 주스는 서양에서 시작된 것이니 주로 서양 원산지인 과일과 채소가 주된 재료입니다. 가장 많이 사용되는 것은 양배추, 브로콜리, 토마토, 당근, 사과, 바나나입니다. 요즘에는 ABC 주스가 유행입니다. Apple 사과, Banana 바나나, Carrot 당근으로 만든 주스입니다. 이 세 가지 재료는 모두 성질이 차갑습니다. 속이 찬 사람이 아침부터 이렇게 차가운 주스를 마시면 위장이 더욱 차가워지고 심하면 설사도 합니다. 더욱이 한 끼를 이것으로 채우면 필요한 염분이 부족하게 되어 체액부족으로 인한 어지럼증이 올 수도 있습니다. 무분별하게 섭취하면 안 됩니다. 잘 활용하면 건강을 관리하고 유지하는데 많은 도움이 되겠지만 그렇지 못한 사람에게는 오히려 해 害 와 독 毒 이 될 수 있

---

* 영어로는 detoxification입니다.

습니다.

　우리나라 사람들은 체질상 음인, 그것도 특히 몸이 가장 차가운 소음인이 유독 많습니다. 그런데 야채와 과일은 생이기 때문에 이를 체내에서 소화흡수하도록 열을 만드는데 내 몸에 있는 에너지를 다 써버리는 것입니다. 몸이 냉한 사람일수록 특히 공복에 야채와 과일을 많이 드시는 건 좋지 않습니다. 또한 변비가 있어 임시변통을 목적으로 장기간 복용하는 것도 좋지 않습니다. 장이 차가워지면 장운동이 무력해지고, 잦은 배설은 대장의 윤기를 마르게 하여 변비의 상황을 더 악화시킬 수 있습니다. 또한 해독주스로 끼니를 대신한다면 영양분의 부족과 불균형을 초래할 수도 있습니다. 드시기 전에 어떤 사람을 위한, 무엇을 해독하는 주스인지, 나의 체질과 증상에 맞는지 정확히 알고 드셔야 부작용없이 원하는 결과를 얻을 수 있습니다. 본인에게 맞는 것인지 한의원을 방문하셔서 문의해보시기 바랍니다.

채소 과일은 많게, 탄수화물은 적게 먹을수록 좋은가?

　과유불급 過猶不及 은 원래 "지나치면 오히려 목표에 미치지 못한다."는 뜻인데 요즘 사람들의 식사형태를 보면 과유불급 果猶不及 으로 고쳐 써야 할 정도입니다. 굳이 해석하자면 "과일 果 만으로는 오히려 부족하다."는 뜻입니다. 요즘 사람들이 과일을 너무 필요 이상으로 먹으니 하는 말입니다. 심한 사람은 아예 하루에 한두 끼를 과일로 대체합니다. 하지만 과일은 주식主食이 될 수 없고 부식副食입니다. 주식은 주로 식사의 용도로 먹는 것이고, 부식이라고 하는 것은 좀 곁들여서 먹는 정도로 생각해야 합니다. 지구상에서 어떠한 시대에서도 사람에게 야채와 과일이 주식이 된 적은 없었습니다. 사람은 잡식성이지 초식동물은 아닌데 초식동물 흉내를 내니까 건강해질 수 없습니다. 서양에서도 과일은 후식인 디저트 dessert 개념으로 먹지 아예 끼니로 먹지 않습니다.

야채나 과일을 많이 먹으라는 이야기는 "과도하게 육식을 하지 말라"는 이야기지 주로 먹는 건 해롭습니다. 마치 '싱겁게 먹으라'는 얘기는 '과도하게 짜게 먹지 말라'는 얘기지 소금을 적게 먹을수록 좋다는 뜻이 아닙니다. 그래서 정확한 뜻을 알아야 합니다. 야채나 과일을 주식으로 하는 사람들의 문제는 다음과 같습니다.

첫째는 영양소를 골고루 섭취할 수 없다는 것이고, 둘째는 생리적으로 필요한 염분을 충분히 섭취하지 못하는 것이고, 셋째는 에너지원인 당糖을 지속적으로 오랜 시간 공급할 수 없는 것이고, 넷째는 위장을 더욱 차게 만든다는 것입니다. 따라서 몸이 마르거나, 속이 차거나, 설사가 잦거나, 소화흡수가 약하거나, 혈압이 낮은 사람은 특히 주의해야 합니다.

우리 몸에서 절대적으로 필요하고 그동안 수만 년 동안 인류의 존속에 지대한 공을 세워온 탄수화물을 요즘은 무조건 줄여야 할 절대악으로 규정하고 있는 듯합니다. 인간의 치아 구성비는 어금니 : 앞니 : 송곳니 = 4 : 2 : 1입니다. 인간의 식습관에 최적화된 비율로 진화한 것이

Chapter 03

지요. 어금니는 생긴 형태나 기능이 곡물을 빻는 절구에 해당하여 구치 臼齒 라 합니다. 앞니는 채소나 과일을 자르는 역할을 하고, 송곳니는 육류를 저미는 기능을 합니다. 따라서 인간은 곡물 : 채소, 과일 : 육류를 4 : 2 : 1의 비율로 섭취하는 것이 가장 이상적이라 생각합니다.

비만, 당뇨, 고혈압, 심장병과 같은 생활습관병이나 대사증후군의 주범이라고 하는 흰쌀밥, 밀가루는 억울합니다. 예전에 머슴들은 흰쌀밥을 한 양푼씩 먹고, 보통 사람들도 지금보다 훨씬 큰 그릇으로 한 공기 가득 고봉으로 흰쌀밥을 먹었습니다. 하지만 그 사람들이 지금처럼 비만하거나 당뇨로 고생하지는 않았지요. 탄수화물이든 단백질이든 지방이든 내가 섭취한 열량을 쓰고 나서 남는 것이 얼마나 있느냐가 더 중요합니다. 더 남으면 살이 찌고, 당이 남아돌아 당뇨가 생깁니다. 적은 양을 먹어도 몸이 냉하고 신체활동이 적어 기초대사, 신진대사가 떨어지면 남는 것이고, 어떤 영양소를 불문하고 과하게 섭취하면 당연히 남아돕니다. 탄수화물에 대하여 공포에 버금갈 정도의 경계는 지나치다고 생각합니다.

염분의 부족도 심각한 문제입니다. 요즘은 저염식이 대세인데 우리 몸에서 소금이 부족하면 수분도 부족합니다. 소금이 있어야 일정한 삼투압을 맞춰서 우리 몸에 물을 끌어들이게 됩니다. 혈관에 물이 있어야 그것이 혈액이 되고, 관절에 윤활유가 되고, 점막에 진액이 되는데 이렇게 야채와 과일로 한 끼를 드시게 되면 한 끼의 염분이 부족합니다. 결과적으로 매일 다른 사람의 3분의 2밖에 소금을 섭취하지 못합니다.

따라서 한 끼로 야채와 과일만을 드시는 것은 좋지 않고, 성질도 차기 때문에 특히 소음인들은 식사 후에 디저트 형태로 조금만 드시는 게 좋습니다. 또한, 따뜻한 오후에 드시는 것을 추천하며 해가 졌을 때나 아침 이른 시간에 공복에 드시면 설사를 유발하고, 소화흡수에 방해가 되기 때문에 임신에도 좋지 않습니다.

·04·
CHAPTER

남성의 임신 준비

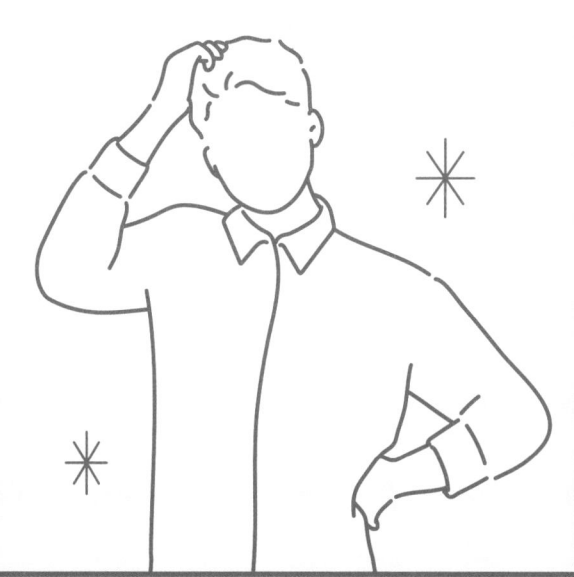

Chapter 04

남편은 정말 '남의 편'인가요?

분명 백지장도 맞들면 낫습니다. 부부는 모든 면에서 몸과 마음을 합쳐야 합니다. 임신도 스포츠로 따지면 부부가 함께 참여하는 복식 경기에 해당하니 무엇보다 팀워크가 중요합니다. 그런데 임신이 안 되는 부부들의 이야기를 들어보면 정말로 놀랄만한 경우가 많습니다. 남편이 적극적으로 도와줘도 될까 말까인데 아예 무관심하거나 협조하지 않는 분들이 있습니다.

산부인과에 가서 배란일을 받아 놓고 배란 전 며칠 동안 소위 "숙제"를 해야 하는데 아예 술을 진탕 먹고 인사불성이 되어 밤늦게 들어와서 코를 골고 자버린다고 합니다. 부인이 남편에게 눈물 흘리며 도와 달라 부탁한다고 하는 대목에서는 어이가 없어 말문이 막혔습니다. 도대체 왜 부인 혼자서만 애를 태워야 하는지 이해하기 어렵습니다. 어떤 부인은 남편이 정자상태도 좋지 않으면서 책임을 부인에게 전가하여 "임신을 못하면 난자 공여를 받겠다."고 막말을 하고 모욕을 준다며 울먹이는 경우도 있습니다.

남편은 정말 '남의 편'인가요? 임신은 부부의 공동사입니다. 자연임신이 안 되면 인공수정, 체외수정으로 들어가는데 사실 남편은 정액만 제공하면 되니 부인에 비하여 그리 힘들거나, 아프거나, 어렵지 않습니다. 하지만 과배란을 위한 피하주사부터 여러 시술들은 부인에게 너무 힘들고 어려운 과정입니다. 최소한 이 과정에서 부인에 대한 배려, 위로, 협력은 기본이라고 생각합니다.

불교의 공안에 줄탁동기 啐啄同機 라는 말이 있습니다. '줄'은 바로 병아리가 알껍데기를 깨기 위하여 안에서 쪼는 것을 말하고, '탁'은 어미 닭이 밖에서 알을 쪼는 것을 가리킵니다. 서로 도와야 대업을 이룰 수 있는 것이지요. 부부관계에서도 절정의 순간에서 남편의 사정은 얼마 남지 않은 치약을 한 번이라도 더 쓰려 쥐어짜듯 해야 하고, 부인은 컵속에 남은 마지막 남은 음료를 조금이라도 남기지 않기 위하여 빨대로 빨아들이듯 해야 합니다. 이럴 때 자궁안에서 발생하는 음압에 의하여 정자가 나팔관 안으로 쭉 빨려 들어와 수정이 쉽게 이루어집니다. 임신은 아이를 만드는 '일'이 아니라 부부의 사랑을 확인하는 '유희'를 통하여 발생하는 자연적인 결과입니다.

전혀 쓸모없는(?) 남성의 헛된 자존심

예전에는 전자현미경이 발명되지 못하여 정밀하게 남성의 정액검사를 할 수 없었으니 난임의 요인을 모두 여성에게 돌렸습니다. 하지만 요즘은 여성, 남성에게 있어 거의 동등한 비율로 난임의 원인이 파악되고 있습니다. 그런데 문제는 남편이 가부장적인 권위의식이나 불필요한 자존심을 내세웁니다. 가장 간편하고 안전하며 경제적인 난임 검사가 남성의 정액검사임에도 이를 기피하거나 거부하는 경우가 많습니다.

특히 겉으로 보아 너무 마르거나, 너무 비만하거나, 심신의 스트레

Chapter 04

스가 많거나, 과로나 무리한 생활을 하거나, 운동을 전혀 못하거나, 병치레가 잦거나, 과도한 흡연이나 음주를 하거나, 성욕이 현저하게 떨어지거나, 성욕은 있으나 발기가 안 되거나 유지가 안 되거나, 조루 지루 등의 사정장애가 있거나, 몽정을 자주하는 남성은 우선 정액검사부터 받아야 합니다. 이러한 남성의 상당수는 정액검사를 통과하지 못하는 경우가 많습니다. 심지어 겉으로는 건장하고 왕성하여 아무런 문제가 없어 보이는 남성에게서도 무정자증이나 정액이상이 나타나는 경우도 있으니 임신을 시도한지 1년이 넘었는데 임신이 안 된다면 정액검사부터 받으시기 바랍니다.

정액검사의 결과가 좋지 않거나, 성 기능에 문제가 있을 때도 자존심 상해하고, 수치스러워하는 마음이 있습니다. 하지만 그런 마음을 가지면 안 됩니다. 임신에 있어 부부는 한팀입니다. 시험관 시술을 할 때도 남성은 정자만 제공하면 끝나고 그 과정이 고통스럽거나 힘든 것도 아닙니다. 그 뒤로부터는 오로지 여성의 몫입니다. 여성은 난자의 채취, 수정란의 이식을 하면서 심리적으로도 육체적으로도 많은 고통을 받습니다. 따라서 남성들이 많이 도와야 합니다.

난임의 문제로 가정불화를 겪고 심지어는 파탄지경에까지 이르러 이혼을 하는 부부들도 있습니다. 서로 사랑하여 결혼한 것이므로 어떠한 상황이 와도 서로 신뢰하고 의지해야 합니다. 난임의 귀책사유를 서로에게서 찾기 위하여 의심의 눈초리로 검사를 종용하고 나쁜 결과에 대하여 원망하고 비난하고 몰아세우는 자세는 매우 위험합니다. 난임의 문제뿐 아니라 평소에 부부 사이에서 피해야 할 것은 누가 옳고 그른지 시시비비를 따지고, 득실을 따져 이해타산하고, 쓸데없는 자존심을 내세우는 것입니다.

실제로 많은 남성들이 임신에 비협조적입니다. 한의원에 오시는 난임 부부들 중에서 가장 안 좋은 경우는 부인만 홀로 내원한 경우입니다. 마지못해 부인과 함께 왔으나 진료를 받지 않거나, 함께 진료를 받았지만 임신을 방해하는 여러 가지 결격사유가 있음에도 불구하고 치료를 거부하는 경우도 좋지 않습니다. 난임은 부인과 남편 모두의 공동의 일입니다. 부부가 합심하여 적극적으로 대처하면 대부분 임신이 된다고 볼 수 있습니다. 쓸데없는 자존심을 버리고 건강한 아이를 임신하고 출산하기 위하여 즐거운 마음으로 최선의 노력을 함께 하는 것이 진정으로 남자의 자존심을 지키는 것입니다.

임신을 방해하는 대표적인 남성의 성기능 문제

남성의 성기능의 문제 중에 임신을 방해하는 대표적인 것으로는 발기부전과 조루입니다. 발기부전은 의외로 심리적인 원인이 많습니다. 기질적인 요소가 아닌 경우는 한의원이나 성상담소에서 상담과 조언을 통해 해결되는 경우가 많고, 부인과 남편이 서로 격려하고 위로하고 도와주면서 호전되는 경우도 있습니다. 그래도 안 되면 약물의 도움을 받아야 합니다. 비아그라는 1998년 미국에서 처음 출시되어 가장 많이 사용되는 약물로서 음경으로 가는 혈류량을 늘려줍니다. 대부분의 경우에서는 안전한데 심장병이 있거나 질산염 제제와 함께 복용하는 경우에는 심각한 문제를 야기할 수 있으니 의사의 지시에 따라야 합니다. 또한 과다 복용은 고통스러운 몇 시간 이상의 지속발기증priapism이 발생할 수 있는데 24시간 안에 응급처치를 받지 않으면 음경자체로의 혈액공급이 안 되어 조직의 영구적 손상이 가능하고 의식불명이나 사망에 이를 수도 있으니 주의해야 합니다.

조루일 경우에는 여성이 준비가 안 되어있는 상태에서 사정이 되어 임신하기 어렵습니다. 질의 점막은 약산성입니다. 질에는 유산균이 많이 있기 때문에 유산균이 시큼한 산을 분비하면서 나쁜 균을 제어하는 시스템으로서 약산성을 유지합니다. 그런데 정자는 산성에서 약하기 때문에 산도가 높으면 활동을 못 하고 죽어버립니다. 임신을 하기 위해서는 여성의 질이 알칼리성이 되어야 합니다. 그래서 옛날에는 실제로 알칼리의 대표인 소다로 뒷물을 하는 경우도 꽤 있었습니다. 그런데 여성이 성적인 오르가슴에 도달하면 알카리성의 애액이 나오고, 배란기에 자궁경부의 점액이 나오는데 이것도 알카리성이면서 정자를 보호하고 자궁안으로의 이동을 돕습니다. 따라서 배란기의 여성이 성적인 극치에 도달했을 때 사정이 되어야 질에 들어간 정자들이 살아남을 수 있고, 자궁경부를 통해서 자궁 쪽으로 들어올 수 있는 것입니다. 하지만 조루는 질이 산성인 상태에서 사정이 되기 때문에 임신이 어렵습니다. 조루를 개선하고 임신을 잘하기 위하여 여러 가지 구체적인 방법들이 있으니 한의원을 방문하시어 도움을 받으시기 바랍니다.

남성부터 먼저 정액검사를 받아보시기 바랍니다.

손바닥도 마주쳐야 소리가 나듯 임신에서도 남성과 여성의 요인이 똑같이 중요합니다. 아주 옛날에는 칠거지악七去之惡이라 하여 임신을 못 하면 여성의 문제로 여겨 소박을 당해 억울한 경우가 많았습니다. 하지만 요즘에는 현대과학의 장비를 통해 남성의 요인이 많이 밝혀졌습니다. 정자의 이상, 이동 경로의 폐쇄, 조루 발기부전 등의 성기능 문제가 있습니다. 따라서 난임의 상태라면 꼭 부부가 함께 내원하여 진료와 치료를 받는 것이 중요합니다. 요즘에는 남성의 요인도 상당히 많이 발생하고 검사도 비교적 간단하니 남편이 먼저 정액검사를 받아보시기 바랍니다.

정자의 상태는 정액검사를 통하여 정액의 양, 정자의 숫자, 모양, 운동성 등을 검사하는데 현재는 아래의 〈표〉에 나오는 2010년 세계보건기구에서 제시하는 기준을 사용합니다.

하지만 이 기준은 그리 엄격하지 않습니다. 정액검사는 임신을 위한 최소한의 정도를 규정한 것이라 생각해야 합니다. 표에서처럼 정액의 양은 1.5mL이상, 정자의 숫자는 1mL당 1,500만개 이상, 정상 모양이 4% 이상, 운동성은 40% 이상, 직진성은 32% 이상인 것을 최저기준치로 제시하고 있습니다. 이것은 하위 5%에 해당하는 수치입니다. 100명중에 95등까지를 통과시켜 주는 것입니다. 따라서 이 수치에 미달한다면 심각성을 인지하시고 더욱 분발하셔야 합니다. 정액검사를 통과했다 하더라도 모두 우수한 것이 아닙니다. 최소한 50% 즉, 중간

Chapter 04

정도는 따라가야 합니다. 따라서 정액검사에서는 통과의 여부보다 '어느 정도의 수치로 통과했는가?'가 더 중요합니다. 또한 모든 항목을 통과해야 합니다. 어떤 분들은 기형성이 높거나 정자의 활동성이 낮아 최소 기준에 미달해도 정액량이 많으면 충분히 이를 커버할 수 있어 괜찮다고 하는 경우가 있습니다. 하지만 제 생각은 다릅니다. 자격시험이나 면허시험에서는 과락科落이라는 것이 있지요. 시험의 전 과목에서 최소 기준을 넘어야 합격할 수 있습니다. 한 과목이라도 기준 미달이면 불합격인 것이지요. 정자의 기준도 항목별로 최소한을 규정한 것이고 그리 엄격한 정도가 아니므로 전 항목을 모두 통과해야 합니다.

	하위 5%	50%	95%
정액량(mL)	1.5	3.7	6.8
정자수(백만/mL당)	15	73	213
총 정자수(×백만)	39	255	802
활동정자의 비율(직진운동+활동)	40	61	78
직진운동 비율	32	55	72
기형이 아닌 정상 정자의 비율	4	15	44
생존 정자의 비율	58	79	91

※ 세계보건기구(WHO)의 2010년 남성 정액기준(컷트라인 하위 5%)
WHO Laboratory Manual for the Examination and Processing of Human Semen, in 5th edition, 2010.

그것도 정액검사를 받을 때마다 매번 통과해야 합니다. 몇 개월 전이나 몇 년 전에 받은 검사가 계속 유효한 것은 아닙니다. 검사를 받은 때의 상태에 따라 달라지고, 한 번 합격했다 해서 그 수치가 지속적으로 건강한 상태를 보증하는 것이 아니기 때문입니다. 반대로 정액검사를 통과하지 못했다고 해서 많이 낙담할 필요는 없습니다. 열심히 노력하면 충분히 회복도 가능하기 때문입니다.

정액검사를 하지 않고도 평상시의 건강상태를 통하여 충분히 생식 건강의 정도를 짐작할 수도 있습니다. 대개 임신에 문제가 있는 경우에는 체질적으로 약한 요인에 더하여 잦은 음주, 과도한 흡연, 불규칙한 식사, 운동부족, 부족한 수면, 심한 스트레스 등의 생활습관적인 요소를 잘 관리하지 못하는 분들이 많습니다. 임신을 준비한다면 우선 이러한 부분부터 검검하시고 최소 100일 정도는 준비하신 후에 임신을 시도하시기 바랍니다.

엽산이나 아연으로 정자의 상태를 개선시킬 수 있을까요?

남편이 정자 이상을 진단받게 되면 먼저 술과 담배를 줄이고, 규칙적인 식사와 운동을 하면서 과로와 스트레스를 피해야 합니다. 이것만 지켜도 상당 부분 개선됩니다. 안타깝게도 아직 서양의학적으로는 정자의 상태를 좋게할 수 있는 검증된 방법이 없습니다. 대개 엽산이나 아연을 섭취하지만 "정자의 질과 생존아 출생률을 전혀 향상시키지 못하여 아무런 효과가 없고, 오히려 정자의 DNA를 손상시킨다."는 연구결과*가 2020년 1월 미국의사협회지 JAMA에 발표되었습니다. 또한 미국 암협회 ACS에서는 "과도한 엽산의 섭취는 오히려 전립선암, 대장용종, 유방암의 발병위험을 높일 수 있다. 대부분의 사람들은 음식에서 충분한 양을 섭취한다**."고 합니다.

여성에 있어서도 엽산부족이 기형아를 유발한다는 논리로 임신 전부터 열심히 섭취하게 합니다. 물론 몇 가지 질환에 대하여 효과가 있는 것은 인정합니다만 효능이 너무 과대평가되어 있는 부분이 있습니다. 일단 엽산이 임신율을 높인다는 객관적인 증거가 없습니다. 또한 엽산을 따로 섭취하지 않았던 시기에 무뇌아나 척추분리증을 비롯한 신경관 결손질환이 많았거나 유산율이 더 높았다고 할 수 없습니다. 50대인 저의 주변에 그러한 질환에 걸린 아이를 낳았다는 이야기를 들어본 적이 없습니다. 요즘 임신을 준비하면서 남성이나 여성 할 것 없이 엽산뿐 아니라 종합비타민, 각종 영양제들을 챙겨 먹습니다. 임신을 위한 정성은 높이 살 수 있지만 이러한 제품들의 효과에 대해서는 글쎄입니다. 왜냐하면 임신 출산에 아무런 문제가 없는 사람들이 평소에 이런 것들을 챙겨 먹었냐는 것입니다. 특히나 불과 몇십 년 전의 사람들이나 동시대의 저개발국가의 나라에서도 마찬가지입니다.

---

*   Effect of Folic Acid and Zinc Supplementation in Men on Semen Quality and Live Birth among Couples Undergoing Infertility Treatment : A Randomized Clinical Trial. JAMA. 2020.
**   ACS(American Cancer Society) Guidelines on nutrition and physical activity for cancer prevention – Folate and follic acid.

그래도 임신 출산만 잘하고 아무 문제 없습니다. 너무 지엽적인 것이 엄청난 것들을 결정한다고 생각하여 헛된 노력들을 하는 모습들이 그리 현명해 보이지는 않습니다. 대신 더 중요하고 기본적인 것들을 먼저 챙겼으면 합니다.

한의학에서는 정자의 건강을 위하여 조금 더 구체적이고 적극적인 방법을 권합니다. 체질에 맞는 섭생법과 함께 수천 년 동안의 치료효과가 입증된 보양강장하는 한약을 이용해 치료하는 방법을 적용하며 이는 실제로 매우 탁월한 효과를 보입니다.

한약으로 정자의 양이 늘고, 운동성이 좋아지며, 기형성이 개선되어 정상 정자의 비율이 높아지며, 정자의 DNA 상태까지 개선된 사례는 얼마든지 많이 있습니다. 특히 기형정자가 수정이 된다면 유산이 발생하거나 건강하지 못한 아이가 태어날 수 있으니 꼭 치료를 받아야 합니다. 남성은 정자를 그때그때 만들어 쓰는 시스템이기 때문에 노력하면 충분히 좋은 결과를 얻을 수 있습니다. 저는 치료에 최소 100일을 권합니다. 통상적으로 고환에서 정자가 만들어지는데 72~76일, 부고환에서 성숙되는데 12~18일 정도 걸리고, 적혈구의 평균 수명이 120일 정도 되기 때문입니다. 임신 시도 전에 적어도 3~4개월은 백일기도하는 심정으로 최선을 다해보시기 바랍니다.

Chapter 04

정액검사에서 무정자증 진단을 받았다면

정액검사에서 정자가 전혀 발견되지 않아 무정자증으로 진단받는 경우가 있어 마음이 아프고 안타깝습니다. 물론 염색체나 유전자의 이상이라면 절망적이지만 그렇지 않다면 일말의 희망을 가져볼 수도 있습니다. 또한 적은 숫자라도 예전에 한 번이라도 정자가 발견되었다면 한의학적 치료를 통하여 정자의 상태가 더 좋아질 수도 있습니다. 정액검사에서 무정자증이 나오면 고환에서는 정자가 만들어지는데 부고환이나 정관 등 정자이동의 통로가 막혀 외부로 배출이 되지 못하는 폐쇄성인지, 아니면 고환에서 아예 정자가 만들어지지 못하는 비폐쇄성인지를 알기 위해 검사를 시행합니다. 세침검사*는 미세한 주사바늘로 고환을 여기저기 쑤셔보는 검사입니다. 총 생검 Gun biopsy은 의료용 총을 이용하여 미량의 고환조직을 채취하여 현미경으로 검사합니다. 고환 정자채취술은 음낭에서 한쪽 고환을 꺼내어 한 곳을 절개하여 일부 조직을 채취하여 현미경으로 정자가 있는지 확인하는 검사입니다. 고환의 여러 곳을 절개하는 방법은 다중수술**이라고 합니다. 최후의 방법은 고환의 조직검사와 함께 미세다중

---

* 고환 세침 흡인검사(FNA : Fine Needle Aspiration)는 정자의 존재여부를 알기 위해 미세한 주사바늘을 음낭피부를 통하여 고환에 직접 꽂은 후 빨아들여 정자가 있는지 확인하는 검사로서 고환에서 조직을 떼어내어 현미경으로 검사하는 조직검사와는 다릅니다.

** 다중수술(multiple testicular sperm extraction)은 음낭에서 한쪽 고환을 꺼내어 여러 곳을 절개하여 고환조직을 추출하고 이를 현미경으로 관찰하여 정자 유무를 확인합니다.

수술*을 통하여 고환의 여러 부위에서 정자를 찾는 방법입니다. 다행히 한 개라도 찾아낸다면 시험관 시술이나 난자의 세포질내 주입술을 통하여 임신할 수도 있습니다.

정액검사에서 무정자증 진단을 받은 후에 주의할 점은 조직검사와 미세다중수술을 별도로 받지 말라는 것입니다. 단지 비폐쇄성이냐 폐쇄성이냐를 알기 위해 고환의 여기저기를 주사바늘로 벌집 쑤시듯 해놓으면 고환이 손상되어 나중에 회복이 어려울수도 있으므로 이를 최소화하거나 아예 하지 않는 것이 좋습니다. 고환의 손상을 최소화하면서 정자도 효율적으로 찾아낼 수 있도록 고환조직검사와 미세다중수술을 한꺼번에 받으시기 바랍니다.

---

* 미세다중수술(m-TESE : micro-surgical/dissection testicular sperm extraction)은 미세수술적 고환조직 정자채취술로서 척추마취나 전신마취하에 음낭을 열고, 양쪽 고환을 반으로 절개한 후 고배율 고해상도의 전자현미경을 보면서 고환내 정세관의 상태를 면밀히 살펴 정자가 있을만한 곳에서 고환조직을 여러 군데 떼어내어 조직검사와 함께 정자채취를 하는 것으로 고환의 손상을 최소화하고 정자를 찾을 확률이 가장 높고 정확한 방법입니다.

Chapter 04

    어떤 분들은 고환의 조직검사만을 가지고 무정자증으로 결론을 내리는 경우가 있는데 옳지 않습니다. 고배율 고해상도의 전자현미경을 통하여 좌우 고환에서 0.1cm × 0.1cm의 아주 작은 크기로 여러 군데의 조직을 채취하여 조직검사와 함께 동시에 정자를 찾아내는 미세다중수술을 받아서 최종 확진해야합니다. 일반 조직검사결과에서 생식세포가 전혀 발견되지 않아 생식세포 무형성증*으로 진단받은 분들도 고배율 고해상도의 전자현미경을 이용한 미세다중수술에서 정자를 찾는 경우가 꽤 있습니다.

미세다중 수술을 받기 전에 꼭 해야 할 것

    미세다중 수술은 고환을 절개하여 정자가 생성되는지를 검증하고 정자를 채취하는 최후의 방법이지만 간단한 검사가 아닙니다. 척추마취 또는 전신마취를 통하여 고환을 반으로 절개하는 아주 큰 수술입니다. 고려할 수 있는 최종적인 방법으로서 두 번 이상 하기 힘듭니다. 비폐쇄성이 강력히 의심될 때 정자를 찾아 시험관 시술을 받을 목적으로만 매우 신중하게 해야 합니다. 또한 성능

---

*   생식세포 무형성증(germ cell aplasia)은 세르톨리 세포 유일 증후군(Sertoli cell only syndrome)으로 불리며 정자가 전혀 생성되지 못하는 질환으로서 이론적으로는 자신의 정자로 임신이 불가합니다. 하지만 호르몬 치료나 한약의 치료를 통하여 정자가 생성되어 임신에 성공하는 경우도 있습니다.

이 뛰어난 전자현미경으로 정자를 찾아내는 기술이지 정자를 생성해주거나 정자의 상태를 좋게 해주는 것이 아닙니다. 따라서 비폐쇄성으로 진단되었다면 섣불리 미세다중수술을 바로 받지 마시기 바랍니다. 먼저 정자가 만들어지는 기간인 최소 3개월에서 6개월 이상 체질과 증상에 맞는 한약의 복용, 식사요법, 운동, 금연 금주 등의 생활습관 개선, 스트레스 관리 등을 철저히 하셔서 성호르몬 검사*에서 정상이 나온 후에 경험많고 실력있는 남성난임 전문병원에 가셔서 미세다중시술과 조직검사를 동시에 받기를 권합니다. 물론 치료의 기간은 1년이상 걸릴 수도 있고, 치료의 성공 여부 또한 그 누구도 장담할 수는 없습니다.

---

* 혈액검사를 통해 FSH, LH, E2, Prolactin, Testosterone, free Testosterone, SHBG 등의 성호르몬 수치를 살펴보는 것입니다.

성호르몬 검사결과가 나쁘고, 고환의 크기가 너무 작으면?

여성에게는 난포 자극 호르몬으로, 남성에게는 정자 생성 자극 호르몬으로 작용하는 FSH의 수치가 12이상이거나 고환의 크기가 호두 또는 이보다 조금 더 큰 15~20cc보다 작으면 비폐쇄성일 확률이 높다고 봅니다. 하지만 FSH 수치가 더 높고 고환의 크기가 더 작다해서 그렇지 않은 경우보다 미세다중수술을 시행했을 때 정자를 찾을 확률이 무조건 낮다고 할 수는 없습니다. 어차피 호르몬수치와 고환의 크기는 예측을 하는 요소일 뿐 최종 결과는 수술을 통해 고환을 절개해 봐야 아는 것입니다.

남성에게 정자 생성 자극역할을 하는 호르몬인 FSH와 고환에서 남성호르몬인 테스토스테론 분비를 촉진하는 LH가 높다면 정자를 잘 만들어내지 못한다고 해석합니다. 특히 이 중에서도 FSH의 수치를 중요하게 생각합니다. 하지만 이 두 가지 수치가 높다고 무조건 포기하지 마시고, 특히 비폐쇄성인지 폐쇄성인지를 알기 위하여 부주의하게 주사기 바늘로 고환의 여기저기를 쑤셔보는 진료를 받으면 안 됩니다. 이러한 행위를 통하여 고환이 한 번 손상되면 원상으로 회복 불가능합니다. 아래 표에서 두 환자를 비교해보시기 바랍니다.

비교항목	환자 A	환자 B
나이	37세	32세
FSH(mIU/mL) 정상 : 1.5~12.4	38.3	15.02
LH(mIU/mL) 정상 : 1.7~8.6	8.72	3.04
고환의 크기(용적) 정상 : 좌우 모두 18~20cc 이상	좌측 2.1cc / 우측 2.5cc	좌측 5.2cc / 우측 4.5cc
초진 산부인과의사 소견	정자를 발견할 확률이 없으니 포기해라	정자가 있을 것 같으니 조직검사 겸 채취해서 시험관 시술하자
세침검사 결과	정자발견 확률 없을 것 같아 받지 않음	세침검사 받았으나, 정자 없음
미세다중수술 (최종 결과)	정자 찾음	정자 없음

- **원탑 비뇨기과 박정원원장님 소견*** 환자 B는 환자 A에 비하여 나이, 호르몬 수치, 고환의 크기에서 훨씬 우위에 있음에도 단지 정자가 있는지 없는지를 알기 위한 세침검사를 하면서 미세 주사바늘로 고환의 여기저기를 쑤셔서 고환이 너무 손상을 입어 정자를 찾아내지 못하였다.

본인의 고환이 정상적인 크기인지 어떻게 알 수 있나요?

고환의 용적은 초음파로 측정해야 가장 정확하나 먼저 자가검사 후에 너무 작다고 생각되면 비뇨기과나 난임클리닉을 방문하여 성호르몬 검사, 정액검사, 필요시 유전자 검사를 추가적으로 받으시기 바랍니다. 정상 고환의 용적은 15~18cc 서양인 18~20cc 정도인데 고환의 좁은 쪽 폭이 2.8cm 이상이면 됩니다.

* 원탑 비뇨기과 박정원원장님 블로그 글에서 발췌하였습니다.
  https://blog.naver.com/onetopclinic/120189679081

Chapter 04

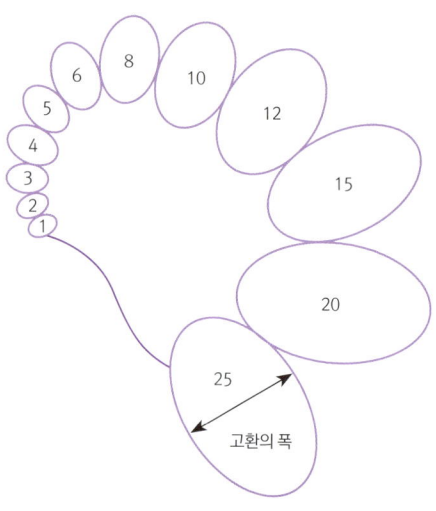

고환 크기 측정기(Orchidometer) 모식도
출처: Wikipedia(단위cc)

고환의 폭

성인 고환의 크기(By Sotos JF, Tokar Nj)		
폭(cm)	예상 볼륨(cc)	판정
2.2	6.93	난임 또는 불임 위험 비뇨기과나 난임클리닉 방문하여 성호르몬검사와 정액검사 받을 것
2.3	8.03	
2.4	9.24	
2.5	10.57	
2.6	12.01	
2.7	13.59	
2.8	15.29	하위 25%
2.9	17.13	정상(중간 크기)
3.0	19.11	정상
3.1	21.24	
3.2	23.52	
3.3	25.96	

비폐쇄성 무정자증도 정자가 생겨
임신 출산을 하였습니다.

저에게는 생식세포 무형성증의 비폐쇄성 무정자증으로 진단받은 환자가 치료를 통하여 정자가 생성되어 시험관 시술로 임신 출산한 사례도 있습니다. 사실 이런 경우는 의학적으로 난임이 아닌 불임, 즉 임신을 할 수 없는 상황이었지만 어차피 현대의학이나 서양의학의 개념으로는 회복이 불가능한 상태이니 한의학적 치료를 권했습니다. 과일나무에 어느 해 갑자기 과일이 전혀 열지 않을 때가 있는데 이를 해거리라고 합니다. 대개 땅의 지력이 다한 것이지요. 그런데 외부에서 좋은 흙을 보충해주고 2~3년 동안 거름, 비료, 양분을 주면 다시 과일이 열리는 경우가 있습니다. 이러한 예를 들면서 치료를 해보자 했는데 6개월 정도 치료를 받고 다행히도 정자가 상당히 많이 생성되었습니다. 정자가 몇 개라도 생성된다면 미세다중술로 고환을 면밀히 살피고 정자를 채취해서 난자의 세포질내 주입 등의 방법으로 임신을 기대했는데 이분은 통상적인 정자채취와 시험관 시술을 통하여 임신 출산까지 하였습니다.

설령 무정자증으로 진단을 받았다 해도 간절한 마음으로 최선을 다하시기 바랍니다. 뜻이 있는 곳에 길이 있고, 포기하지 않는 한 기회가 있습니다. 포기하면 확률은 0, 절망입니다. 하지만 포기하지 않는 이상 희망이 있는 것이기 때문에 좋은 생각을 가지고 끝까지 노력하시면 좋습니다.

Chapter 04

사례 2

- 32세 비폐쇄성 무정자증 고환 미세다중검사에서 생식세포 0개 체외수정 출산.

환자 개요 179cm, 70kg 2015년 8월에 결혼.

임신이 안 되어서 2016년 6월에 검사하였는데 비폐쇄성 무정자증으로 진단받음. 생식세포 무형성증. 세르톨리 세포 유일 증후군 진단. 염색체 유전자 검사에서 이상은 없었다.

2016년 8월에 정계정맥류 시술을 받았다.

2017년 2월에 ○○병원에서 미세다중수술로 고환조직검사를 받았는데 생식세포가 전혀 없었고, 고환이 좀 작은 편이라고 진단받았다.

부추즙, 마늘즙, 토마토즙을 함유한 환을 많이 먹었는데 2016년 12월에 간수치가 높아졌고, 이를 중단한지 한 달 만에 정상이 되었다.

호르몬 검사 항목	검사결과	높음/낮음	정상 범위
FSH(난포 자극 호르몬)	44.17	높음	1.5~12.4 (mIU/mL)
E2(에스트로겐)	18.18		6.6~47.9 (pg/mL)
Prolactin(유즙 분비 호르몬)	19.86		4.04~ (ng/mL)
Testosterone(남성 호르몬)	4.5		1.31~ (ng/mL)
LH(황체화 호르몬)	15.22	높음	1.7~8.6 (mIU/mL)

치료 및 결과

보양강장하여 생식 건강을 증진시키는 녹용보약 20일분 5회 복용

-
- 체외수정에 성공하여 딸 출산.

이병삼박사의 고찰

1. 포기하지 않는 한 치료확률은 있습니다.

아직도 믿기지가 않습니다. 비폐쇄성 무정자증을 갖고 있는 많은 분들뿐 아니라 저를 포함한 많은 의료인에게 희망을 줄 수 있는 정말로 너무 다행스럽고 감사할 임신사례입니다. 현대의학적으로 비폐쇄성 무정자증인 세르톨리 세포 유일 증후군은 임신이 불가합니다. 누구라도 "비폐쇄성 무정자증, 고환 미세다중 검사에서 생식세포 0개"라는 검사결과를 받고 난다면 절망하고 임신을 포기할 확률이 높습니다. 하지만 이분은 포기하지 않으셨고 마침내 임신이라는 좋은 결과를 얻어냈습니다. 현대의학으로 정자를 만들어낼 방법이 없으니 한의학에 기대를 해볼 수밖에 없는 상황이었습니다. 몸과 마음을 편하게 갖고 열심히 한약 드시고 건강한 식습관과 생활습관을 갖는다면 정자가 한 개는 만들어질 것입니다. 그러면 고환에서 이 정자를 찾아내 세포질내 정자주입술 같은 방법으로 임신이 될 수 있으니 포기하지 말자고 했습니다. 그런데 이분은 정자가 많이 생성되어 시험관 시술로 임신에 성공하여 출산을 하였습니다. 우리 몸의 위대함이자 신비라고 생각합니다. 우리 몸은 원래 100% 완전하게 만들어진 것이므

로 이를 믿고 몸이 제대로 기능하도록 도와주면 되는 것입니다. 물론 모든 무정자증을 치료할 수는 없겠지만 치료된 사례가 있으니 최선을 다해서 노력해보길 권합니다.

2. 임신에 있어서 남성의 문제

상당기간 동안 임신이 안 되거나 유산이 잦으면 대개 여성에게서만 요인을 찾는 경향이 있지만 가장 간편하게 할 수 있는 검사가 남성의 정액검사이므로 꼭 먼저 받아 보기를 권합니다. 정액검사에서 이상이 있으면 온갖 영양제와 건강식품을 무분별하게 드시는데 이분처럼 체질과 증상에 맞지 않으면 간에 무리가 가고 다른 부작용도 올 수 있으니 꼭 한의사에게 자문하시기 바랍니다. 한의학에서는 양기를 보강하고 남성을 강화하는 보양 강장에 대한 치료법이 많이 있습니다. 성욕이나 성기능이 많이 떨어지거나, 정액의 이상, 부인의 잦은 유산으로 고민하고 있다면 남편도 한의학적인 진단을 받고 적극적인 한의약의 치료를 받아보길 권합니다.

무정자증이나 성기능장애를 유발할 수 있는 약물

남성성의 상징으로 생각하여 근육을 키우려거나, 운동선수가 좋은 경기력을 내기 위하여 사용하는 아나볼릭 스테로이드 성분이 들어있는 단백질 보충제를 사용하는 경우가 있는데 절대 금물입니다. 외부에서 계속 호르몬이 들어오니 신체에서는 해당 호르몬이 충분하거나 과잉하다 생각해서 자발적인 분비를 억제해서 고환이 땅콩만하게 위축되는데 나중에 호르몬제를 끊어도 원래대로 돌아오기 힘든 경우가 많습니다. 심지어는 음낭과 사타구니에 땀이 차는 낭습증이 생겨 스테로이드 연고를 장기간 바르고 나서 정자의 상태가 안 좋아지고 무정자증까지 이르게 된 경우도 있으니 주의해야 합니다.

고환에서 남성호르몬이 생산되지 않으면 정자 생성이 안 되어 무정자증으로 인한 남성불임, 고환의 크기 위축, 발기부전이나 성욕감퇴와 같은 증상을 동반하는 성선기능 저하증, 탈모, 여성형 유방 등의 부작용이 생길 수 있습니다. 또한 가임기 남성이 남성 호르몬제를 자꾸 맞아 외부로부터 계속 호르몬이 공급되면 스스로 생산하는 능력이 떨어질 수밖에 없습니다. 생리불순의 여성이 오랜 기간 여성호르몬제를 먹고 생리를 하다 보면 나중에는 자발적인 호르몬분비가 안 되어 난소가 위축되어 제대로 기능하지 못하여 스스로 생리를 못할 수도 있는 것과 같습니다.

항간에 "대머리는 정력이 세다, 내시는 대머리가 없다."고 하는 말이 있는데 근거가 있을까요? 어쨌든 남성호르몬인 안드로겐을 억제하는

Chapter 04

피나스테리드finasteride 성분이 포함된 탈모치료제는 테스토스테론의 전구물질인 DHT*를 차단함으로써 발기부전이나 성욕 저하를 유발할 수도 있으니 임신을 계획 중이라면 복용을 중단해야 합니다. 특히 여성이 피나스테리드에 노출되면 남자 태아의 외부생식기 기형을 유발할 수 있으므로 임신부나 임신 가능성이 있는 여성은 쪼개지거나 부서진 약물에 절대 접촉하면 안 됩니다. 약물을 복용한 남성의 정액에서도 해당 성분이 검출되었으니 여성이정액을 만져서도 안 됩니다. 일단 여러 위험성이 있으니 임신을 계획중이라면 탈모치료를 조금 미뤄두는 것이 좋습니다. 또한 우울증 약도 발기부전이나 사정장애를 일으킬 수도 있으니 주의해야 합니다.

* DHT는 디하이드로테스토스테론(Dihydrotestosterone)의 약자로서 남성호르몬인 테스토스테론의 전구물질입니다.

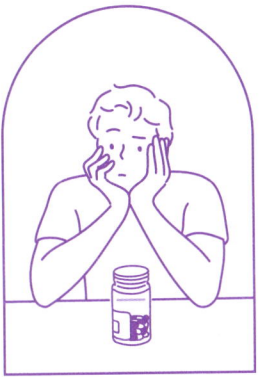

· 05 ·
CHAPTER

임신을 위한 부부의 세계

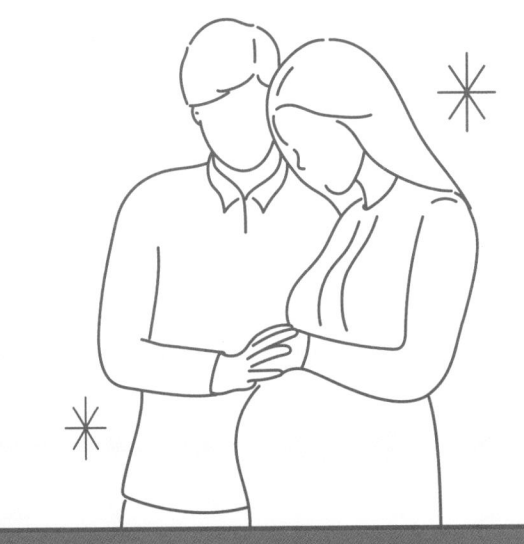

Chapter 05

혼수 준비는 마치셨나요?

:

　　　　　　　　　결혼을 왜 할까요? 매일 저녁 헤어져야 하는 것이 싫으니 함께 살고 싶어서겠지요? 그런데 정작 이렇게 서로 좋아서 결혼을 하는데 정작 결혼준비를 하면서 많이들 다투고 어떤 커플들은 파혼에 이르기도 합니다. 대개의 원인은 예단, 예물, 신혼집, 지참금 등의 혼수와 결혼식 관련한 갈등 때문이지요. 하지만 정말로 이러한 것들이 가장 중요한 혼수일까요? 이것들을 서로와 양가의 마음에 흡족하게 채웠다 해서 부부가 결혼해서 행복하고 백년해로할까요?

　제가 생각하는 최고의 혼수는 각자의 건강한 몸과 마음이라고 생각합니다. 몸이든 마음이든 어느 하나라도 건강하지 못하다면 본인은 물론이고 배우자에게도 고통과 불행을 야기합니다. 최소한 결혼을 함으로써 상대에게 폐를 끼치면 안 되겠지요? 요즘은 결혼을 하여도 아예 자녀를 낳지 않기로 합의한 부부들도 있지만 그렇지 않다면 건강한 2세를 얻기 위하여 몸과 마음을 가꾸고 준비해야 합니다. 자녀를 갖지 않기로 했다가도 뒤늦게 부인이나 남편 또는 부부 모두 생각이 바뀌어 아이를 원할 수도 있으니 언제나 준비되어 있어야 합니다.

　대개 젊은 부부들은 결혼하고 몇 년 동안 피임을 하면서 아이를 갖지 않습니다. 아이를 가지려고 마음 먹고 그때부터 열심히 부부관계를 하는데 1년 이상 임신이 안 되면 부랴부랴 난임병원에 가서 검사와 진단을 받습니다. 혹시라도 이상이 나오면 치료에 많은 시간이 소요될 수도 있는데 부부의 나이가 많다면 임신에 많은 어려움을 겪게 됩니다. 임신은 생각보다 쉽기도 하지만 그렇지 않은 경우도 얼마든지 많습니다. 따라서 결혼전부터 남녀 모두 산전 검사를 받는 것이 좋고, 최소한 결혼하자마자 받아야 합니다. 특히 평소에 술, 담배, 운동부족, 스트레스에 많이 노출된 분들이라면 무조건 검사를 받으시기 바랍니다. 남성은 정액과 남성호르몬검사, 여성은 자궁 난소의 초음파와 여성호르몬 검사를 받으시기 바랍니다. 이때 중요한 것은 검사에서 특별한 이상이 없어도 기능적인 면을 살펴야 한다는 것입니다. 남성은 성욕과 성기능을 확인하고, 여성은 건강한 생리를 하고 있는지 살펴야 합니다. 건강한 생리는 28~31일 사이의 일정한 주기, 생리통이 없고, 생리량이 충분하고, 생리의 색깔이 맑은 선홍색이고, 덩어리진 피가 없어야 하며, 불편감을 주는 냉이나 분비물이 없어야 합니다. 결혼 정보업체를 통하여 결혼을 하는 사람들은 건강검진 결과지를 제출한다는 이야기를 들은 적도 있는데 이것이 꼭 나쁜 것만은 아닌 것 같습니다. 두 분의 행복한 결혼생활을 위한 최고의 혼수를 준비하시기 바랍니다.

부부 사이의 적당한 거리는 어느 정도일까요?

코로나19로 인하여 사회적 거리두기가 일상이 되었습니다. 부부사이의 거리는 어느 정도가 적당할까요? 모든 것을 공유하는 관계이니 몸과 마음의 거리 모두 가장 친밀하고 밀착되어 있어야 합니다. 여러분의 현실은 어떤가요? 유행가 가사처럼 '님

Chapter 05

에 점하나 더 찍어 남처럼' 대하고 살진 않나요? 임신이 안 된다면 먼저 부부의 거리부터 점검해봅시다. 하루에 얼마나 시간을 함께 보내는지? 얼마나 많은 대화를 나누는지? 아내라면 애교 수준의 베갯머리 송사는 하고 있는지? 부부관계의 횟수와 만족감은 적절한지? 시간이 갈수록 연애 때의 간절함과 설렘이 둔해지는 것은 어쩔 수 없다 해도 신혼임에도, 아직 아이가 없는데도 멀어져 있다면 문제가 있습니다. 당연히 임신가능성은 두 분의 친밀함에 비례하겠지요.

물론 가까움이 지나쳐 사사건건 간섭을 하거나, 지나치게 서로에게 의존하거나, 너무 편하여 최소한의 예의를 지키지 않고 막 대하는 것도 안 됩니다. 임신이라는 공동의 주제와 목표가 있는데도 서로 이해타산하고, 시시비비를 가리며 다투는 경우를 많이 봅니다. "네가 먼저 술 담배 끊어라. 네가 먼저 살 빼라."며 상대에게 요구하고 바라기 전에 먼저 실천을 통해 변화된 모습을 보이십시오. 친정, 시댁, 본가, 처가의 부모님들이나 친인척에 의한 갈등도 많은데 출가해서 가정을 이루었다면 '부부'를 우선하면서 적당한 거리를 잘 조율해보시기 바랍니다. 물론 생각보다 쉽지는 않은 일이지요. 굳이 더 말하지 않아도 부부 사이의 적정한 거리는 여러분들이 더 잘 아실 것입니다. 오늘부터는 거리의 목표를 잘 설정하고 실천해보시기 바랍니다.

사랑에도 체감 遞減 의 법칙이 적용될까요?

요즘은 시대가 많이 변해서 결혼 전의 동거나 남녀사이의 육체적 관계가 흠이 되지 않는 것 같습니다. 결혼을 전제로 한 만남이 아니더라도 너무 이른 시기부터 결혼전까지 몇 년 동안의 성생활을 하게 되는 경우가 많습니다. 특히 사회경제적인 문제로 결혼이 늦어지다보니 이러한 기간이 길어지는 것이 문제입니다. 정작 결혼 후 부부관계에 대한 흥미가 떨어지기 때문입니다. 마라톤에 비유하면 페이스 조절에 실패하여 초반에 너무 힘을 모두 소진해버린 것이지요. 필자가 진료실에서 난임부부들을 상담하다가 적잖이 당황스러울 때가 많습니다. 30대 부부인데도 부부관계가 거의 없어 그 이유를 물어보면 "결혼 전에 충분히 즐겨서 별로 흥미가 없다"는 충격적인 말을 합니다. 결국 결혼 전에는 성적인 욕구의 충족을 위하여 관계를 하였고, 결혼 후에는 임신을 하기 위하여 배란기를 맞춰서 한다는 것입니다. 부부가 생리 이외의 기간에 항상 서로를 갈구하며 극치에 달하는 육체적 결합이 있어야 하는데 그렇지 않다는 것이지요. 이런 경우에는 임신이 쉽지 않습니다. 이런 분들 중에는 결혼 전에 피임에도 불구하고 원치않은 임신이 되어 중절수술을 받은 경우도 꽤 많은데 막상 결혼해서는 임신을 위해 노력해도 임신이 잘 안 되는 상황이 발생합니다.

육체적인 사랑은 당연히 세월에 비례하여 성적인 욕구와 관계의 뜨거움이 체감되어 가는 것이 일반적이라고 생각합니다. 따라서 난임환

Chapter 05

자를 주로 진료하는 한의사의 입장에서는 젊어서부터 페이스 조절을 잘하고, 결혼 전에 너무 육체적인 관계에 탐닉하여 심신을 소진하는 것은 좋지 않다고 조언해드리고 싶습니다. 특히나 상대가 결혼할 사람이라면 더욱 아껴서 서로에 대한 신비감과 설렘이 줄어들지 않도록 하는 것이 좋습니다. 어쨌든 정작 결혼 후에 임신을 위한 부부관계도 '아이를 갖는 부담스러운 일?'을 하는 것이 아니라 '신으로부터 선사받은 본능적인 즐거움을 누리는 것'이 되어야 할 것입니다.

금슬琴瑟이 너무 좋아도 임신이 안 됩니다.

부부사이의 친밀도를 말하는 금슬이 너무 좋아도 임신이 안 되는 경우가 있습니다.

금슬은 원래 거문고와 비파를 말하는데 두 악기를 합주하여 화음을 만들어내듯 부부사이가 다정하고 화목한 것을 이에 비유하였습니다. 금실이라는 말도 함께 통용됩니다. 그런데 '부부 사이에 금슬이 좋으면 당연히 임신이 잘 되는 것이겠죠?'라고 생각하기 쉽지만 너무 좋아도 임신이 안 될 수가 있습니다. 금슬이 좋은 경우는 대개 다음 세 가지에 해당합니다.

첫째는 부부관계가 너무 잦다는 의미입니다.

신혼 때이고 일정한 시기에 관계가 잦은 것은 그리 큰 문제는 없겠지만 너무 오랜 기간 너무 잦으면 정액량이 줄어듭니다. 생산량과 공급량이 수요량에 비하여 턱없이 부족한 것이지요. 정액량이 줄면 사정하는 힘이 약해지고, 질에서 살아남아 자궁을 통과해서 나팔관을 통과하여 수정에 성공할 확률이 떨어집니다. 그래서 임신을 위해서라면 일부러라도 충분히 비축한 후에 쓰는 것이 좋습니다.

한의학에서는 정精 을 아낄수록 좋다고 하였습니다. 환정還精 이라 하여 "정을 돌이킨다"는 얘기도 있지요. 일부러 "사정하는 것을 참으면 건강하게 오래 산다."라는 것입니다. 물론 이에 대하여 반대 의견도 있지만 이 말의 취지는 정을 너무 함부로 소진하지 말라는 것입니다. 아무리 갑부라도 돈을 물 쓰듯 낭비하면 금방 재산을 탕진하듯 선천적으로 강하게 태어났다 해도 정을 너무 자주 많이 소모하면 마찬가지로 곧 재료가 소진될 것입니다. 그런데 현대의 연구에 의하면 5일 이상의 금욕은 오히려 정자의 농도와 운동성이 떨어진다고 합니다. 따라서 임신을 위한 부부관계를 하고 있다면 배란기 이외의 기간에는 금욕하고 임신이 가능한 배란기 즈음에는 매일 부부관계를 하는 것이 좋습니다. 실제로 배란기에는 격일로 부부관계를 하는 것보다 매일 하는 것이 임신율이 높습니다. 물론 매일 부부관계를 할 수 있는 스태미너와 성욕이 있다는 것은 그만큼 생식의 기능이 입증되었다고 할 수 있습니다. 생리주기가 규칙적이라면 예정된 배란일 전 5일 동안 즉, 생리 시작하고 10일째부터 5일 동안 밀도높은 최고의 시간을 가져보시기 바랍니다. 금슬이 너무 좋은 경우에는 그 외의 시간에는 조금 아끼시고 선택과 집중의 전략을 잘 실천해보시기 바랍니다.

둘째는 부부 사이에 에로틱한 육체적 친밀 관계보다 '그냥 사이만 좋은 경우'입니다.

'우린 친구 같아, 친구 같은 부부, 손만 잡고 잔다, 플라토닉 러브'에 해당합니다. 부부의 타고난 성향이나 취향이니 뭐라 할 순 없겠지만 임신에는 불리합니다. 임신을 위해서는 이성理性 적인 것이 아니고 '동물적인 본성'을 깨워야 합니다. 임신에 있어서는 육욕적인 사랑도 당연히 중요하다는 것을 기억하시고 임신 프로젝트 기간이라도 mode와 mood 모두를 에로틱 버전으로 바꿔보시기 바랍니다.

셋째는 부부가 저녁마다 술과 음식을 즐기는 경우입니다.

퇴근하고 저녁마다 함께 술을 마시거나 음식을 과하게 드시는 부부들은 짧은 기간에도 금방 체중이 늘어 생식건강이 매우 나빠지는 경우가 많습니다. 1~2년 사이에 체중이 10~20kg 늘어나는 일이 흔할 정도입니다. 비만하면 남성은 정액이상, 여성은 배란장애가 생기는 빈도가 높아집니다. 또한 각종 생활습관병, 대사증후군이 이어서 옵니다.

술은 적당한 정도가 좋습니다. '반주飯酒'라고 하지요. 밥 '반飯' 자에 술 '주酒'자, 밥을 먹으면서 간단하고 가볍게 한잔하는 것입니다. 반주는 정말로 딱 소주 한 잔 정도가 적당하겠고, 이마저도 매일 같이 마시면 알코올 의존이 생기고, 심하면 중독에까지 이르게 됩니다. 임신을 준비하면서 '반주를 한 잔씩 하라', '반주하는 것이 도움이 된다'고 말씀을 드릴 때가 있습니다. 남성의 발기부전이나 조루가 심리적 긴장이나 압박에 의할 때입니다. 여성에 있어서도 몸이 너무 차거나, 성격이 너무 예민하거나, 심리적 긴장으로 질의 과도한 수축이나 애액부족으로 인하여 부부관계에 문제가 있다면 혈액순환을 촉진하고 몸과 마음의 이완을 위하여 한 잔 정도의 술을 마시는 것은 좋다고 봅니다. 술을 마시면 일단 이성이 조금 마비되고, 본능이 살아나고, 몸이 더워지면서 성욕이 증진됩니다. 심리적 육체적 이완, 몸이 따뜻해지고, 마음이 편해지는 분위기를 위해서 가볍게 반주를 하시는 것이 자연스러운 부부관계와 그로 인한 임신에 도움이 된다는 것입니다. 적절히 사용한다면 분명 음식에 있어 양념이나 조미료의 역할을 할 수 있을 것입니다.

하지만 대취하거나 만취하여 아이를 만들었다는 불경스러운 무용담은 자랑할만한 일이 아니라 오히려 입 밖에 낼 수 없는 수치스러움으로 여겨야 합니다. 이렇게 습관화된 음주를 하고 있는 부부들은 정말로 특별한 날이 아니거나, 별일이 없다면 혼자서든 부부가 함께든 집에서는 술을 마시지 않는 원칙을 세워두는 것이 좋습니다. 특히나 임신이 잘 안 된다면 임신이 될 때까지 술을 끊는 것이 좋겠고, 최소한 절제해야겠습니다.

동물적인 본능을 깨웁시다!

요즘 의료화의 문제가 심각합니다. 의사나 의약품의 도움을 받지 않아도 되는 영역들이 지나치게 의료의 영역으로 편입되고 있는 것이지요. 임신도 마찬가지입니다. 따라서 임신을 위해 너무 많은 지식을 갖고 있고, 불필요한 의학적인 개입이 너무 많습니

Chapter 05

다. 하지만 임신은 전문지식으로 하는 것이 아닙니다. 나팔관 폐쇄나 정자의 심각한 이상 같은 시험관 시술의 적응증은 분명히 있지만, 부부가 이에 해당하지도 않은데 무조건 '묻지마식 시험관 시술'을 받고 있습니다. 오죽하면 요즘에는 '어난시 – 어차피 난임은 시험관 시술로'라는 생각으로 1년이상 임신이 안 되면 다른 검사조차 생략하고 인공수정도 시도하지 않은 채 바로 시험관 시술로 들어가는 경우도 많다고 합니다.

또한 임신이 잘 안 되는 부부들을 보면 임신마저도 머리로만 하려고 합니다. 임신과 관련한 엄청난 이론과 정보들로 무장되어 있습니다. 하지만 임신은 이성理性 적인 영역이 아닙니다. 단연코 임신과 출산이라는 생식生殖 은 이성이 아닌 본능에 해당합니다. 현대인들은 너무 복잡다단한 세상을 살고 있습니다. 사실 원시인이나 저개발국가에서는 난임이 크게 사회적인 문제로 대두되지 않습니다. 단순하게 사는 것이 꼭 나쁜 것은 아니지요.

임신을 수학문제 풀듯이 공식을 만들어 외우고 실행하려는 사람들이 많습니다. 그럴 시간이 있다면 머리에 있는 에너지를 몸으로 보내시기 바랍니다. 몸을 쓰는 신체노동을 하는 직업군이 사무직에 비하여 성적性的 으로 왕성한 경향성이 높은 것은 어쩌면 매우 당연합니다. 하루 종일 앉아서 머리만 쓰게 되면 신체의 일부인 비뇨생식기도 약해지고 따라서 성적인 기능도 퇴화할 수밖에 없습니다. 의도하든 안하든 '몸은 머리를 운반하는 캐리어' 정도의 취급을 하는 현대인들이 너무 많습니다. 그만큼 운동이나 신체활동이 제한되어 있거나 습관화되어 있지 않은 것이지요. 임신을 원한다면 육체를 깨우십시오.

또한 술을 마시면 성적인 욕구인 리비도가 증가되는 경향이 있습니다. 이성이 마비되고 동물적인 본성이 지배하는 것이지요. 요즘 사회적으로 문제되고 있는 미투Me too의 원인이나 '사고친다.'는 일들도 거의 술이 매개되어 이루어지는 것을 볼 수 있습니다. 적당한 정도의 술이 성욕을 증진시키고, 긴장을 이완시키고, 예민한 감각을 무디게 하여 조루의 예방에도 좋으니 이를 긍정적으로 활용하면 당연히 임신에 도움이 됩니다.

부부간에도 '플라토닉 러브'를 하는 사람들이 꽤 있습니다. 하지만 적어도 임신을 원한다면 임신이 될 때까지라도 '에로틱 관계'로 스위치를 바꾸어 보시기 바랍니다. 결혼 전 연애기간이 길었고, 성적인 관계가 왕성했고, 성적 기능에도 문제가 전혀 없었고 심지어 여러 번의 임신중절을 했을 정도로 임신이 잘 되었던 커플이 결혼하고 나서 서로에 대한 성적인 흥미가 떨어져 성교의 횟수도 줄고 절실함도 줄어들어 임신이 잘 안 되는 경우도 의외로 많습니다. 이러한 부부들도 성적인 패턴과 루틴을 바꾸어 본능을 깨우려는 노력들이 필요합니다. 공자와 고자도 '먹는 것과 성적인 것은 본성'이라 하였습니다.* 임신은 건강한 몸을 만들어 동물적인 본능과 본성에 충실하는 것입니다. 아이는 서로를 갈구하는 본능에 충실한 부부에게 저절로 생기는 것이지, 이성에 의하여 인위적으로 만드는 것이 아님을 기억하기 바랍니다.

---

* 맹자에 "고자(告子) 왈(曰) 식색 성야(食色 性也)", 공자(孔子)의 예기(禮記)에도 "음식남녀(飮食男女) 인지대욕존언(人之大欲存焉)"이란 구절이 나옵니다.

Chapter 05

아이를 갖기 위해 **부부관계를 한다?**

맞기도 하고 틀리기도 한 말이지요. 당연히 부부관계를 해야 자연임신이 되겠지만, 대개의 경우는 '부부의 자연스런 사랑의 결과로 아이가 생기는 것'이 더 맞다고 생각합니다. 요즘 젊은 친구들이 클럽에서 처음 만난 이성과 하룻밤을 보내고 임신이 되는 경우가 꽤 많습니다. 제가 대학강의를 하면서도 성적으로 많이 개방된 요즘의 풍토에서 원치 않는 임신이 되어 고민상담을 하는 친구들을 심심치 않게 봅니다. 중요한 것은 이들은 오히려 임신을 피하려 신경을 쓰는데도 아이가 생긴다는 것이지요. 물론 젊기 때문에 임신될 확률이 높겠지만 임신을 목표로 관계를 하지는 않는 것이지요. 사실 남녀가 건강하다면 임신보다 피임을 하기가 더 어렵고, 피임의 방법에 대한 것이 더 실질적인 고민입니다.

어쨌든 동물 중에 유일하게 인간만이 따로 발정기가 없습니다. 종족번식을 위한 시기가 따로 정해져있지 않다는 것이지요. 조물주가 인간에게만 시기에 구애받지 않고 성생활을 할 수 있도록 부여하신 것은 생육하고 번성하여* 만물의 영장이 되라는 것이 아닐까요?

그런데 애석하게도 요즘에는 섹스리스 커플이 늘고 있습니다. 여러 가지 이유가 있겠지요. 젊은 나이부터 자유연애가 보편화되고, 동거가

---

* "하나님이 그들에게 복을 주시며 그들에게 이르시되 생육하고 번성하여 땅에 충만하라, 땅을 정복하라, 바다의 물고기와 하늘의 새와 땅에 움직이는 모든 생물을 다스리라 하시니라." 기독교 성경 창세기 1장 28절

많아지면서 정작 결혼하고 나서는 이미 성행위에 재미가 시들해진 경우가 많습니다. 특히 남성은 야동冶動*을 비롯한 여러 음란물과 유흥업소에의 접근과 노출이 너무 쉬워 엉뚱한 곳에 낭비해 버리는 수가 많습니다. 현대의 각박한 도시 생활에서 오는 번아웃 증후군으로 여력이 남아 있지 않은 경우도 있습니다. 게임, 스포츠, 레저, 동아리 활동 등으로 흥미가 분산되기도 합니다. 옛날 시골에서는 물자가 부족하여 저녁에 호롱불 켜는것조차 쉽지 않았고, 위에서 열거한 것들에 체력이나 흥미가 분산되거나 낭비될 소지가 없었으니 당연히 난임에 대해 걱정할 이유가 없었고, 오히려 산아제한 캠페인을 벌여야 할 정도였지요. 요즘 선진국이나 대도시에서의 임신율이 떨어지는 것은 이와 무관하지 않은 것입니다. 점점 더 각박해지고 치열해지는 경쟁사회에서는 안식의 일환이 되어야 할 부부관계마저도 사치가 되어 가고 다른 것으로 대체되고 있어 안타깝습니다. 이러다 설마 사람이 멸종위기종이 되는 것은 아니겠지요?

* 야동은 '야한 동영상'의 준말입니다. 표준국어대사전에 의하면 '야(冶)하다'는 '천하게 아리땁다, 깊숙하지 못하고 되바라지다'의 뜻이고, '야(野)하다'는 '천박하고 요염하다'라는데 둘 다 쓸 수 있지만 冶가 더 적당하다고 생각됩니다.

Chapter 05

성격차는 성격의 차이인가? 성性의 격차인가?

속된 말로 "하늘을 봐야 별을 딴다.", "파울이든 홈런이든 타석에 들어서야 때릴 수 있다."는 말을 합니다. 당연히 맞는 말이지요. 임신도 배란기에 부부관계를 해야만 가능합니다. 그런데 난임 부부들을 상담하다보면 이 기본적인 원칙이 잘 이루어지지 않는 경우가 많습니다. "우리는 손만 잡고 잡니다.", "바쁘고 피곤해서 부부관계할 여력이 없습니다." 등의 말을 합니다. 심지어는 결혼한 지 2~3년도 안 된 이삼십대인데도 그렇고, 더욱 심한 경우에는 신혼 때부터 그랬다는 부부도 있습니다.

만약에 부부 모두 이러한 상황에 합의?하였다면 모르지만 어느 한 사람이 불만이 있다면 큰 문제입니다. 파경을 맞은 많은 부부들이 '성격의 차이'를 이야기하지만 사실 상당부부에서는 '성性의 격차' 때문인 경우도 많습니다.

임신이 안 되어 딸과 함께 상담을 온 친정엄마가 속이 상하여 하소연하는 경우도 심심찮게 있습니다. 신혼임에도 사위가 딸에게 잠자리를 거의 요구하지도 않고, 막상 성사되어도 아주 시원찮은 것이지요. "이럴 줄 알았더라면 시집보내지 않았다!"라고 말씀하십니다. 젊은 딸을 독수공방하게 만드는 매우 안타까운 상황입니다. 심지어는 혼자서 자위행위를 하면서도 부부관계는 하지 않는 황당한 경우도 있고, 부인과 부부관계를 하기 위하여 먼저 '야동冶動' 등의 다른 성적인 자극을 통해 발기를 시켜야 한다는 사람도 있습니다. 매우 정상적이지 않은 상황입니다.

성性은 어찌보면 신이 인간에게 주신 선물이라고 생각할 수 있습니다. 하지만 이를 제대로 누릴 수 없다면 안타까운 문제입니다. 건강을 해치지 않는 절제된 범위에서 서로가 극치를 느낄 수 있도록 전문가들에게 자문하고, 진단받고, 치료받아 정상을 찾기 바랍니다.

체력이 달리거나 성적인 욕구가 너무 저하되어 있는 경우에는 반드시 치료가 필요합니다. 한의학에서는 몸을 보강하여 이러한 문제를 잘 해결해주니 오셔서 도움을 받으시기 바랍니다. 실제로 치료를 통하여 부부관계가 정상화되고 건전한 성을 누리게 되어 저에게 감사인사를 표하는 경우가 많고 이러한 부부는 자연스레 임신에도 성공합니다.

결혼한 지 십수 년 이상이 지났다면 부부사이에 플라토닉한 사랑이 성립할 수도 있겠지만 그렇지 않은 이상 부부사이는 당연히 에로틱한 사랑이 결부되어야 한다고 봅니다. 그리고 이러한 자연스러운 사랑의 표현 결과가 임신으로 이어지는 것임은 너무나도 자명합니다. 어느 한쪽이 병적으로 항진된 경우가 아니라면 부부간의 성性의 평형을 꼭 점검해 보시기 바랍니다. 한쪽으로 심하게 기울게 되면 심각한 문제로 악화될 수 있습니다.

Chapter 05

임신이 안 되는 건 당신 때문이야!

저는 아직 50대 초반밖에 안 되어 주례를 서본 경험은 없지만 더 나이가 들어 그럴 기회가 있다면 부부들에게 꼭 당부하고 싶은 말이 3가지 있습니다.

첫째, 시시비비 是是非非 하지 말라.

부부싸움은 대개 사소한 것으로부터 시작합니다. 그러다보면 잘잘못을 따지게 되지요. 세상일이 일방에게 100% 과실이 흔치 않듯 부부싸움도 마찬가지입니다. 그런데 법정도 아닌 가정에서 굳이 그 과실 비율을 따질 이유가 없지요. 특히 남편은 '당위 當爲'를 따지지 말고, 부인의 감정에 충실하면 좋습니다. 일단 부인이 아프다면 아픈 것이고, 싫다면 싫은 것이지요. 먼저 왜 그런 것인지를 살피고 이해하려는 마음을 가지면 좋습니다. 아이가 넘어져 울면, 나무라기 전에 먼저 어디가 얼마나 다치거나 아픈지를 살피고 그 후에 훈계와 교육을 하는 것이 순서인데 부부간에도 마찬가지라고 생각합니다. 물론 부인도 남편의 감정을 먼저 헤아린다면 좋겠지요.

둘째, 이해타산 利害打算 하지 말라.

부부는 득실과 이해를 따지는 상업적 계약관계가 아닙니다. 부부간에 '누가 돈을 더 버니, 가사 일을 더 많이 하니'를 따지면서 서로 손해 보지 않으려 하면 그때부터 갈등이 싹트기 시작하는 것입니다. 또한 친정과 시댁, 본가와 처가를 나누는 순간 불행이 시작됩니다. 결혼을 통하여 생긴 부모형제는 나의 부모형제라 생각하면 편합니다. 물론 말처럼 쉽지는 않겠지만 자꾸 동일시하는 노력을 해야 합니다. 이해타산은 남과 하는 것이고 부부는 동일체라는 생각을 해야 합니다. 손해본다는 생각이 드는 순간 불행이 시작됩니다.

셋째, 본인이 먼저 실행하라.

서로를 겨누고 있는 총이 있다면 먼저 내려놓으십시오. 상대방이 먼저 내려놓기를 기다린다면 둘 다 영원히 총을 내려놓지 못할 것입니다. 서로가 좋아서 결혼했으니 무조건 상대방이 전생에 나의 목숨을 구했다고 믿으며 현세는 그에 대한 보답을 하면서 산다고 생각하십시오. 내가 나를 돌이켜봐도 맘에 들지 않는 구석이 많고, 그것을 고치는 것이 쉽지 않습니다. 하물며 상대방을 나의 마음에 들게 고친다는 것은 더욱 어렵고, 그것을 기다리다 보면 인생이 다 저물 것입니다. 당신이 내 마음에 들지 않는 습관이나 버릇을 먼저 고치면, 나도 나의 부족함을 고치겠다고 한다면 영원한 평행선일 뿐입니다. 먼저 실행의 노력을 해보십시오. 놀라운 변화가 생길 것입니다.

위의 세 가지는 임신에서도 적용됩니다. 난임부부가 임신이 안 될 때 상대방을 탓하고, 이해타산으로 갈등하여 사이가 좋지 않고, 임신을 위한 노력에 있어도 본인이 먼저 하지 않고 상대방의 변화만을 기다리면 임신의 길은 멀어져만 갈 것입니다.

Chapter 05

사례 3

- 32세 부인 • 냉증 월경통
- 35세 남편 • 정상정자 2% • 인공수정 3회 실패 후 자연임신

환자 개요

부인 소음인. 32세. 냉증. 월경통, 자궁후굴.

남편 태음인. 35세. 담배를 15년 태우다가 2년전 정액검사 수치가 안 좋아서 그때부터 끊었다. 기형정자가 많다. 정상 정자 2%.

 결혼한지 만3년이 넘었는데 임신된 적이 없다. 종합검진에서 철분이 부족하다고 하였다. 초경은 12세. 생리주기는 28일로 규칙적. 생리통은 중3때부터 첫날에 심하다. 진통제를 먹어야 한다. 자궁이 후굴되었다고 한다. 손발이 차다. 추위를 탄다. 이불을 잘 덮고 잔다. 물을 적게 마신다. 식사량이 적다. 식욕이 없다. 소화가 잘 안 된다. 잘 체한다. 야근이 잦다.

남편 커피는 하루에 한두 잔. 술은 1주일에 한두 번 맥주 한두 캔 정도. 비염이 심하다. 콧물 코막힘 재채기가 있다. 손발이 차다.

치료 및 결과

 부인

어혈을 배출하여 하복부를 깨끗이 청소하는 한약 3일분

혈액을 보강하고 하복부를 소통시키는 녹용보약 20일분 복용

혈액을 보강하고 하복부의 기혈순환을 돕는 녹용보약 20일분 복용

수정과 착상을 돕고 임신 시 태아를 안정시키는 체질 보약 15일분 5회 복용

 남편

양기를 보강하고 남성을 강화하는 보양강장 녹용보약 20일분 5회 복용

자연임신하여 딸 출산

이병삼박사의 고찰

대개 서양의학적 검사로 부인에게 이상이 없고, 남편이 정액검사 기준을 통과하지 못하면 임신이 안 되는 사유를 100% 남편에게 있다고 하는 경향이 있습니다. 하지만 여전히 부인에게도 소위 '원인불명'의 문제가 있을 수 있습니다. 이 부부도 부인의 경우에 냉증, 월경통, 자궁후굴 등 충분히 임신이 안 될만한 이유가 있어 함께 치료를 권했습니다. 남편이 치료를 통해 좋아져도 부인 때문에 임신이 안 될 수 있기 때문입니다. 임신은 부부 모두 서양의학적, 한의학적 건강기준을 충족할 때 가능합니다. 정자상태도 한의학적 치료를 통해서 충분히 개선될 수 있습니다.

Chapter 05

본인 후기

결혼 5년 만에 자연임신! 감사드립니다.

저희 부부는 결혼하고 1년반 이후부터 계획 임신을 시도하였습니다.

물론 처음에는 누구나처럼 한방에 될 줄 알았죠. 그런데 몇 개월이 지나도 소식이 없자 불안해서 남편과 함께 불임검사를 받았는데 결과가 충격적이었습니다. 정상 정자가 2% 내외로 결과가 굉장히 안 좋게 나왔습니다. 결과를 확인하고 바로 인공수정을 3회 진행하였습니다. 이때도 정상 정자 수치는 1~2%였습니다. 인공수정만 하면 끝날 줄 알았던 임신은 세 번 다 실패로 돌아갔습니다.

그리고 2년반 동안 남편은 20년 가까이 피우던 담배를 끊고 인터넷에서 좋다고 하는 음식은 다 구해서 먹었습니다. 퍼틸리티, 코큐텐, 마카 등등 좋다는 영양제는 해외사이트에서 다 구해서 매일 5알씩은 먹었고 흑마늘, 부추, 장어, 토마토 등등 좋다는 음식은 입에 달고 살며 최선의 노력을 다 했습니다.

경험해 보신 분들은 알겠지만 의학이 그렇게 발전을 했는데도 남편을 고칠 수 있는 약 한 알 없다는게 믿겨지지 않을뿐이었습니다. 그 사이에도 주기적으로 6개월마다 정자검사를 받았지만 운동성과 정자수는 전보다 더 좋아졌음에도 기형정자는 지독하게도 호전이 없어 마음의 여유를 갖고 기다리던 저희도 점차 지치기 시작했습니다.

4년반의 시간이 흐를동안 한의원을 전혀 고려하지 않다가 이제 시험관 시술 외에는 달리 방법이 없다는 생각에 남편의 권유로 마지막으로 한약을 시도해보기로 했습니다. 이병삼원장님께서 남자의 병은 여자보다 훨씬 고치기 쉽다고 자신있게 얘기해 주셔서 믿고 따라가 보기로 했습니다. 그런데 원장님은 자꾸 자신만만하던 제 몸을 더 신경쓰시는 느낌이었습니다. "나의 자궁은 아주 건강한데!", "산부인과에서 다 정상이라고 했는데!" 라는 생각이었지만 원장님께서는 부부가 같이 약을 먹을 것을 권하셨고, 남편 정자결과만 아니면 문제를 저한테 찾았을 거라고 하시면서 몸도 너무 차고 혈압도 낮다고 하셨습니다.

일단 시작하기로 한거 믿고 맡기고 따르자! 생각하고 녹용보약으로 남편과 저는 정성을 다해 먹고 침 치료도 받으러 다녔습니다. 그리고 제가 그렇게 좋아하던, 매일 달고 살던 돼지고기, 밀가루, 유제품, 아이스커피 모두 안녕.

그런데 이상하게 난임치료를 받는 것이 스트레스가 아니라 "임신이 안 되면 몸이라도 건강해지겠지?"라는 생각 때문인지 둘 다 열심히 원장님이 하라시는대로 음식조절과 함께 온맘과 정성을 다해 다려주셨을 약을 하루 세 번 간절한 마음으로 복용했습니다.

역시 부모님이 해주시던 한약은 그렇게 입에도 안댔는데 내 피같은 돈이 들어가니 온 정성이 들어가더군요. 남편은 기존에 먹던 좋다던 음식인 부추, 마늘, 토마토 등을 끊고 원장님께서 권유해주신 마를 매일 아침 갈아서 열심히 마셨습니다. 특히 저는 약을 먹으면서 갑자기 뽀루지가 없어지고 손발이 너무 따뜻해져서 피부라도 건졌다고 너무 좋아하며 더 열심히 먹었던 것 같습니다.

Chapter 05

그렇게 4개월이라는 시간이 흘렀습니다. 첫달은 피임. 세 번째 임신 시도만에 믿을 수 없는 두 줄을 확인했습니다 ㅠㅠ 5년 동안 단 한 번도 확인할 수 없었던 두 줄… 남들처럼 유산이 될지언정 "어쩜 이렇게 수정, 착상이 한 번 안 돼?" 했었는데 거짓말처럼 3개월만에 임신이 됐습니다.

임신 사실을 확인하고 엄마 아빠와 동시에 생각난 사람은 당연히 이병삼원장님이었습니다^^ 곧 좋은 소식이 올거라던, 몸이 이제 임신할 준비가 된거 같다고 말씀하셨던 원장님의 응원이 진짜 현실이 되었으니 말입니다.

아기집을 확인하던 날 모든 식구가 총출동해서 엉엉 울던 그날의 축복을 난임으로 고생하고 있을 누군가도 꼭 경험했으면 하는 간절한 마음으로 긴 글을 적어보았습니다.

반신반의하며 찾아간 한의원에서 진심과 정성을 다해 환자를 아끼시는 이병삼 원장님을 만나 뵙고 임신으로 이어져 저희 부부는 아마 평생 감사한 마음을 간직하고 살 것 같습니다. 원장님 다시 한 번 감사드립니다. 그리고, 난임으로 고통받고 있을 미래의 엄마 아빠들도 꼭 힘내시고 파이팅하세요!

아들 낳는 법! **딸 낳는 법!**

:

요즘에는 덜하지만 예전에는 남아선호사상이 정말 심했습니다. 대를 잇기 위하여 처절한 사투를 벌였지요. 아들을 낳지 못하여 소박을 당하거나, 씨받이를 들이거나, 첩을 들여도 감내해야만 했습니다. 사실 요즘에도 아들을 낳아 대를 이으려는 사람들이 꽤 있습니다. 「동의보감」에는 '아들 낳는 법'에 대하여 소개하고 있습니다. 이름하여 '전녀위남법 轉女爲男法'인데요, 임신한 뱃속의 아이가 여자일 때 남자로 바꾸는 방법이라는 말입니다. 몇 가지 방법들이 소개되고 있는데요. '도끼를 임신부 모르게 임신부가 자는 침상 밑에 둔다. 수탉의 긴 꼬리털이나 남편의 머리카락과 손발톱을 임신부가 자는 자리 밑에 깔아 놓는다.'와 같은 것들입니다. 그런데 과연 대한민국의 3만여 한의사 중에서도 이러한 방법을 시도해보신 분들이 계실까요? 그렇지 않겠지요. 저는 개인적으로 아들만 둘인데 누가 저도 모르게 집사람 침대 밑에 이런 것들을 넣어 놓았는지는 모르겠습니다. 현대의학적인 지식을 가지고 있는 우리들이 성별을 바꿀 수 있다고 믿는 사람은 없겠지요.

사실 조선시대에도 이 말을 믿지 않았다는 기록이 있습니다. 「동의보감」이 완성된 지 120년 정도가 흘렀을 때입니다. 「승정원일기」 영조 8년째의 기록을 보면 서명균과 송인명의 대화내용이 나옵니다. 두 분 모두 좌의정, 우의정을 지낸 대학자들입니다. "의원들이 남녀의 성을 바꿀 수 있다고 한 것이 말도 안 되는 소리지만 한약의 여러 처방들이

Chapter 05

태아를 키우는데 확실히 효과가 있고, 임신하면 반드시 생활습관을 잘 지켜야 한다."고 말합니다. 물론 현대의 일반인들도 뱃속에서 성별을 바꿀 수 있다고 믿는 사람은 당연히 없습니다. 다만 예전에는 남아선호사상이 상상을 초월하였으니 남자들이 사용하는 물건들, 남자나 동물 수컷에서 자라는 것들에 임신부가 가깝게 하도록 한 것이지요. 그런 수컷의 기운을 받아서 남아가 생기기를 간절히 바랬던 마음 정도에서 이해해야 하지 않나 싶습니다.

그런데 중요한 것은 그 시대에는 초음파도 없었는데 임신 3개월까지는 아직 남녀가 정해지지 않았다는 것을 압니다. 물론 수정하는 순간 성별이 정해지지만 실제로 초음파를 통해서도 임신 4개월째인 13주 이후에야 알 수 있습니다. 「동의보감」에서는 「득효방」이란 책을 인용해서 다음과 같이 기록하고 있습니다.

"임신 3개월을 시태始胎 라고 하는데 혈맥이 아직 흐르지 않고 형태를 본떠 변해가는 시기이다. 아직 남녀가 정해지지 않았기 때문에 약을 복용하거나 방술方術 을 써서, 남아로 바꿀 수 있다."

물론 뱃속의 남녀를 바꿀 수는 없었겠지만 허준선생의 뜻은 문구 그대로가 아니라, 사람의 마음을 다스리고자 하는 것이 아니었나 생각합니다. 아들을 못 낳을까봐 임신기간 내내 노심초사하는 부부들을 위해서 "임신 3개월까지는 성별이 정해지지 않은 시기이니, 노력한다면 아들을 낳을 수도 있다."는 마음으로 임신기간 동안 조금이라도 더 편히 지낼 수 있도록 하는 뜻이 아니었을까 생각해봅니다. 사실 유산이 가장 많이 발생하는 시기가 임신 3개월까지이니 이때 마음을 편안하게 하고 치성을 드리는 것은 여러모로 긍정적인 영향을 미쳤을 것으로 생각합니다.

맹자님이 이런 말씀을 하셨습니다. "진신서盡信書면 불여무서不如無書라." 책에 있는 내용을 100% 그대로 다 믿으면 책이 없는 것만 못하다는 말입니다. 글이 쓰여진 시대적 배경이나 작가의 의도를 간파해야지 자구字句 그대로 맹목적으로 받아들이면 안 된다는 뜻입니다. 「동의보감」이 완성된 지가 400년이 넘었고, 여기에 인용된 책들 중에는 그보다 훨씬 더 오래된 것들이 있기 때문에 오늘날과는 맞지 않는 내용들도 있습니다. 그렇다고 「동의보감」의 모든 내용이 틀린 것은 아닙니다. 학문이나 의학은 여러 시행착오를 거치고 검증작업을 거쳐 발전해나가는 것입니다. 「동의보감」도 의식주나 여러 환경이 급변하는 현대에 맞게 적용하고 발전시켜야 하겠습니다.

현대에 있어서도 성별을 선택하여 임신하려는 시도와 연구는 이어지고 있습니다. 우리나라에서는 법으로 금지되어 있지만 수정된 배아 상태에서 성별을 미리 알 수 있습니다. 윤리적인 문제와 높은 비용 등의 여러 논란이 있지만 원하는 성별의 배아만 이식하는 것을 허용하는 나라도 있습니다. 물론 비용도 들지 않고 윤리적인 면에서도 문제가 없는 유효한 방법들도 있습니다. 미국의 셰틀즈박사*가 제시하는 방법인데 부부가 지침을 성실하게 따르고 타이밍을 정확하게 지키면 딸

---

* Landrum Brewer Shettles(1909~2003) 박사는 미국의 생물학자이자 시험관 수정의 선구자이자, 성별 선택임신에 대한 권위자입니다. 우리나라에도 「아들이 좋아, 딸이 좋아?」라는 책이 출간되어 있습니다.

Chapter 05

의 성공률은 75~80%, 아들의 성공률은 80~90%에 이른다고 합니다. 대전제는 아들을 임신시키는 Y 염색체를 가진 정자가 딸을 임신시키는 X 염색체를 가진 정자보다 약하여 운동성도 떨어지고, 산성의 환경에서 더 취약하다는 것입니다. 이러한 Y 염색체를 가진 정자에게 유리한 환경을 만들어주기 위한 것인데 여성이 성적인 오르가슴에 도달하여 알카리성인 질의 애액이 풍부해야 하고, 배란기에 정자를 보호해주고 이동을 돕는 자궁경부의 점액이 가장 풍부한 배란 당일에 부부관계를 해야 아들을 낳을 확률이 높아진다는 것이 가장 핵심입니다. 저자는 여기에 몇 가지 부부관계의 요령과 평소의 몸 상태를 만드는 방법들을 추가하여 제시하는데 충분히 유의성이 있으며, 상대적으로 아들 임신에 더 확률이 높아집니다. 물론 딸을 낳는 것은 이와 반대로 하면 되겠지요. 어쨌든 이러한 방법들은 임신 성공률 자체를 높이는 효과가 있으니 충분히 시도해볼만한 가치가 있다고 생각합니다.

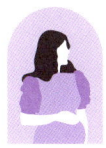

사례 4

- 36세 종갓집 맏며느리 계류유산 1회 딸 둘 후에 아들 출산

환자 개요 156cm, 56kg, 소음인.

딸 둘. 종갓집 맏며느리라서 아들을 꼭 낳고 싶다. 둘째 딸을 낳고 피곤하고 손목과 발목이 시리다. 평소에 피곤하면 다리가 무거워 누가 주물러주면 좋겠고, 고관절이 불편하다. 소화가 잘 안 되고 토할 때가 있다. 평소 혈색이 안 좋다. 비위가 약하다. 냄새에 약하다. 집중력이 약하여 한 번에 두 가지 일을 못한다. 피곤하면 아토피가 생겨 눈 밑이 가렵다. 항상 뒷목과 승모근이 피곤하고 턱관절이 좋지 않다. 몸이 약해서 부부관계를 거의 못한다. 아이를 가질 때만 겨우 할 정도이다. 둘째 임신 전에 임신초기에 계류유산이 되었다. 손발이 차다. 추위를 탄다. 이불을 잘 덮고 잔다.

치료 및 결과

어혈을 배출하여 하복부를 깨끗이 청소하는 한약 3일분

혈액을 보강하고 하복부를 소통시키는 녹용보약 20일분 2회 복용

혈액을 보강하고 수정, 착상, 임신유지를 돕는 체질보약 15일분 4회 복용

⋮

자연임신하여 그토록 원하는 아들을 낳음

Chapter 05

이병삼박사의 고찰

예전보다야 많이 나아졌지만 요즘 시대에도 대한민국에는 아들을 선호하는 사상이 어느 정도 남아있고, 특히 종갓집 맏며느리에게는 '아들을 낳아 대를 이어야 한다'는 부담감과 중압감이 대단합니다. 이분도 딸 둘을 출산한 후에 아들을 낳고 싶어 내원했습니다. 중간에 계류유산도 있었고 평소에도 너무 몸이 약해서 생존-생활-생식生殖 의 3단계 중 겨우 생존을 하고 있을 정도였습니다.

원하는 성별을 선택 임신하는 백발백중의 비법은 없겠지만 확률을 높일 수는 있다고 봅니다. 하지만 100% 결과를 보장할 수는 없고 성별을 떠나 무엇보다 건강한 아이를 낳는 것이 우선되어야 합니다. 이분에게도 그러한 부분들을 이해시키고 지도하였고 처방이나 치료에도 최선을 다하였습니다. 특히 이분은 임신을 위해서만 잠자리를 할 정도로 체력이 너무 저하되어 있어 이를 보강하는 것이 급선무였고, 다행히도 7개월 정도의 보강하는 치료를 통하여 건강한 임신과 함께 그토록 원하는 아들을 낳았습니다.

임신에 도움이 되는 '속근육' 단련법

몸매에 대한 관심이 많은 세상이라 골격근을 단련시키는 운동 개인지도PT를 받는 분들이 많습니다. 그런데 임신을 위해 운동을 하는 분들도 외부의 골격근의 단련에만 치중하는 경향이 있습니다. 임신에 운동이 도움이 된다는 것은 이 책에서도 이미 여러 번 강조하였습니다. 하지만 자궁, 난소, 나팔관이 위치하고 있는 하복부의 근육 운동을 집중적으로 해야 합니다. 이름하여 속근육, 생식근육, 조임근육입니다.

자궁의 근육이 약해지면 자궁내막이 제대로 탈락되지 못하여 자궁근육층으로 스며들어 자궁선근증이 생길 수 있습니다. 생리혈이 외부로 배출되지 못하고 나팔관으로 역류하여 이에 포함된 자궁내막이 난소나 복강에 들러붙어 자라는 자궁내막증을 유발합니다. 자궁내막에 찌꺼기가 남아 세포의 이상변화를 일으키거나 용종이나 자궁내막에 점막하근종을 야기할 수도 있습니다. 또한 부부의 성관계시 성적인 오르가슴에 도달하면 자궁이 수축되어 내부에 음압이 생겨 정자를 나팔관으로 빨아드립니다. 자궁의 근육이 약해지면 자궁이 아래로 처지는 하수 증세가 생기고 심하면 자궁이 질 밖으로 빠져나오기도 합니다. 예전에는 60대 이상에서 나타났지만 요즘은 운동부족으로 30대에서도 볼 수 있습니다. 또한 임신 중에도 자궁의 근육이 무력해지만 조기진통으로 인한 조산의 위험도 있습니다. 이러한 여성은 대개 자궁의 입구쪽인 자궁경관이 무력해져 임신초기나 중기에 자궁경관을 결찰술

Chapter 05

로 묶어 놓는 수술*을 받고 임신기간 내내 누워 있어야 하는 경우도 생깁니다.

나팔관의 근육 단련도 매우 중요합니다. 나팔관은 근육으로 된 튜브라고 생각하면 됩니다. 나팔관의 근육이 약하면 수축력이 떨어져 혈액찌꺼기, 병적인 수분인 담음 등이 고여 나팔관을 막힐 수도 있으며, 수종水腫도 발생할 수 있습니다. 이렇게 되면 당연히 자연임신은 불가하고, 자연임신이 된다해도 수정란이 나팔관에 머물러 있는 자궁 외 임신이 될 수 있습니다. 또한 이러한 상황이 개선되지 않는다면 계속 재발될 수도 있습니다. 난소에도 동맥과 정맥 림프의 순환이 제대로 되어야 배란기능이 제대로 이루어집니다. 또한 나팔관을 타고 역류한 자궁의 내막이 난소에 들러붙지 않고, 난소가 주위 조직과 유착이 되지 않기 위해서도 난소가 위치해 있는 하복부의 운동을 자주 해줘야 합니다. 스텝퍼, 훌라후프, 타원궤도 운동**, 누워서 좌우로 구르기, 둘레길 올레길 걷기, 108배 등 하복부의 순환을 개선시켜주는 운동이 좋습니다.

요즘에는 조임근육이라하는 괄약근을 단련하는 운동도 좋습니다. 케겔Kegel 이라는 의사에 의하여 많이 알려진 케겔동작이지요. 아래쪽의 항문, 요도, 질의 조임근육을 단련시켜 주는 것입니다. 위험한 장

---

* 자궁경관복합수술은 대개 세 가지 방법이 있는데 자궁입구에서 가까운 순으로 맥도날드수술(McDonald's operation), 쉬로드카법(Shirodkar cerclage), 경복부법(transabdominal cerclage)이 시행됩니다.
** 일립티컬 트레이너(elliptical trainer)라고 하며 공원이나 헬스장에서 흔하게 접할 수 있습니다. 기구없이도 얼마든지 해당 동작을 따라 하면 됩니다. 이병삼원장의 블로그나 유튜브에서 해당 운동을 찾아볼 수 있습니다. 매일 규칙적으로 한 시간 동안 해보시기 바랍니다.

난이긴 하지만 철모를 때 했던 '똥침'을 당했을 때를 생각해보면 쉽습니다. 또는 곧 대소변이 나올 것 같을 때 이를 참기 위해서 하는 동작을 재현해보면 됩니다. 특히 발 뒷꿈치를 들고 일어나서 하는 것이 좋고, 엎드려 뻗쳐서 하면 더욱 좋습니다. 앉아서 하거나 스쿼트 자세에서는 쉽지 않습니다. 케겔운동은 남성과 여성 모두의 성기능을 증진시켜주며 치질과 치핵의 예방과 치료에도 좋습니다. 특히 여성에게는 요실금, 남성에게는 전립선 질환에도 매우 좋습니다. 매일 일정한 시간을 정해서 위에서 말씀드린 운동들을 섞어서 하루에 한 시간씩 해보시기 바랍니다.

· 06 ·
CHAPTER

임신이 잘 안되는 원인들

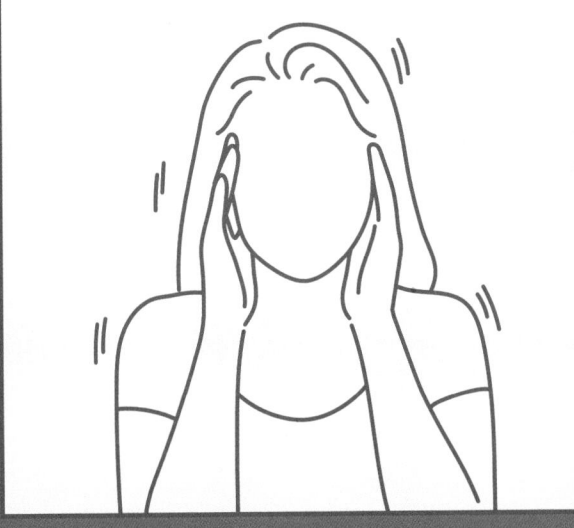

Chapter 06

임신이 잘 안 되는 여성들의 주요 증상들과 그 의미

임신과 출산을 위한 생식건강도 전신의 건강과 연계되어 있습니다. 따라서 우리 몸의 어디가 좋지 않다는 신호를 중요하게 생각해야 합니다. 임신이 잘 안 되는 여성들이 주로 호소하는 증상들은 다음과 같습니다. 해당하는 것이 많을수록 난임의 위험도가 높다고 하겠습니다.

❶ 쉽게 지치며, 늘 피곤하고 무기력하다. 특히 아침에 일어나기가 너무 힘들다. 퇴근 후나 외출 후에 체력이 방전된다. 부부관계할 힘이 없다.

생존이나 생활에 지장이 없을 정도의 체력이 있어야 그 이후에 비로소 생식生殖 을 논할 수 있습니다. 피로를 느끼는 것은 현재의 기초 에너지가 방전되었다는 신호입니다.

❷ 두통, 편두통, 어지럼증이 있다.

머리 쪽으로의 혈류가 저하된 상태를 나타냅니다. 뇌의 시상하부, 뇌하수체에서 생식관련 호르몬의 분비도 원활치 못합니다. 기혈의 부족을 보충해야 합니다.

❸ 머리카락이 많이 빠진다.

모발은 혈액의 여분이라고 합니다. 혈허, 빈혈의 상태로서 생식을 담당하는 자궁 난소 나팔관에도 혈액이 부족합니다.

❹ 얼굴 피부에 트러블이 많다. 특히 생리기간이나 생리 전후에 턱 밑이나 입 주위에 트러블이 많이 생긴다. 기미가 많이 생긴다. 입술이 건조하고 자주 튼다.

턱, 입, 얼굴은 혈액의 양과 순환상태가 가장 쉽게 나타나는 곳입니다. 혈액이 부족한 징후입니다. 경락적으로도 임신과 관련이 높은 임맥任脈 의 건강상태를 반영합니다.

❺ 만성적인 소화불량에 시달린다. 체기, 변비, 설사가 잦다.
  과민성 대장 증후군이 있다.

사람의 일은 인사人事 가 만사萬事 이듯 건강에 있어서는 소화가 가장 중요합니다. 심장이나 뇌가 아무리 중요해도 소화흡수를 통해 혈액을 공급하지 못하면 무의미합니다. 생식의 기능에도 소화상태가 기본입니다. 생식의 재료가 충분이 공급되지 못하는 것입니다.

❻ 손, 발, 얼굴이나 온몸이 붓는다.

붓는다는 것은 기혈, 수분, 진액의 순환이 안 되고 정체된 상태입니다. 고인 물은 썩기 마련입니다. 순환을 개선시켜야 합니다.

❼ 손발이 저리고 쥐가 난다.

심장에서 가장 먼쪽인 말초까지의 혈액순환 장애을 나타내는 신호입니다. 또한 근육도 피로해진 상태라 자궁, 난소, 나팔관의 근육기능도 떨어질 수 있습니다.

Chapter 06

❽ **손발이나 아랫배가 차다. 손은 따뜻한데 발은 차다.**
  여름에는 너무 덥고, 겨울에는 너무 춥다. 추웠다 더웠다 한다.

차다는 것은 기혈순환이 부족하거나 정체된 상태를 의미합니다. 특히 생식기가 위치하고 있는 아랫배가 차다면 임신과 출산에 매우 불리합니다.

❾ **감기나 바이러스 질환에 자주 걸린다.**

대개 몸이 차가울 때 바이러스 질환에 잘 걸리고, 자주 재발하고, 증상도 심하고, 후유증을 남길 수 있습니다. 이러한 질환이 임신에 직접 악영향을 미칠 수 있고, 임신도 어려울 수 있다는 몸의 상태를 나타내는 것입니다.

❿ **생리통이나 배란통이 심하다. 월경 전 긴장 증후군이 있다.**

생리 전후에 어떠한 불편증상이나 통증이 있어서는 안 됩니다. 생식의 기능이 좋지 않다는 징표입니다.

⓫ **생리주기가 28일에서 한참 벗어난다. 주기가 너무 짧거나 너무 길다.**

생리를 월경이라 칭하듯 일단 주기가 28~31일 사이에 들어오는 것이 정상입니다.

⓬ **생리량이 예전보다 많이 줄거나, 불편할 정도로 많이 늘었다.**

생리의 양은 수정란이 착상해서 자라야 하는 자궁내막의 혈류 상태를 반영하는 가장 중요한 지표입니다. 너무 적다면 제대로 증식하지 못하는 것이고, 너무 많다면 호르몬의 불균형으로 과증식한 상태일 확률이 높습니다.

⑬ 생리혈이 맑지 못하고 갈색이나 검은색이며 덩어리진 피가 많이 나온다.
생리혈은 맑은 선홍색이어야 합니다. 생리량이 적으면 갈색이나 검은색으로 변하고, 덩어리진 피는 자궁내막이 불규칙하게 증식하기 때문입니다.

⑭ 불쾌한 냄새나 혈액이 섞인 질분비물이 많다. 배란기 이외에 질분비물이 많다.
배란기 이외의 비정상적인 분비물은 질내 곰팡이 균의 과도한 증식에 의한 염증을 시사하고, 자궁내막의 점막 상태도 좋지 않을 것으로 판단됩니다.

⑮ 다낭성 난소 증후군을 진단받았다.
호르몬의 불균형에 의한 배란 장애가 있으므로 임신에 매우 불리합니다.

⑯ 자궁근종, 난소낭종, 자궁내막종, 자궁내막증, 자궁내막 용종, 자궁선근증으로 진단받았거나 이로 인한 시술이나 수술을 받은 적이 있다.
자궁과 난소에 병변이 있는 것이므로 임신에 매우 불리합니다. 대개의 모든 형체가 생기는 질환은 '기혈순환의 장애에 의하여 차가워져 얼었다'고 생각하면 됩니다. 또한 시술이나 수술은 해당 장기의 기능장애를 야기하고, 근본적인 치료를 한 것이 아니므로 재발될 확률이 높습니다.

❶❼ 질염이나 방광염에 자주 걸린다. 골반통이 있다. 골반 주위 요통이 있다.

기혈 순환에 문제가 생기면 비정상적인 세균의 증식이 가능한 상태로 변하고, 이러한 상태에서 항진균제나 항생제를 반복해서 사용하면 정상균의 성장에도 큰 타격이 생겨 재발의 위험이 높아집니다.

❶❽ 불면증, 우울증, 조울증, 불안장애 등이 있다.

마음과 정신이 즐겁고 평안해야 신경전달물질, 호르몬, 효소 등의 활성이 좋아지고 자율신경이 정상적으로 작동합니다.

❶❾ 카페인이나 술, 담배에 의존하는 경향이 있다.

카페인은 교감신경을 흥분시켜 호르몬 분비를 교란하고, 심장박동을 빠르게 하여 마음을 불안하게 하고, 이뇨작용에 의하여 체액의 부족을 야기합니다. 과도한 술 담배는 의존이나 중독의 지경까지 갈 수도 있으며, 혈액의 점도를 끈적이게 하고 혈관을 좁혀 고혈압 당뇨 심장병 등의 합병증까지 야기할 수 있어 건강한 임신과 출산에 방해가 됩니다.

❷⓿ 성욕이 거의 없고, 성교통이나 불감증이 있다.

심신이 건강하다면 정상적인 성욕을 유지할 수 있으며, 절정에 달하는 부부관계를 할 수 있고 이것이 임신의 성공확률을 높입니다.

저자는 이와 같은 주요 증상들과 검사결과를 토대로 '난임위험도 자가진단 프로그램'을 개발하여 홈페이지에 무료 서비스하고 있으니 꼭 체크해 보시기 바랍니다. 위험도가 높게 나오신 분들은 반드시 상담과 치료를 통해 건강한 임신과 출산에 도움이 되시면 좋습니다.

한의학에서 보는 불임, 난임의 원인들

임신을 방해하는 요인들을 한의학적인 진단으로는 아래와 같이 세분할 수 있습니다. 이러한 요소들은 단일하게 또는 여러 가지가 복합적으로 작용하기도 합니다. 한의학에서 인체를 구성하는 요소로 보는 정기신혈 精氣神血, 오장육부 五臟六腑 의 신체기관, 음양표리한열허실 陰陽表裏寒熱虛實, 위기영혈 衛氣營血, 경락 經絡 등의 관점에서 정상적인 생리기능이 깨져, 평형과 조화를 잃었을 때 병이 생기고 임신 또한 어려운 것입니다.

서양의학적으로 특별한 원인을 찾지 못하는 '원인불명의 난임', '상세불명의 난임'들이 난임 요인의 반 이상입니다. 하지만 이들 중 상당 부분은 한의학적으로 아래의 문제들로 진단됩니다. 결국 한의학적으로 난임의 원인이 규명된 것들이지요. 실제로 이러한 상황을 개선하여 건강하게 임신과 출산에 성공하는 경우가 많습니다. 아쉬운 점은 임신이 안 되면 먼저 인공수정이나 체외수정을 하고 나서 실패한 후에야 한의원에 오는 부부들이 많다는 것입니다. 순서를 바꾸어 먼저 한의원을 방문해서서 한의학적 진단으로 부족한 부분들을 보강하고 자연임신을 몇 개월 시도하고, 임신이 안 되면 서양의학의 보조생식술을 받는다면 불필요한 의료비의 낭비도 막고, 시술에 의한 부작용이나 몸의 손상도 줄일 수 있습니다. 그리고 인공수정이나 체외수정을 받는 중에도 한의약의 치료와 병행하면 건강한 임신과 출산의 확률이 훨씬 높아지는 것이 이미 입증되었습니다.

❶ 너무 말랐다

마른 사람은 대체적으로 소화흡수하는 기능이 약하여 기혈이 부족하고, 성격이 예민하여 자율신경이 불안정하여 호르몬 분비가 원활치 못합니다. 수분 음액 진액이 부족하고 화火 가 왕성해져 자궁, 난소가 마른 느낌이라고 생각하면 됩니다. 남성의 경우는 정액량이 부족하고 활동성이 약합니다.

❷ 너무 비만하다

비만하면 몸이 차고 습하거나, 습과 열이 쌓여 질염이나 방광염 등의 염증이 생기기 쉽습니다. 다낭성 난소 증후군으로 인한 배란장애가 자주 발생합니다. 남성의 경우에는 정자의 기형이 많이 나타납니다.

❸ 고지혈증, 고콜레스테롤혈증

혈액의 점도가 탁하여 생식기를 비롯한 말초로의 혈액순환 장애을 유발하여 임신능력을 떨어뜨립니다.

❹ 습담 濕痰

비장과 신장이 약하면 수분의 대사가 잘 안되어 병리적인 물질인 담

痰이 질, 자궁, 나팔관의 소통을 막아 임신에 방해가 됩니다.

❺ 허로 虛勞

저체중이나 저혈압의 상태이거나 결핵 등의 만성 소모성 질환과 각종 바이러스 질환에 걸릴 정도로 몸이 너무 허약하면 임신하기 어렵고, 임신이 되어도 유산이 잦을 수 있습니다.

❻ 자궁이 차가울 때

서양의학적으로 원인불명으로 진단받은 여성 중에 가장 많은 사람이 해당합니다. 수정란이 착상되어 아이의 성장 발육을 주관하는 자궁이 차가우면 착상부터 어려워 임신의 성립도 힘들고, 유산이나 조산이 발생하거나, 허약한 아이가 나오기 쉽습니다.

❼ 허한 虛寒

음식의 소화흡수가 약하면 혈액량이 부족하여 몸이 차가워지고, 자궁이 비옥하지 못하고 차가운 상태가 되면 임신의 성립과 유지가 어렵습니다.

❽ 실열 實熱

체질적으로 열이 많은 소양인, 태음인 체질의 사람이 평소에 맵고 열나는 음식이나 기름기 많은 육식과 술을 즐겨 몸에 실열 實熱이 쌓여 있는 상태에서는 남성 정자의 기형성이 많고, 여성도 질 자궁 나팔관의 점막이 말라 수정 착상이 어렵습니다.

❾ 신허 腎虛

생식의 기능을 담당하는 신腎 의 기능이 약해지면 자궁이 차가워지고, 생식호르몬 분비에 장애가 생겨 성욕이 저하되며, 정자나 난자의 생성도 미흡합니다. 여성은 난소나이가 높아지고 조기 폐경이나 조기 난소 기능부전도 발생합니다. 신양腎陽 이나 신음腎陰 이 허해졌을 때 생식기능을 관장하는 충맥衝脈 과 임맥任脈 이 충실하지 못합니다. 월경량이 적고, 월경이 고르지 않으며 현훈眩暈, 요통腰痛, 피로감 등이 있습니다. 신양부족腎陽不足 일 때에는 손발이나 아랫배가 차며, 신음부족腎陰不足 일 때에는 손 발바닥이 달아오르며 일정한 시간에 열이 나는 조열潮熱 의 증상이 생깁니다.

❿ 비신양허 脾腎陽虛

비신의 양기부족으로 임신을 주관하는 충맥과 임맥이 따뜻해지지 못하면 정자를 받아들이지 못하여 임신이 어렵습니다. 월경주기가 늦어지거나 무월경도 올 수 있으며, 월경의 색이 어둡고, 평소에 대하량이 많고, 물처럼 맑고 묽습니다. 추위를 많이 타고, 손발이 차고, 성욕이 별로 없으며, 아랫배가 차고, 정신이 피로하고 힘이 없으며, 야간에 소변도 많아집니다. 시력도 떨어지고, 얼굴색도 어둡고 때로는 입술 주위까지 어둡기도 합니다.

⑪ 간신음허 肝腎陰虛

간신은 정혈을 저장하는 장기인데 이러한 재료가 부족하면 임신과 출산을 주관하는 충맥과 임맥도 약해져 임신이 오래도록 되지 않습니다. 평소에 생리주기도 불규칙하거나 무월경이 지속되기도 합니다. 몸이 마르고, 가끔씩 열이 몰려오고, 자면서 땀을 흘리고, 어지럽거나 귀에서 소리가 나기도 하고, 허리가 시큰거리고 무릎도 아픕니다. 손 발바닥과 가슴에서 번열이 나고, 피부에 윤기도 없어집니다.

⑫ 간기울결 肝氣鬱結

간肝 의 기운은 막힌 곳을 뚫고 외부로 펼쳐나가야 하는데 이러한 소설疎泄 작용이 잘 되지 않아 기혈氣血 이 잘 운행하지 못하므로 충맥, 임맥, 포맥胞脈 을 자양滋養 하지 못해 정자를 잘 받아들이지 못하여 임신이 되지 않습니다.

⑬ 시기와 질투

본인의 임신은 제 뜻대로 되지 않는데 다른 사람이 임신되어 이를 질투하거나 시기하게 되면 비脾 의 기운이 손상을 받아 임맥任脉 , 대맥帶脉 이 막히고 포태胞胎 의 문까지 닫히게 되어 임신이 어렵습니다.

Chapter 06

⑭ 혈허血虛, **혈폐**血閉

타고난 비위의 소화흡수하는 기능이 약하거나, 과도한 다이어트, 강도 높은 작업이나 운동으로 몸을 혹사하면 여분의 혈액이 부족하게 되어 생리혈이 적어지거나, 생리주기가 늦어지고 심하면 무월경이나 조기 폐경이 오게 되어 임신이 어렵습니다.

⑮ 어혈瘀血

원래 어혈은 외부의 물리적인 타박이나 손상으로 인하여 신체 내부에 출혈이 생겨 고여있는 혈액을 말하였지만, 점차적으로 개념이 확대되어 혈액의 점도가 끈끈해져 정체되어 있는 혈액까지를 포함하게 되었습니다. 특히 자궁근육의 수축력이 떨어져 생리혈이 역류하면 나팔관이나 복강내에 저류되어 있거나, 들러붙어 자궁내막증, 자궁선근증 등의 병변을 야기합니다. 결국 하복부의 기혈순환 장애로 인하여 임신이 어렵게 됩니다.

  위에서 열거한 원인들 이외에도 한의학에서 보는 정상의 범위를 벗어나는 모든 것이 임신을 방해할 수 있습니다. 한의원에 오시면 체계적인 진단을 통하여 생식능력을 개선시켜 임신성공률을 높일 수 있습니다.

몸이 차면 임신이 잘 안 됩니다.

몸이 차면 임신이 잘 될까요? 안 될까요? 대부분 임신이 잘 안 될 거라고 합니다. 그런데 서양의학의 난임 클리닉에 가서 "선생님 제가 손발이 찬데요, 아랫배가 찬데요, 찬 거 먹으면 배가 아프고 설사를 하는데요, 제가 임신을 잘 할 수 있겠습니까?"라고 문의하면 뭐라고 대답할까요? 아마도 "So What? 그래서요?"라는 대답이 올 것입니다. 서양의학에는 몸이 차가워 병이 생긴다는 개념이 없습니다. 그런데 실제로는 우리 몸이 차가워지면 바이러스나 박테리아가 침투하여 쉽게 증식할 수 있는 환경이 됩니다.

여성의 아랫배가 차갑다면 자궁이나 질에도 염증이 생길 가능성이 높습니다. 질염이나 방광염에 자주 걸립니다. 반복되는 질염에 의해서 병적인 질분비물인 냉이 질에서 자궁내막으로 들어오고, 이어서 나팔관으로 들어오고, 나팔관 끝쪽에서 복강으로 들어옵니다. 순차적으로 질염, 자궁내막염, 복막염이 올 수 있습니다. 그리고 몸이 차면 혈액이나 림프의 순환이 안 되어 굳고 무언가 형체가 생깁니다. 얼음이 어는 것과 같은 이치입니다. 또한 피부쪽으로의 혈액순환이 약화되면서 내부와의 온도차에 의하여 물이 고여 낭종이 생깁니다. 겨울에 실내외의 온도차이에 의하여 유리창 안쪽에 결로가 생기는 현상과 같습니다. 따라서 하복부가 차가우면 자궁근종, 난소낭종, 자궁내막증, 자궁선근증 같은 혹들이 생길 수 있습니다. 그래서 몸이 차다고 하는 것은 임신에 매우 불리합니다. 그리고 나팔관의 운동성도 떨어집니다. 나팔관도 근

Chapter 06

육으로 된 튜브이기 때문에 몸이 차가워지면 움츠리게 되는 것이지요. 이렇게 수축되어 좁아지고 운동성이 떨어지면 수정란을 자궁쪽으로 이동시킬 수가 없어 자궁 외 임신도 발생합니다. 또한 수정란이 자궁의 내막에 견고하게 뿌리를 내리려면 자궁의 내막에 혈액순환이 잘 되고, 적당히 부풀어 있고, 말랑말랑하고, 따뜻해야 합니다. 겨울에 차가운 유리판에 스카치테이프를 붙여보십시오. 차가우면 잘 들러붙지 못합니다. 마찬가지로 차갑고 단단한 자궁내막에는 수정란이 견고하게 뿌리를 내리지 못하기 때문에 유산이 될 확률이 높습니다.

예전에는 여성의 손발이나 아랫배가 차가운 것을 본인이 느끼는 감각에만 의존할 수밖에 없었지만 요즘에는 한의원에서 DITI라는 디지털 적외선 체열 영상 진단기를 이용하여 촬영합니다. 차가운 부위와 정도를 객관적으로 알 수 있고 치료를 통하여 효과를 판정할 수도 있습니다. 몸을 덥히는 방법들로는 침, 뜸, 한약, 운동, 찜질, 좌훈, 탕욕, 극초단파 같은 것들이 있으니 한의원을 방문하셔서 도움을 받으시기 바랍니다.

몸에 너무 열이 많으면 임신이 잘 안 됩니다.

몸에 열이 너무 많으면 어떻게 될까요? 건조하고 뜨거운 사막에서는 식물이 잘 자랄 수가 없습니다. 물론 사막에도 오아시스가 있고, 선인장이나 알로에 같은 것은 자랄 수 있지만 이러한 환경에 특화되어 있는 소수의 식물들에만 해당합니다. 임신도 똑같습니다. 자궁에 열이 많아 건조해서 메말라 있으면 같은 이유로 수정란이 들러붙지 못합니다. 적당한 수분, 유분, 윤기, 습기가 있어야 들러붙습니다. 너무 말라버리면 미끄러지는 것이죠. 과도한 열을 식히는 방법으로는 침, 한약, 식사요법, 수영, 명상 등이 있습니다.

한약에서 착상탕, 수궁탕, 보궁탕 등이 이러한 자궁의 상태를 좋게 만들어 임신의 성립과 유지를 도와주는 것입니다. 결국 자궁과 난소의 가장 좋은 상태는 따뜻해야 합니다. 너무 차가워도 안 되고, 너무 열이 많아도 안 됩니다.

갑상선 기능 저하, 기능 항진 모두 임신에 불리합니다.

위에서 몸이 너무 차거나, 너무 열이 많을 때 임신에 불리한 이유를 알아보았습니다. 그런데 이런 경우에는 갑상선 기능 저하증이나 기능 항진증이 있는지 꼭 혈액검사와 초음파 검사로 갑상선의 기능과 형태를 살펴보아야 합니다. 갑상선은 목의 한가운데 앞으로 돌출된 갑상연골 바로 아래의 부위에 갑옷처럼 나비 모양으로 둘러싸고 있는 호르몬 분비샘으로서 병변이 없을 때는 겉으로 보이지도 않고 만져지지도 않습니다.

갑상선은 우리 몸의 신진대사를 조절하는 기능을 합니다. 휘발유라고 생각하시면 됩니다. 몸이 너무 차면 갑상선 자극호르몬 분비를 늘

Chapter 06

려 대사를 촉진시키고, 반대로 몸에 너무 열이 많으면 갑상선 자극호르몬 분비를 낮추어 몸을 식힙니다. 몸이 너무 차면 휘발유를 뿌려 화력을 높이고, 몸에 너무 열이 많으면 평소에 뿌리던 휘발유보다 양을 줄이는 것입니다. 모두 체내의 항상성을 조절하는 것입니다.

보통 임신이 되면 갑상선 기능 저하가 많습니다. 자궁을 포함한 몸을 덥혀 아이를 키워야하기 때문에 갑상선 자극호르몬을 더 높이는 것이지요. 물론 항진증도 있습니다. 휘발유도 액체인데 우리 몸의 물에 해당하는 수분, 진액, 음액이 적으면 갱년기 증상처럼 몸에 허열 虛熱 이 생기는 것과 같은 이치입니다. 결국 갱년기증후군에 안면홍조, 열감, 발한과 갑상선 기능 항진증의 증상이 비슷합니다. 저에게 오시는 난임환자분들 중에 갑상선 질환이 있는 분들은 한약, 식사요법, 운동 등을 통해서 90% 이상 양약을 끊습니다. 갑상선 기능 저하에 갑상선호르몬을 넣어주거나, 갑상선 기능 항진에 갑상선호르몬의 체내합성을 방해하는 양약을 써서 직접적으로 간섭을 하는 것은 좋지 않습니다. 그리하면 갑상선 호르몬분비에 혼란이 생깁니다. 호르몬은 우리 몸의 상태에 따라 분비량이 얼마든지 달라집니다. 정상범위를 벗어났다면 몸의 상태와 환경이 잘못된 것이니 이를 교정하면 정상을 되찾습니다.

갑상선질환의 한약 치료사례는 너무 많아 일일이 열거하기 어렵고, 아래에 선천성 갑상선 기능 저하증으로 대학병원에서 평생 씬지로이드를 먹어야 한다고 하며 6살까지 양약을 복용하다 저희 한의원의 치료로 완치되어 양약을 끊은 사례와 임신 준비 중인 갑상선 기능 항진증 여성의 치료사례를 소개합니다.

사례 5

• 6세 어린이 선천성 갑상선 기능 저하증 완치

환자 어머니 후기

저는 선천성 갑상선 기능 저하증으로 매일 아침 씬지로이드를 복용하던 아들을 둔 엄마입니다. 임신 중에 제가 하던 일은 영화미술 감독이었는데, 대규모 세트장의 유해한 환경호르몬 탓인지 제 아이는 태어난지 한 달만에 황달로 찾은 병원에서 선천성 갑상선 기능 저하증이라는 진단을 받았습니다. 뇌가 성장하는 동안 하루도 이 약을 먹지않으면 아이큐가 1씩 떨어질수 있다며 주신 호르몬약을 굿모닝 약이라며 아이에게 먹였습니다. 세 돌 이후 1년에 한 번씩 2주동안 약을 끊고 정밀검사로 갑상선 기능을 지켜봤으나 수치가 정상범위를 벗어나 6살에 담당의께서 아들이 평생 호르몬약을 먹어야 한다고 했습니다.

평소 아이가 몸이 차고, 면역력이 낮은 것 같아 찾은 이병삼경희한의원에서는 진찰하신후 아이가 먹고 있는 호르몬약을 끊고 지금까지 먹었던 것보다 짜고 맵게 먹이라고하셨습니다. 제가 의외라는 믿을수 없는 표정을 지으니 「의사의 반란」이라는 책을 권하시며 양의사 중에도 선생님과 같은 맥락으로 치료하시는 분도 있다고 저를 설득하셨습니다.

다음날 부터 음식에 조금 더 간을 하기 시작하였고, 간을 한 현미밥을 먹었습니다.

그러나 호르몬약을 아예 끊는 것은 용기가 필요했고 한 달 동안 가족여행을 가면서 맘을 단단히 먹고 약을 가져가지 않았습니다. 선생님의 한약과 식단 조절, 호르몬 약을 끊고 두 달 뒤 저희 아들은 정밀 검사에서 갑상선 호르몬 수치가 정상으로 돌아와 있었습니다. 그 뒤로도 정기적 검사를 통해 지금은 완치판정을 받았습니다. 아이가 호르몬약의 도움없이도 스스로 건강하게. 성장할 수 있도록 도움을 주신 이병삼원장님께 진심으로 깊은 감사와 존경을 표하며, 저희와 같은 병으로 고통받고 고민하시는 분들께 제 후기가 도움이 되었으면 합니다.

Chapter 06

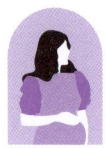

사례 6

- 37세 • 갑상선 기능 항진 • 계류유산 2회 • 자연임신 출산

환자 개요   155cm, 48kg

원래부터 혈압이 낮다. 평소에 최고 혈압이 90 정도. 결혼하고 4개월만에 임신되었으나 6주차에 계류유산 되었다. 그 후에 5kg이 늘었다. 몸이 더워서 병원에 가니 갑상선 기능 항진증으로 진단받고 약을 먹고 있다. 평소에 음식을 싱겁게 먹는다.

생리통이 있었는데 허리가 끊어질 듯 아프고 배도 아팠다. 30대 넘어서부터는 진통제를 먹었다. 생리주기는 규칙적. 생리량은 괜찮다. 질염 치료를 받은 적도 있다. 가렵고 분비물이 있다. 커피는 하루에 2잔을 큰 컵으로 마신다. 고등학교때부터 편두통이 심하다. 그때부터 진통제를 먹고 있다. 어지럽다. 올해 여름에 임시사무실에서 덥고 좁은 곳에서 회의 중에 죽을 것 같은 느낌이 있어서 뛰쳐나왔다. 운전을 해서 가는데 이러다 죽는 것 아닌지 생각되었다. 동네병원에서 공황장애 초기라고 약을 지어서 한 달 먹다가 임의로 중단하였다. 우유는 먹자마자 바로 설사한다. 고등학교때 얼굴에 여드름이 많이 났었디.

치료 및 결과

어혈을 배출하여 하복부를 깨끗이 청소하는 한약 3일분

혈액을 보강하고 하복부를 소통시키는 체질 보약 15일분 1회 복용

다시 자연임신 되어 초음파 검사로 확인되었으나 초기에 계류유산으로 수술

어혈을 배출하여 하복부를 깨끗이 청소하는 한약 3일분

혈액을 보강하고 하복부를 소통시키는 녹용보약 20일분 1회 복용

혈액을 보강하고 수정, 착상, 임신유지를 돕는 녹용보약 20일분 1회 복용

다시 자연임신에 성공하여 출산
갑상선치료 양약은 처음 한약을 먹으면서부터 중단하였고
3개월 후 혈액검사에서 정상

이병삼박사의 고찰

이분은 평소 저혈압, 편두통, 갑상선 기능 항진증, 공황장애 의심증상이 있었는데 이 증상들은 서로 관련되어 있으며 평소의 과도한 저염식에 의하여 체액과 혈액이 부족하여 순환장애로 인하여 발생한 것으로 생각합니다. 공황장애도 혈액순환 장애에 의하여 몸의 산소가 부족한데 밀폐된 공간에서 온도까지 올라가면 흔히 발생합니다. 커피를 끊어 수분의 유실을 막고, 음식을 충분히 짜게 먹으면서 갑상선약도 중단하였고 한약과 식사요법으로 몸을 회복하여 임신 출산에 성공하였습니다.

Chapter 06

남성도 아래쪽이 너무 차거나
너무 더우면 임신에 불리합니다.

남성의 아래쪽이 너무 더우면 고환의 온도가 높아집니다. 그러면 열에 약한 단백질로 만들어진 정자가 변형되어 기형성이 높아집니다. 또한 열대지방에 있는 사람들이 움직임이 적고, 축 늘어지듯이 정자의 활동성도 떨어지게 됩니다. 그래서 하체 쪽에 열이 많은 남성들은 고환의 기능에 문제가 있는 경우가 많습니다. '기형정자가 많다, 정액량이 적다, 운동성이 떨어진다.' 이런 문제가 생깁니다.

반대로 남자가 차다는 것은 흔한 일이 아니고 민망하기까지 합니다. 차가운 이유는 기초대사, 신진대사가 떨어져 있다는 이야기입니다. 결국 '성적인 능력이 떨어져 있다, 양기가 떨어져 있다, 발기가 잘 안 된다, 성욕이 떨어져 있다.'는 것과 같습니다. 성욕은 몸과 마음이 달아 불이 나는 것입니다. 물을 끓이는 것이 성적인 능력이라고 생각하시면 됩니다. 그래서 너무 찬 남자는 성적으로 능력이 떨어질 수 있습니다. 결국 임신을 위한 가장 기본은 '내 몸이 찬가, 더운가?'를 알아 너무 차면 따뜻하게 해주고, 너무 열이 많으면 서늘하게 해야 합니다. 한의학은 이에 대한 치료법이 있으니 임신을 준비한다면 우선 한의원을 방문하시어 몸의 온도부터 확인해야 하겠습니다.

몸이 너무 말랐는데 임신이 잘 될까요?

간혹 팔이 너무 얇아 자동혈압계로 혈압을 측정할 수 없을 정도로 마른 사람들이 있습니다. 체중은 임신에 있어 매우 중요합니다. 마른 사람들을 생각해볼까요? 말랐다면 몸에서 무엇이 말랐을까요? '마른 오징어'는 오징어에서 수분이 빠진 거죠? 남자든 여자든 몸이 말랐다고 하는 것은 몸에서 수분이 빠진 것입니다. 그렇다면 수분은 우리 몸에서 어떤 역할을 할까요?

첫 번째는 혈액입니다. 내 몸의 70~80%, 혈액의 55%가 물입니다. 따라서 몸이 말라있다고 하면 혈액량도 부족할 것입니다. 혈액이 못 가면 우리 몸에 산소와 영양분을 공급하지 못합니다. 당연히 자궁, 난소, 나팔관 등 생식의 기능을 담당하는 기관에도 제대로 못 가는 것이 너무나 당연한 결과입니다. 따라서 '몸이 말랐다.'고 하는 것은 임신에 매우 불리합니다. 그리고 너무 마른 사람들은 예민한 경향이 있습니다. HSP*라는 용어가 있습니다. 매우 민감한 사람들이라는 뜻이지요. 이러한 사람들은 아무래도 신경질적인 병이 오기 쉽습니다. 간단한 이치입니다. 그릇에 물이 조금밖에 없으면 온도변화에 매우 민감하게 반응합니다. 조금만 추워도 얼어버리고, 조금만 더워도 열이 나고 끓어오르게 됩니다. 실제로 몸이 너무 마른 사람은 겨울에는 "너무 차다, 춥다" 여름에는 "너무 덥다"고 합니다. 감정의 기복도 심해져 별거 아닌

＊ Highly Sensitive Person의 약어로 매우 민감한 사람들을 칭합니다.

Chapter 06

일에도 매우 예민해집니다.

두 번째는 윤활유의 역할을 하는 활액 滑液 과 피부와 점막을 윤기있게 하는 진액 津液 입니다. 건강한 임신을 위해서는 질점막, 자궁내막, 나팔관의 점막에서 건강하고 좋은 점액이 분비되어야 정자와 수정란이 잘 보호되고, 이동하고, 착상할 수 있습니다. 또한 사정액도 수분이며, 정액도 농축된 진액에 해당하고, 난자도 수분으로 구성된 난포 안에 존재합니다. 부부관계시에 나오는 애액도 수분입니다. 몸이 마르면 이 모든 것들이 원활하지 못하여 임신에 방해가 됩니다.

마른 사람은 대개 몸이 차갑습니다. 물론 너무 열이 많아도 몸이 마를 수 있고, 가짜 열에 해당하는 허열을 느끼는 경우도 있습니다. 따라서 말랐다면 그 원인이 무엇인지 한의사가 정확히 판정해야 합니다. 몸이 차가우면 소화에 장애가 생깁니다. 생것이나 차가운 것을 먹어도 대변은 익혀져서 나옵니다. 결국 우리 몸에 화력 火力 이 있어야 소화가 잘 되는데 화력이 약한 사람들은 양분을 많이 만들어내지 못합니다. 따라서 많은 부분들에서 약점이 생깁니다. 이런 분들은 자꾸 신경을 끄고, 단순하게 살고, 몸을 계속 움직여서 열을 생산하고, 소화 흡수하는 기능을 고쳐야 임신이 잘 될 수 있습니다.

어떻게 하면 살이 찔까요?

첫째, 생각을 줄여 마음이 편해져야 합니다. 전체 에너지 중 10%만 머리에 남기고 나머지를 모두 몸으로 보내야 합니다. 생각이 많으면 교감신경이 항진되어 소화액의 분비도 줄고, 장운동도 되지 않아 소화흡수하는 기능이 떨어집니다. 하루 중에 하는 모든 생각들을 아무리 사소한 것이라도 모두 적어보십시오. 이 생각들을 분류해봅시다. 이미 지나간 과거의 것, 앞으로 어떻게 될지 모르는 미래의 것, 내가 아닌 '남 가족도 포함'에 대한 것, 불가능한 일에 대한 것이 대부분이라고 합니다. 이러한 생각들이 불현듯 튀어나오면 바로 이를 깨닫고 빨리 빠져나오기 바랍니다. 그냥 단순한 작업이나 운동 같은 신체활동이나 신나는 일에 집중해보십시오. 사실 이러한 방법은 불면증에도 많이 도움이 되니 시도해보시기 바랍니다.

둘째, 잘 먹어야 합니다. 음식이 중요합니다. 자신의 체질에 맞는 음식을 찾아 소화흡수가 좋게 해야 합니다. 특히 소음인이라면 삼계탕, 추어탕, 흑염소 등의 동물성 단백질을 자주 먹고 충분한 소금섭취로 몸에 수분량을 늘립니다.

셋째, 잘 자야 합니다. 퇴근하면 저녁 먹고 한 시간 정도 산책하고 10시 전에 자기 바랍니다.

넷째, 운동을 해야 합니다. 운동이 심해지면 노동이 됩니다. 노동에 해당할 정도의 과한 운동은 안 됩니다. 소화를 촉진시킬 수 있는 정도로 가볍게 걷거나 산책하는 것을 권합니다.

너무 마른 분들은 대개 정액의 수치가 좋지 못하고, 본인의 생존만으로도 버겁습니다. 간신히 생활할 수 있는 정도까지 갈 수는 있을지라도 생식의 기능을 수행할 여력이 없습니다. 기혈이 부족하면 정자든 난자든 좋은 씨앗이 생길 수 없고, 건강한 수정란이 만들어질 수 없으며, 수정란이 들러붙어 자랄 수 있는 편안하고 따뜻한 자궁의 상태를 기대하기 힘듭니다. 이를 역으로 생각해 볼 필요가 있습니다. 오히려 임신이 안 된 것이 다행인 면도 있다는 것입니다. 현재의 몸 상태에서 임신이 되면 건강하지 못한 아이가 생길 수 있어 일부러 임신이 안 되도록 제어기전이 작동된 것은 아닐까요? 몸을 만들어 임신하라는 자연의 이치일 수도 있다는 것입니다.

사례 7

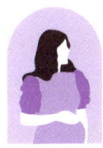

- 40세 · 저체중 · 인공수정 2회 실패 · 저혈압 · 부정맥 · 자연임신 출산

환자 개요 165cm, 50kg 비만도(BMI 18.4%로 하위 5%의 저체중).

결혼한지 만1년. 1개월 피임. 인공수정 2회 실패. 배란유도제로 배란은 5~6개 정도 되었다. 직장을 쉬면서 불면증이 와서 불규칙적으로 생활하고 있다.

초경은 중3. 생리주기는 30일 정도로 규칙적. 생리통은 생리 전날 허리가 아프다. 생리 3~5일전부터 발바닥이 너무 뜨겁다. 생리량은 예전에 비하여 줄었다. 인공수정하고 나서 더 줄었다.

커피는 많이 줄였다. 얼굴 피부는 중학교 2~3학년때부터 안 좋았다. 다른 한의원과 병원에도 많이 다녔다. 초음파 검진에서 자궁내막이 지저분하다 하였다. 4년 전에 신경을 많이 쓰고 체중이 많이 빠지면서 부정맥이 왔다. 심장초음파 검사에서 약간의 판막부전이 있다고 하였다.

치료 및 결과

어혈을 배출하여 하복부를 깨끗이 청소하는 한약 3일분

혈액을 보강하고 하복부를 소통시키는 녹용보약 3회 복용

혈액을 보강하고 수정, 착상을 도와주는 녹용보약 1회 복용 후 자연임신

안태 安胎 시키고 태아의 성장발육을 돕는 녹용보약 1회 복용

⋮

정상출산

Chapter 06

이병삼박사의 고찰

저체중의 상태는 임신이 되기에 적합하지 못하고 실제로 다낭성 난소 증후군, 생리불순 등의 증상을 야기합니다. 저체중은 수분과 양분의 흡수가 잘 안 되는 것입니다. 따라서 혈액도 줄어들고 그로 인하여 생식의 기능도 떨어질 수밖에 없습니다. 임신이 잘 되기 위해서도 먼저 소화흡수하는 기능을 고쳐야 한다는 것이 우리 몸의 오장육부는 서로 유기적인 관련성이 있고 생식기능도 마찬가지라는 한의학의 전인관全人觀 입니다. 저체중인 여성은 임신이 되어도 유산의 위험이 있기 때문에 임신해서도 안태하는 녹용보약을 드시는 것이 좋습니다.

비만한데 임신이 잘 될까요?

이병삼박사 "너무 비만해도 임신이 잘 안 됩니다. 체중부터 줄이셔야 합니다."

비만 환자 "저보다 훨씬 비만한 사람들도 임신만 잘하는데 체중을 꼭 줄여야 하나요?"

이병삼박사 "흡연하는 모든 사람이 폐암에 걸리나요? 그만큼 폐암에 걸릴 확률이 높아지는 것입니다. 그분들은 비만했어도 환자분보다 몸과 마음의 상태가 좋았을 것이고 다른 것들을 잘 하였을 것입니다. 비만한 분들은 배란장애가 흔하고, 임신이 잘 안 되는 분들이 훨씬 많습니다. 비만함에도 배란이 잘 되고 생리에 전혀 문제가 없다면 그나마 나은 것이지요."

진료실에서 꽤 자주 오가는 대화입니다. 식사량을 줄이면서 운동을 열심히 하여 체중을 줄이기가 그만큼 힘들기 때문에 이런 대답이 나올 것입니다. 하지만 몸이나 마음이 바뀌지 않으면 갑자기 임신이 될 수 없습니다. 무언가 문제가 있으니 임신이 안 되는 것이고 그중에 비만이라는 요인이 임신의 큰 적이라는 것은 서양의학과 한의학의 연구와 임상에서 이미 증명된 사실입니다.

집에서 고추를 한 포기 키워보십시오. 비료를 많이 주어, 잎이나 줄기 가지가 너무 무성해지면 꽃을 피우지 않습니다. 꽃을 피우지 못하면 열매를 맺을 수도 없습니다. 사람으로 따지면 씨앗에 해당하는 난자와 정자가 생성도 배출도 안 된다는 것입니다. 대체적으로 부자와 가난한 집 중에 누가 아이가 더 많습니까? 가난한 집에 더 많습니다.

Chapter 06

여러 가지 이유가 있겠지만 우선은 가난한 사람, 몸을 많이 쓰는 사람 중에 상대적으로 비만한 사람이 적고, 비만해도 활동량이 많다는 것입니다. 조선시대에 양반과 머슴을 생각해보면 됩니다. 요즘의 당뇨병을 포함하는 소갈*도 육식으로 대표되는 고량진미를 즐기고 신체활동을 거의 안 하는 양반이나 왕족들에게 많이 생겼습니다. 결국 이것저것 많이 먹고 비만해지면 고혈압, 중풍, 당뇨, 심장병, 관절병 등 여러 생활습관병이나 대사질환이 많이 오게 됩니다. 여성의 경우에는 난소의 기능이 떨어집니다. 그래서 배란이 잘 안 되는 다낭성 난소 증후군이 생기는 경우가 많습니다. 요즘 이 질환의 치료에 당뇨약을 추가로 처방하는 것이 이와 무관하지 않습니다. 이런 남자들에서는 정액 이상이 많습니다.

임신이 안 되는 부부들 중에 대표적인 유형이 결혼하고 부부 모두 체중이 10~20kg 늘어난 사람들입니다. 요즘 말하는 '확찐자'이지요. 사랑하는 사람과 함께 사니 얼마나 마음이 편하고 안정감이 있겠습니까? 저녁에 치맥이라하여, 거의 매일 치킨과 맥주는 기본이고 삼겹살에 족발에… 동물성 단백질로 대표되는 온갖 고량진미를 먹고 곧 잠에 드는데 어떻게 살이 찌지 않을까요? 마른 사람들은 이런 분들을 좀 따라해 보시기 바랍니다. 그런데 살이 찐 사람은 빼기가 힘들고, 마른 사

---

* 소갈(消渴)은 주로 고량진미(膏粱珍味)를 즐기고, 심적인 스트레스를 많이 받아 몸에 화열(火熱)이 많아져 수분과 진액을 졸이는 병으로 부위에 따라 상중하로 나누어 진단과 치료하였습니다. 심폐 부위의 상소(上消), 비위 부위의 중소(中消), 신장 부위의 하소(下消)로 구분되고 현대의 당뇨병이 중소와 유사합니다.

람은 살찌기가 힘들지요? 사람마다 각자 특별히 어려운 것이 있나 봅니다.

마른 상태는 건조한 것이고, 비만은 습한 것입니다. 습하면 곰팡이가 생기고, 부패합니다. 이러한 습기에 차고 더운 것이 함께하면 더 악화됩니다. 차고 습한 한습寒濕, 습하고 열이 나는 습열濕熱 을 생각해봅시다. 한습은 공기가 잘 통하지 않고 서늘한 지하실에 곰팡이가 피어 있는 것을 떠올려보면 됩니다. 습열은 물을 끓여 무언가를 삶는다고 생각해보면 쉽습니다. 우리 몸이 이러한 상태가 되어 있다고 생각해보십시오. 임신 출산은 고사하고 본인의 몸 자체에 병이 생기지 않는게 다행입니다.

비만하다면 체중부터 줄이셔야 합니다. 의심하지 말고 일단 해보십시오. 만약 임신이 안 된다해도 체중이 줄어 해로울 것은 없습니다. 임신을 위해서뿐 아니라 건강을 위해서도 필요합니다. 저는 특히 직장인들에게 체중감량을 당부합니다. 힘들게 직장을 다니면서 열심히 일한 수고가 과도한 체중 하나 때문에 모두 물거품이 될 수도 있습니다. 그로 인한 경제적 손실도 엄청납니다. 장기적으로 보면 차라리 직장을 그만두고 과도한 체중을 줄이는 것이 결과적으로 더 경제적일 수도 있습니다. 체중 1kg 줄이면 천만원을 저축한다고 생각하십시오. 아마 1억 넘게 절약하실 분들이 많을 것입니다.

그런데 체중을 줄였음에도 오히려 건강을 해치는 경우가 있습니다. 잘못된 방법을 따른 것이지요. 마치 항암제를 써서 암의 크기가 줄었는데 혈관이나 다른 신체 장기가 항암제의 독성에 의하여 망가진 것이지요. 이런 분들은 주객이 전도되어 암 때문이 아니라 잘못된 항암제에 의하여 사망한 것입니다. 실제로 이런 어이없는 일들이 많이 발생하지요. 다른 곳에서 약을 먹거나 나름의 방식으로 체중은 줄었는데 생리량이 줄거나 아예 끊겨 무월경이 오거나, 탈모가 오고, 난소기능이 떨어지고, 어지럽고, 귀에서 소리가 나는 증상들로 저를 찾아오는 분들이 많습니다. 살만 빼는 것은 그리 어렵지 않을 수도 있습니다. 며칠 굶기고, 이뇨작용을 촉진하는 약재들로 수분을 빼고, 아주 더운 성질의 약재를 사용하여 입을 바싹 마르게 할 정도로 수분을 고갈시키고, 설사를 시켜 영양분의 흡수를 막으면 체중은 줄어들겠지요. 하지만 몸에 필요한 수분 진액 혈액이 줄어들어 위에서 말한 부작용, 엄격히 말하면 위험하고 해로운 반응이 나타납니다. "과도한 체중감량 후에 몸이 갑자기 늙어버렸다."는 이야기를 간혹 듣습니다. 이삼십대에 40대의 난소기능을 갖거나 아예 난소기능부전을 진단받는 분들 중에서 여러 번의 과도하고 무리한 다이어트를 하는 분들이 많습니다. 정말로 목숨만 유지하는 연명의 수준으로 음식을 먹는 사람들이지요. 생존에도 버거운데 생식기능에까지 영양분을 보낼 수가 없으니 공장이 가동되지 못하고 이내 닫혀버리는 것입니다. 수목이 시들어 말라버리면 어떠한 방법으로도 되살릴 수 없습니다.

짧은 기간에 체중을 많이 감량해준다는 곳은 혹시나 건강을 해치게 하는 것은 아닌지 꼭 의심해봐야 합니다. 심지어 한 번도 대면 진찰을 하지 않고 전화로 주문을 받거나 누구에게나 같은 약을 처방해주는 곳은 무조건 경계해야 합니다. 자칫 쇠뿔을 교정하려다 소를 잡거나, 빈대 한 마리 잡으려다 초가삼간 태우는 우를 범할 수 있기 때문입니다. 시간이 조금 걸리더라도 건강하게 체중을 감량하는 방법이 중요합니다. 가장 좋은 방법은 자신의 체질과 증상에 맞는 한약과 식사요법, 운동을 병행하는 것입니다. 식사량을 줄이되 영양의 균형을 위해 음식의 종류와 가짓수는 어느 정도 유지해야 하며, 특히 과도한 저염식은 매우 경계해야 합니다. 이런 면에서 '닭가슴살+샐러드+저염식'의 3종 세트가 가장 위험합니다. 특히 평소에 저혈압, 두통, 어지럼증, 생리불순, 생리량이 적은 사람들은 특히 조심해야 합니다.

한약재 중에서도 다이어트에 많이 쓰는 '마황麻黃'이라는 약은 몸이 차고 습한 사람에게만 그것도 적당량을 쓰지 않으면 간과 심장에 무리가 오고 위에서 말한 부작용들이 가장 심한 약입니다. 한의사가 다루어야 하는 '전문한의약품'이라 생각하십시오. 아무나 달이거나 가루내어 무분별하게 오남용하면 위험합니다. 가장 좋은 방법은 주치의로 신뢰할 수 있는 한의사에게 자문하여 몸에 무리되지 않으면서 체질적 약점을 보강하고 신진대사를 적당히 촉진시켜주는 한약의 도움을 받는 것입니다. 도박 중독에 빠지거나 사기에 당하는 가장 큰 이유는 일확천금, 불로소득 같이 쉽게 돈을 벌려는 마음 때문입니다. "세상에 공짜 식사는 없다."*는 경구를 기억하시기 바랍니다. 체중감량도 마찬가지입니다. 길고 오래 가는 것이 찐眞입니다. 짧은 기간에 과도하

＊　"There is no free lunch."라는 영어 속담으로 '공짜를 바라지 마라.'는 것입니다.
　　공짜의 유혹에 넘어가면 거의 대부분 끝이 좋지 않습니다.

게 체중을 감량하면 반드시 몸에 무리가 오고, 어떠한 방법으로 체중을 뺐다 해도 요요현상이 오며, 예전보다 오히려 체중이 더 느는 분들이 많습니다. 몸은 정직합니다. 살이 찌지 않는 식습관과 생활습관을 가지시기 바랍니다. 먹기만 해도 체중이 빠지는 마법의 약물은 없고, 과도하게 식욕억제를 시키는 약물은 장기간 복용하면 의존성이나 중독이 생기고 몸에도 무리가 간다는 사실을 꼭 기억하시기 바랍니다.

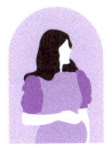

사례 8

- 37세 · 비만 · 생리불순 · 다발성 자궁근종 · 자연임신 출산

환자 개요 170cm, 84kg 비만도(BMI 29.1%로 우리나라 30대 여성 상위 100%의 심한 비만).

13세 초경이후로 생리가 불규칙했다. 엄마와 외할머니도 생리불순. 생리주기가 보통 40~50일. 3~4개월씩 안 한 적도 있었다. 28세 때는 석사 논문을 쓰고 있었는데 1년정도 무월경이 있었다. 검사상 이상은 없었다. 생리통은 고등학교때부터 생리 1~2일째있다. 초음파 검사에서 자궁근종 작은 것이 몇 개 있다고 한다.

편두통이 있고 얼굴이나 두피를 누르면 아프다. 수면은 꿈이 많고 불면증이 있다. 자다가 3~4번씩 소변을 보러 간다. 스트레스를 받으면 아랫배 양쪽이 아프다. 일부 동물성 음식에 비위가 매우 약하다. 가리는 음식이 많은데 좋아하는 것은 과식한다.

치료 및 결과

어혈을 배출하여 하복부를 깨끗이 청소하는 한약 3일분

피임을 하면서 체중을 줄이고 하복부를 소통시키는 한약 15일분 8회 복용

⋮

**혈액을 보강하고 수정, 착상을 도와주는
체질보약 15일분 5회 복용 후 자연임신 성공**

Chapter 06

이병삼박사의 고찰

건강한 임신 출산을 위해서는 먼저 체중부터 정상범위 안으로 돌려놓아야 합니다. 이분도 4개월 동안의 집중적인 비만치료 후에 생리불순과 월경통, 다발성 자궁근종 등 임신에 매우 불리한 환경을 개선하는 한약 2~3개월의 복용 후 자연임신을 하였습니다. 임신을 계획하시는데 비만하다면 먼저 체중부터 줄이십시오.

직장인 vs 주부! 누가 임신에 유리할까요?

직장인과 주부 중에 누가 더 임신이 잘 될까요? 각자 임신에 유리할 수도 불리할 수도 있습니다. 자신의 몸과 마음의 상태에 따라 다른 것이지요. 실제로 임신이 잘 안 되거나, 여러 번 유산된 분들 중에서 휴직이나 퇴직을 하는 것이 좋은지에 대하여 문의를 하는 경우가 많습니다.

직장인이라면 출근에 너무 바빠 아침식사를 제대로 챙겨 먹지 못하는 것, 과로와 스트레스에 의하여 소진되는 것, 오래 앉아서 일하는 것, 술 담배에 대한 유혹을 경계해야 합니다. 전업주부는 너무 늦게 일어나고, 늦게 자고, 오래 누워있고, 안 움직이고, 경우에 따라서는 무료함과 외로움으로 알콜에 대한 의존을 하게 되는 상황을 조심해야 합니다.

직장생활이 즐겁고, 재미있고, 심적으로나 체력적으로도 부담이 없는 경우에는 다니는 것이 훨씬 임신에 유리합니다. 반면에 극도의 스트레스를 받고, 출퇴근에 2~3시간이 걸리거나 과도한 업무와 직장 상사, 동료, 부하직원, 거래처 등의 인간관계로 인한 스트레스를 받는다면 임신에 불리합니다. 이러한 분들은 퇴근 후에 열정적인 부부관계를 하기 힘들고, 심지어는 배란일에 맞춰 부부관계를 가지는 것마저도 힘듭니다. 직장생활을 한다면 내가 감당할 수 있는 정도의 스트레스인지, 그것으로 인해서 내가 활력과 생기가 생길 수 있는 정도인지를 잘 판단해서 너무 힘들다면 임신을 위한 휴직도 고려해야 합니다.

그리고 대개의 직장인들은 앉아서 일을 많이 하는데 오래도록 앉아

Chapter 06

서 일하는 직장인들은 남녀 모두 임신에 불리합니다. 예전부터 한의원에 자주 오시는 직업군이 있습니다. 대개 전산직, 운전직인데 이 둘의 공통점은 종일 앉아서 일한다는 것입니다. 여성이든지 남성이든지 종일 앉아서 일하는 것이 굉장히 몸에 좋지 않습니다. '이코노미 클래스 증후군'이라는 얘기를 많이 들어보셨을 것입니다. 좁은 비행기 좌석에 장시간 앉아있을 때 하지 쪽으로 혈액순환이 안되면서 붓기도 하고, 통증도 있고, 순환장애, 저림 등 불편을 호소하는 것입니다. 이와 비슷한 증상으로 골반 울혈 증후군이라는 것이 있습니다. 골반 쪽으로 '혈액이 울체되어 있다, 정체되어 있다, 순환이 떨어져 있다.'는 것입니다. 오랫동안 앉아있다 보면 하복부 쪽으로 소통이 안 됩니다. 여성일 경우에는 당연히 생식기에 문제가 생깁니다. 요즘에는 중고등학생들에게서도 발생합니다. 생리통이 있어 초음파 검사를 하면 자궁근종, 난소낭종 같은 혹들이 있는 경우가 많습니다. 난소낭종이 더 자주 발생하는데, 난소가 두 개 있다는 이유로 너무 쉽게 수술로 제거하여 안타깝습니다. 다시 재발되는 경우가 많은데 계속 수술을 하게 되면 난소가 남아나지 않아 임신을 못하는 황당한 사례들도 생깁니다. 가장 큰 문제는 오랫동안 앉아 있다는 것입니다.

특히 직장 여성들께 제가 말씀드리는 것은 "무조건 한 번이라도 더 자리에서 일어나라!"입니다. 고객을 응대하는 직업이라면 더욱 "자신의 건강을 위해서라도 일어나라!"라고 합니다. 그럼 손님들한테도 좋은 이미지를 줄 수 있고, 자신의 건강에도 좋습니다. 전화를 받을 때도 전화기를 가능하면 멀리 두어 일어나서 받으라는 것입니다. 이때라도 일어나야 합니다. 일어나면 그만큼 순환이 되겠지요? 고무호스에 물이 가득차 있다면 트럭이 지나가도 눌리지 않습니다. 하지만 물이 없다면 조그마한 압력에도 눌립니다. 우리 몸의 혈관도 혈액이 부족할 때 신체의 체중으로 눌리게 되면 순환이 되지 않습니다. 전신의 체중, 하중을 골반이 지탱하고 있는데 순환이 잘 안되면 임신이 되지 않고 자궁이나 난소, 나팔관에 질환이 생기는 경우가 상당히 많습니다. "무조건 자주자주 일어나자! 하복부 쪽에 순환이나 소통을 좋게 하는 운동을 하자!"는 것을 당부드립니다. 이 작은 실천이 여러분의 건강한 임신에 매우 큰 도움이 될 것입니다.

직장을 다니면 아무래도 술, 담배의 유혹이 많습니다. 술 담배를 하는 사람들이 눈에 보이는 것 자체가 유혹이지요. 다행히 요즘은 직장에서도 술이나 담배를 권하는 사람이 많지 않습니다. 그럼에도 여전히 과하게 하는 사람들이 있습니다. 더구나 임신을 준비한다면 남자든 여자든 모두 절제하되 특히 여성은 더 조심해야 합니다. 그런데 임신의 가능성이 있거나 준비를 하면서도 술을 마시는 여성이 있습니다. 생리가 불규칙한 여성도 피임을 하지 않으면 임신이 될 수 있는데 이를 전혀 고려하지 않고, 피임도 하지 않고, 술을 자주 많이 마시고 임신이 되는 경우에는 본인과 태아 모두에게 좋지 않습니다. 특히 담배는 임신하고 나서 보다 임신 전에 끊으시기 바랍니다. 정자와 난자에 나쁜 영향을 미치기 때문이지요. 담배를 못 끊어서 굉장히 고통스러워하는 여성분들도 계시는데 임신하면 더 끊기 어렵습니다. 임신하고도 못 끊어, 결국 아이가 사산되는 경우도 봤습니다. 니코틴이나 일산화탄소로

Chapter 06

인해서 태아의 뇌에 치명적인 문제가 생길 수 있습니다.

전업주부 중에도 '키친 드링커*'라 하여 남편이나 가족이 없는 시간에 집에서 혼자 홀짝홀짝 술을 마시다가 알콜중독에 빠지거나, 눈치 볼 사람이 없으니 마음껏 담배를 태우다 니코틴 중독에 빠지기도 합니다. 아이를 갖는다는 것은 일생의 중차대한 일임을 잊으면 안 됩니다. 엄마와 아빠의 몸과 마음의 상태가 씨앗이 되기 때문에 지구상에 가장 훌륭한 유전자를 남기겠다는 생각으로 100일 동안 남편과 함께 술, 담배를 끊고 몸과 마음을 정화하는 준비를 통해서 임신을 한다면 분명 건강하고 지혜로우며 총명한 아이가 나올 것입니다.

주부에게는 제가 항상 묻는 질문이 있습니다. "아침 몇 시에 일어나느냐?"입니다. 많은 사람들이 답변을 얼버무립니다. 10시, 11시, 12시라고 하시는데 대개 그분들은 낮 12시 넘어 일어나는 분들이 많습니다. 수면 시간도 10시간이라 하는데 그보다 많이 잘 확률이 높습니다. 이리하면 하루의 리듬이 깨지게 됩니다. 그렇게 늦게 일어난다는 것은 늦게 자서 그렇겠죠? 늦게 자고, 늦게 일어나면 하루에 세 끼를 먹기가 힘듭니다. 세 끼를 먹는다 해도 점심, 저녁, 늦은 저녁을 먹게 되는데 이것이 좋지 않습니다. 저는 주부들에게 "하루 세끼를 정해진 시간에 먹으라."고 강조합니다. 요즘 '삼식이'라고 하면 은퇴하신 가장들을 조롱하는 말로 사용되고 있는데 '1일 3식'이 매우 중요합니다. 사실 3식이가 되는 것이 말처럼 쉽지 않습니다. 더군다나 정해진 시간에 아침,

* kitchen drinker

점심, 저녁을 먹으려면 생활습관이 좋아져야 하기 때문에 몸이 건강해질 수밖에 없습니다. 마른 사람들이 군대에 가서 인생 최고의 체중을 기록하는 경우가 많습니다. 규칙적으로 생활하고, 훈련 작업 체육 등의 신체활동을 하고, 무엇보다 아무 생각이 없으니 체중이 늘 수밖에 없지요. 저체중의 주부라면 군인처럼 실천해보시기 바랍니다.

실제로 집에서 아무 일 안 하고, 늘어지게 잠만 자고, 안 움직이면 절대 임신이 되지 않습니다. 이런 분들은 무력감이나 우울증에 빠져 있기도 합니다. 집에 계시는 분들이라면 하루에 꼭 정해진 시간에 식사하고, 운동하고, 불필요하게 시간을 낭비하지 말고 생산적인 일을 하시기 바랍니다. 꼭 경제활동만이 아니라 취미활동, 자아실현, 봉사 등의 일을 해보시기 바랍니다. 그러면 잡념도 사라지고 하루하루가 신나고 재밌어집니다. 사실 임신에 대해서도 오히려 집착에서 벗어나 잊어버리고 다른 일들에 몰두하다 보면 자연스럽게 소식이 찾아오는 경우가 많습니다. 활력을 갖기 위해 꼭 규칙적인 생활과 습관을 지키시기 바랍니다. 세상에서 가장 불행한 사람이 '시간도 없고, 돈도 없는 사람'이라고 합니다. 주부님들은 일단 '시간'은 확보하셨으니 이를 잘 활용하시면 행복해질 확률이 높습니다. 거창한 목표를 갖지 말고 우선 '아침 8시 전에 일어나서 아침 식사를 한다. 낮잠은 1분도 자지 않는다.' 이 두 가지만 실천해보시기 바랍니다. 곧 놀라운 변화가 생길 것입니다.

Chapter 06

냉 대하, 반복성 재발성 질염, 방광염과 임신

임신이 잘 되지 않거나 여러 번 유산이 반복되는 여성 중에 질염이 있고, 그것도 자주 재발하는 경우가 있습니다. 여성분들에게 굉장히 골치 아픈 질환이 질염입니다. 우리 몸의 어디에라도 염증이 생길 수 있는데 질膣 은 자궁으로의 입구이자 관문이기 때문에 매우 중요합니다. 질의 염증을 보통 냉이나 대하라고 이야기합니다. 냉은 말 그대로 찰 냉冷 자로서 차다는 뜻이고, 대하帶下 는 '허리띠 밑의 아랫부위에서 흐른다'는 의미입니다. 몸을 건물로 따지면 여성의 생식기에 해당하는 곳은 지하실이라고 할 수 있습니다. 지하실이 습하면 곰팡이가 생기는데, 이러한 곰팡이의 부산물이 질 분비물이라고 생각하시면 됩니다.

질의 분비물이 많을 때는 질의 환경이 좋지 않기 때문에 일단은 질 쪽으로 정자가 유입되었을 때 생존 환경도 좋지 않습니다. 좋은 정자가 자궁 쪽으로 진입하는 데 방해가 될 것이니 임신에 불리합니다. 또한 이러한 질 분비물이 자궁의 경부를 공격하면 자궁 경부에 염증이 생깁니다. 자궁 경부의 세포도 이상하게 변합니다. 장상피화생, 자궁경부 이형성증이 오고, 심해지면 자궁경부암이 되는 것입니다. 분비물이 자궁의 내막 쪽으로 침투를 하면 자궁내막에 염증을 유발할 수 있고, 또 나팔관으로 들어오면 나팔관에 염증, 골반에 염증이 연쇄적으로 파급됩니다. 나팔관에 염증이 생기면 나중에 속된 말로 '떡'이 됩니다. 나팔관 내부에 공간이 없어지게 되고, 정자가 통과될 수 없습니다. 정자가 통과될 수 없으니 수정란이 만들어질 수 없고, 설령 수정란이 만들어진다고 해도 수정란의 이동을 방해할 수 있습니다.

그렇다면 반복되는 질염에서 어떻게 탈출할 수 있을까요? 서양에서는 곰팡이 잡는 약을 씁니다. 무좀에 걸렸을 때 무좀약인 곰팡이 잡는 약을 쓰는데, 질염도 같은 항진균제나 항생제를 씁니다. 하지만 지하실에 곰팡이가 생겼을 때 걸레로 닦고 곰팡이 잡는 약을 뿌려도 다시 생깁니다. 환기와 통풍을 잘 시키고 따뜻하게 불을 때야 해결이 되지요. 여성들도 하복부의 질이나 자궁 쪽으로 환기와 통풍이 잘되고, 혈액순환을 통해 따뜻하게 해 줘야 근본적으로 치료됩니다. 그렇지 않으면 반복성, 재발성 질염 또는 질염이 방광까지 이어져 방광염까지 올 수도 있습니다. 이처럼 질염이 있는 경우에는 임신에 매우 불리한 환경이 될 수밖에 없습니다. 결과적으로 냉이 있다고 하는 것은 몸이 차다는 것인데, 질만 차다고 할 수 없고 자궁과 나팔관도 차가울 것이기 때문입니다.

Chapter 06

사례 9

- 40세 • 한쪽 나팔관 폐쇄 • 자궁근종 • 반복성 질염 방광염 여성의 자연 임신 출산

환자 개요

결혼하고부터 만2년 동안 피임을 하지 않았는데 임신이 안 되었다. 결혼 후 잦은 방광염과 질염으로 종합병원과 비뇨기과를 다니면서 정밀검사까지 받았으나 이상이 없다고 하였다. 결혼 전에도 냉이 있었다. 나팔관 조영술을 해보니 왼쪽 나팔관이 폐쇄되었다고 한다. 자궁근종도 하나 있다.

초경은 중1. 생리주기는 30일 정도로 규칙적. 초경 때부터 생리통이 있다. 아랫배가 아프고 소화가 잘 안 된다. 결혼 전에는 커피를 하루에 3잔 정도 마셨는데 결혼하고 끊었다. 손발이 차다. 추위를 더 못 참는다. 이불을 잘 덮고 잔다. 평소에 물을 적게 마신다. 더운 음식이 좋다. 식사량이 많지 않다. 잘 체한다.

이병삼경희한의원의 체열진단(DITI) 결과 - 손발, 복부, 생식기 부위가 찬 것으로 나타남.

치료 및 결과

어혈을 배출하여 하복부를 깨끗이 청소하는 한약 3일분

혈액을 보강하고 하복부를 소통시키는 녹용보약 20일분 복용

혈액을 보강하고 하복부의 기혈순환을 돕는 체질 보약 15일분

⋮

자연임신 출산에 성공

이병삼박사의 고찰

한쪽 나팔관이 막혀 있고, 자궁근종이 있고, 질염 방광염이 잦다면 하복부의 기혈순환이 안 되는 것입니다. 한약과 함께 식사요법, 운동을 잘 실천하시어 고령임에도 불구하고 빨리 자연임신이 되었습니다. 비뇨생식기 계통에 사소한 질환이라도 있었던 분들은 반드시 임신 전에 한의원을 방문하셔서 근본적인 치료를 받으신다면 질환의 치료는 물론 건강한 임신도 하실 수 있습니다.

본인 후기

저는 작년 가을에 인터넷을 검색해서 지방에서 처음 한의원을 찾아갔습니다. 늦은 나이에 결혼 후 잦은 방광염과 질염으로 고생하였고, 2년 동안 피임을 안했어도 자연 임신이 되지 않았고, 자궁근종도 1개 있었고, 나팔관 조영술 결과 한쪽 나팔관 폐쇄! 그래서 시험관 시술 하기 전에 보약먹고 시도해볼까 생각해서 찾아갔습니다.

　결혼하고도 보약은 서로 다른 곳에서 두 번 먹었습니다. 한의원에 가면 '몸이 차다, 몸을 따뜻하게 해야한다'는 소리만 들었는데 원장님은 다른 한의원과 좀 달랐습니다. 뭔가 실질적인 도움을 주셨던 부분은 나팔관도 근육이라며 막힌지 얼마 안되면 뚫을 수 있다고 등산을 많이 하고 옆구리 운동 많이 해주라고 하셔서, 일주일에 한 번 많게는 두 번 정도 등산을 했고, 요가도 꾸준히 같이 병행했습니다. 특히 요가운동 할때는 옆구리가 아플 만큼 쫙 늘리는 동작을 했는데 평소에 운동을 거의 하지 않는 편이라 이것도 도움이 좀 된 듯하고 저는 40세로 노산이고 여러 가지 안 좋은 증상이 많이 나타났는데 그보다 더 한 사람도 임신했다고 아무것도 아니라고 용기주셔서 힘을 많이 얻었습니다.

 소음인이라 짜고 맵게 먹고, 마늘 생강 파를 많이 먹으라고 특히 마늘을 전자레인지에 돌려서 꽤 많이 먹었습니다. 두 달 보약 먹고 원장님이 세 달째 임신 시도해보자고 하셨는데 거짓말처럼 세 달째 임신이 되었고 지금은 임신 18주 폭풍같은 입덧이 지나고 안정기에 접어들었습니다. 늦게나마 원장님께 감사의 마음을 전하며 나중에 아기 낳고 보약 지으러 또 가겠습니다.

피로와 임신

:

현대인들은 정말 격무에 시달리고 SNS, 인간관계, 소통 이런 것에 많이 기운이 달려 피로를 호소하는 경우가 많습니다. 그렇다면 피로는 임신에 불리할까요? 유리할까요? 당연히 불리합니다! 왜 불리할까요? 몸이 피로한데 서로 부부관계 하고 싶은 생각이 나겠어요? 남자가 여자를 생각하고, 여자가 남자를 생각하려면 여력이 있어야 합니다. 남는 힘이 있어야 서로를 생각하고 부부관계를 할 수 있습니다. 요즘 부부들은 거의 맞벌이를 하고, 직장에서도 소위 '탈탈 털린다'고 표현을 합니다. '번아웃 증후군'이라고 하지요. 완전히 소진되고 탈진되는 상황에서는 정상적인 부부관계를 가질 수도 없습니다.

따라서 임신을 준비한다면 먼저 심신의 활력을 찾고 피로를 해결하려는 노력을 해야 합니다. 아이들은 가만히 앉아있지 못하고, 들썩이며 날아다닐 정도인데 나이가 들면 앉아야 하고, 누워야 하고, 쉬어야 합니다. 몸의 피로가 없다는 것은 몸이 날아갈 듯 가벼운 상태이고, 반대로 피곤하다는 것은 젖은 솜같이 몸이 축 늘어집니다. 술에 취한 사람이나 죽은 사람을 들기 힘든 이유는 기운이 아래로 축 처져 있기 때문입니다. 중력이 땅에서 끌어내립니다.

흔히들 '피로는 간 때문'이라고 하는데 피로하다고 간 기능 검사를 하면 실제로 나쁜 경우도 있지만, 대개는 이상이 없습니다. 피로가 간 때문이라고 하는 것은 한의학에서 혈액을 저장하는 탱크라고 표현하는 간에 건강한 혈액이 부족하다는 것입니다. 간에 혈액이 충만할 때 우리 몸에 산소를 운반하고, 적혈구와 산소가 결합하면서 ATP라는 에너지를 생산하여 몸에 생기와 활력이 생기는 것입니다. 한의학에서 간을 '파극지본罷極之本'이라고 합니다. '극極이라는 죽음의 겨울을 끝내는罷 근본이 되는 장기'라는 것입니다. 간이 봄의 새 생명을 이끌어내는 에너지를 가지고 있다는 뜻입니다. 이렇듯 간은 봄에 흙을 뚫고 싹이 튀어나오는 생장의 기운을 의미합니다. 아직 서양의학에서는 피로에 대하여 진단과 치료에 뾰족한 방법이 없습니다. 하지만 한의원에서는 간과 신을 포함한 오장육부를 보강하여 생기와 활력을 되찾게 하여 피로를 없애고 원기를 돋우어 건강한 임신에 도움이 되는 방법들이 많으니 활용하시기 바랍니다.

신선배아보다 냉동배아 이식의
임신성공률이 높은 이유?

어감에서도 '신선'과 '냉동'은 큰 차이가 있습니다. 얼핏 생각하면 당연히 냉동배아 보다 신선배아 이식에서 임신성공률이 높을 것 같지만 대다수의 논문들에서는 그 반대의 결론을 내고 있습니다. 그 이유에 대하여 과배란을 위한 성선자극호르몬 치료가 착상에 필요한 자궁내막의 수용성을 높여주는 유전자들의 발현에 손상을 일으켜 착상에 좋지 못한 영향을 끼치기 때문이라고 합니다. 난소 과자극 증후군이 해소되고 자궁내막 손상이 정상화되는 시기에 시행하는 냉동배아 이식에서 오히려 착상률이 높아지는 것입니다. 과배란 시술에 의하여 몸과 마음이 스트레스를 많이 받고, 호르몬의 불균형이 정상화되지 않은 상태이므로 착상에도 불리합니다. 따라서 배란이 잘 되는데 임신이 안 된다는 이유로 묻지마식 과배란유도에 의한 임신시도나 인공수정 시술은 지양해야 합니다. 시간과 돈과 감정과 체력을 낭비하는 일이기 때문입니다.

임신을 위한 자궁내막의 두께는 최소한 7~8밀리미터 정도는 되어야 한다는 의견이 지배적입니다. 자궁내막이 얇아지는 이유는 대개 급만성 염증, 근종이나 용종의 수술, 계류유산이나 임신중절에 시행하는 소파수술, 클로미펜으로 대표되는 배란유도제의 사용 등을 꼽습니다. 특히 임신을 위하여 시행하는 배란유도제에 의하여 오히려 자궁내막이 얇아져 착상에 방해가 되는 것은 모순입니다. 실제로 체외수정을 진행하다 중단하는 대표적인 이유는 배란유도제에 의한 난소 과자극 증후군 때문입니다. 따라서 자연적인 배란이 잘 된다면 굳이 배란유도제를 쓸 필요가 없습니다. 자연임신, 인공수정, 체외수정의 어떠한 방식이든 임신의 마지막 관문은 자궁내막에서의 착상입니다. 예선전 때문에 가장 중요한 결승전이 방해받는 것은 안 됩니다. 물론 한의학적으로는 자궁으로의 혈액순환 장애에 의하여 내막이 충분히 영양을 공급받지 못하여 제대로 증식하지 못하는 것으로 보고 이를 개선하는 치료를 통하여 착상을 돕습니다.

Chapter 06

턱 밑 여드름, 얼굴의 피부 상태와 임신

얼굴에 피부가 안 좋아 고민하는 분들이 매우 많습니다. 길을 가다가 우연히 이런 분들을 볼 때마다 안타까워 무료로 상담을 해드리고 싶을 정도입니다. 특히 여성분 중에서 턱 밑에 여드름이 있거나, 트러블이 잘 생기는 분이 있습니다. 피부상태는 생리 전후에 유독 심해집니다. 생리 전에는 자궁 쪽으로 혈액을 많이 보냅니다. 왜냐하면 자궁의 내막을 충분히 부풀려야 내막에 수정란이 견고하게 뿌리를 내리므로 임신을 위한 준비는 자궁 쪽으로 혈액을 보내는 것입니다.

혈액이 충분할 때는 자궁으로 보내고 남는 혈액이 있는데 부족한 경우는 다른 쪽으로 못 가게 됩니다. 심장에서 가장 먼 쪽은 흔히 말초라고 하는 손, 발끝과 얼굴입니다. 얼굴은 심장과 거리상으로는 가깝지만 중력을 거슬러서 올려야 하기 때문에 혈압이 낮고, 순환이 떨어지는 사람들에게는 무리가 되는 것입니다. 누구라도 생리혈이 빠져갈 때는 혈압도 떨어져 혈액순환에도 장애를 가져오니 컨디션이 좋지 않습니다.

턱은 경락적으로 임신을 주관하는 임맥任脈이 주관하는 부위입니다. 인체의 앞쪽에 생식기에서부터 아랫배를 통해 가슴 부위를 지나 턱까지 올라오는 경락입니다. 따라서 턱 밑에 여드름이 있다면 임맥이 흐르는 부위의 건강 상태가 좋지 않다는 신호이니 임신에 불리하다고 생각하시면 됩니다.

간혹 사시사철 입술에 윤기가 없고 메마르거나, 조금만 추워도 입술이 시퍼런 분이 계신데 몸에 수분 진액 혈액이 부족하다는 징표입니다. 입술은 피부와 점막의 중간이며 가는 혈관들이 분포되어 있는데 미세순환이 떨어져 있다는 것입니다. 따라서 질, 자궁 나팔관 등의 점막도 마찬가지 상태임을 알 수 있습니다. 한약의 치료를 통하여 턱 밑, 입술, 얼굴의 피부상태가 좋아지면 드디어 임신을 할 수 있는 자격을 갖추었다고 말씀을 드립니다. 한의원을 방문하셔서 치료를 통해 건강한 임신을 하시길 바랍니다.

Chapter 06

사례 10

• 33세 • 턱 밑 여드름 • 수족냉증 • 어지럼증 • 둘째 자연임신 출산

환자 개요 175cm, 58kg

혈압이 낮다. 턱 밑에 여드름이 심하다. 둘째를 가지려고 한다. 손발이 차다. 첫째 출산 후부터 어지럽다. 생리주기는 28일 정도로 규칙적. 생리시 덩어리가 많다.

 33세. 192cm, 87kg

고혈압약을 4년째 먹고 있다. 하루에 대변을 4~5번 본다. 아침에 일어나자마자 대변을 본다. 대변이 항상 풀어져 나온다. 처음 고혈압을 발견할 때 머리가 아프고 심장비대 소견이 있었다. 그때부터 싱겁게 먹는다. 5년 전에 대장용종 수술을 받았다. 가끔 어지럽다.

치료 및 결과

 어혈을 배출하여 하복부를 깨끗이 청소하는 한약 3일분

혈액을 보강하고 하복부를 소통시키는 녹용보약 20일분 복용

 양기를 보강하고 남성을 강화하는 녹용보약 20일분 3회 복용

자연임신 출산에 성공

이병삼박사의 고찰

이분은 턱 밑에 여드름이 심하였으며 저체중, 저혈압이 있었습니다. 자궁은 혈실血室이라 하여 혈액이 충만해야 제대로 기능하여 착상이 견고하게 되어 임신을 잘 유지하여 출산까지 무난하게 이루어질 수 있습니다. 턱 밑에 여드름이 많다는 것은 중력을 거슬러 혈액을 얼굴쪽으로 올리지 못하는 것이고, 턱 밑은 경락적으로도 임신을 주관하는 경락의 순환경로이기 때문에 임신능력을 가늠하는 지표로도 활용됩니다. 남편도 고혈압, 대변에 문제가 있어 부부 모두 보강하는 한약의 복용으로 둘째 임신과 출산에 성공하였습니다.

Chapter 06

과도한 스트레스와 임신

한의원에서 상담을 하는 동안 '스트레스'라는 단어를 10번 이상 말하는 분들이 있습니다. 현대인에게 스트레스는 없을 수 없습니다. 스트레스를 오히려 친구처럼 편안한 대상으로 여기며 생활화하는 것이 현명한 삶의 지혜가 될 수 있습니다. 그런데 아이러니하게도 스트레스가 없으면 사람은 죽습니다. 스트레스도 마음과 몸에 적당한 정도는 생존에 반드시 필요합니다. 하지만 과유불급이라는 말이 있듯 지나칠 때 문제가 됩니다.

노르웨이에 이런 이야기가 있습니다. 바닷가에서 청어를 잡아 내륙에까지 산채로 운반하고 싶은데 오는 사이에 다 죽어버린다는 것입니다. 하지만 통속에 바닷장어를 넣어 놓으면 장어가 청어를 잡아먹기 위해 호시탐탐 노리고 있어서 청어는 먹히지 않으려 움직여 도착해서 보니 청어가 전부 살아 있었다고 합니다. 그래서 적당한 스트레스는 생존에도 도움이 된다는 것입니다.

심적으로 너무 스트레스를 받으면 '열 받는다', '화가 난다'고 합니다. 그리하면 우리 몸에서 수분, 진액, 음액이 전부 말라버립니다. '피가 마른다'고 하지요. 스트레스를 많이 받으면 탈모가 생기는데 특히 원형탈모는 면역력의 저하라고 하지만 수분과 진액이 말라버려 생기는 것입니다. 흔히 '속상하다'고 말합니다. '속'이라는 게 소화기관, 내장, 생식기관을 말하는 것인데, 이 속이 상하는 것입니다. 유치원과 초등학교 여선생님들에게 자궁질환이 많습니다. 아이들을 상대하면서

도와주고 케어해주다 보니 많이 힘드신 것 같습니다. 이것이 심적인 스트레스입니다.

육체적인 스트레스도 마찬가지인데요. 신체적인 과로, 심리적인 과로 모두 문제입니다. 적당한 정도의 운동이나 훈련은 굉장히 좋지만 과도하면 젊은 사람들이라도 갑자기 체력과 면역력의 저하로 인하여 급성 백혈병 같은 것이 와서 급사하기도 합니다. 당연히 과도한 스트레스는 임신에도 굉장히 매우 장애가 되고 방해가 됩니다. 직장생활을 하는 데 있어서 상하 관계, 동료 관계, 일에 대한 과도한 업무로 인한 스트레스가 있는 분들은 여건이 된다면 휴직도 고려해 보는 것이 좋습니다. 과도한 스트레스를 피할 수 있다면 피하는 것이 임신에 많은 도움이 되기 때문입니다.

Chapter 06

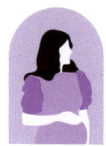

사례 11

- 35세 • 피로 • 스트레스 • 수족냉증 • 둘째 임신 출산

환자 개요 167cm, 60kg

직장을 다니면서 첫째 육아중이라 매우 피곤하다. 첫째 때는 커피를 안 마셨는데 2년 전부터 부서를 바꾸면서 스트레스와 피로가 심해 하루에 2잔 정도 마신다. 3개월 전부터 둘째 임신 시도를 하는데 잘 안 생긴다. 첫째 아이 임신초기에 방광염으로 입원하여 치료함. 가끔 커피 많이 마시거나 피곤한 날에 방광염이 재발함.

초경은 중1. 생리주기는 30일. 기간은 7일 정도. 생리통은 거의 없다. 냉도 많지 않다. 손발이 차다. 추위를 탄다. 이불을 잘 덮고 잔다. 따뜻한 음식이 좋다.

치료 및 결과

어혈을 배출하여 하복부를 깨끗이 청소하는 한약 3일분

혈액을 보강하고 하복부를 소통시키는 녹용보약 20일분 3회 복용 후 자연임신 출산

이병삼박사의 고찰

여성은 만 35세부터 생식능력이 급격히 떨어지는데 첫째 육아와 직장 스트레스로 피로가 많은 분이었습니다. 피로가 심한데 에너지 드링크라고 미화되어 불리는 고카페인 음료와 커피로 버티며 지내는 분들이 많습니다. 이런 날이 지속될수록 본인의 건강도 해치게 되며 임신은 요원할 수밖에 없습니다. 심신의 스트레스와 피로를 해소하는 한약복용과 휴식, 운동을 통해 몸을 보강한 후에 임신하시기 바랍니다.

Chapter 06

불감증과 성욕 저하는 임신을 어렵게 합니다.

임신이 잘 안되는 부부들 중에는 부부관계의 횟수가 절대적으로 적은 경우가 많습니다. 이러한 부부들에게서 많이 듣는 말은 "특별히 임신을 위하여 아직 그리 많은 노력을 해보진 않았습니다."입니다. 하지만 대개의 경우에는 배란일을 따져 임신을 시도하지 않아도 임신이 됩니다. 임신을 하려면 당연히 부부관계를 해야 되고, 그것도 배란기에 맞춰서 해야겠지요. 난자는 수정 능력이 배란 후 12시간에서 24시간 정도밖에 안 되고, 정자는 2~3일 정도 산다고 하니까, 보통 배란 3일 전부터 배란당일까지 매일 하는 것이 좋습니다. 어떤 사람은 이틀에 한 번 부부관계를 하라고 하는데 금욕을 통하여 미리 정액을 비축하거나 정력을 좋게 하여 매일 관계를 하면 임신의 확률이 훨씬 높아질 것입니다.

아이는 인위적인 노력에 의하여 일부러 만드는 것이 아니라 정상적인 부부간의 사랑의 결과로 '저절로 만들어지는 것'이라 생각합니다. 부부 사이에는 생리 기간이 아니라면 당연히 부부관계가 있어야 합니다. 어떤 부부는 여성이 고작 1년에 한두 번 생리를 할 정도로 주기가 매우 불규칙하고 배란장애가 있었음에도 임신이 되더군요. 그런 경우는 부부간의 사랑이 매우 돈독하여 관계가 충분하여 그렇습니다. 물론 운이 좋았다고 할 수도 있겠지만 그만큼 많은 시도로 확률을 높였다고 생각해야 합니다. 임신은 남녀가 함께 해야 가능하고, 손바닥도 마주쳐야 소리가 나듯 부부가 서로 긴밀하게 협조하고 협동하는 팀플레이라 할 수 있습니다.

　그런데 어느 한쪽이 성적으로 굉장히 저하되어 있는 경우에는 임신이 어려울 수 있습니다. 부부의 임신상담을 하는데 남편이 오셔서 하소연합니다. "부인하고 부부관계를 하기가 참 힘듭니다. 부인이 거의 아무런 반응을 하지 않고 시체처럼 누워있습니다." 그러면 어떤 남자가 성욕이 생기고, 부부관계가 원만히 되겠습니까? 대개 불감증이라고 하면 여성에 문제가 많습니다. 성욕은 '물을 끓이는 것'에 비유할 수 있습니다. 물도 충분해야 되고, 불도 그에 맞게 세야 물을 끓일 수 있습니다. 그래서 여성의 불감증은 물이나 불이 부족하고 몸이 차가워 생기는 경우가 많습니다. 물론 남성의 경우에도 정자의 상태가 좋지 않거나, 성욕이 떨어지고, 성기능이 약화된 것도 마찬가지 이유입니다. 따라서 이런 분들은 비뇨 생식기가 위치한 부위에 물과 불을 공급하여 따뜻하게 덥혀 줌으로써 성기능을 회복하는 원리의 치료를 하면 많이 좋아집니다.

　여성이 너무 메말라 애액이나 점액이 충분히 나오지 않으면 성교곤란증이나 성교통이 생기고, 심리적으로 너무 긴장해도 부부관계가 잘 안 되는 경우도 있습니다. 이런 요인들을 잘 찾아 고쳐주면 임신에 큰 도움이 됩니다. 남성도 성욕이 매우 저하되어 있다는 것은 정력이 매우 약한 상태입니다. 사실 정력은 남성이나 여성에 똑같이 해당이 됩니다. 정精은 생식을 위해 가장 기본적으로 필요한 물질이고, 그러한 힘이 정력입니다. 정력이 강화되었을 때 부부가 충분히 성감을 느끼고 서로를 찾는 것입니다. 임신이 잘 되려면 건강한 정자가 자궁으로 들어와야 합니다. 한의학의 치료 중에 부항처럼 음압을 통해서 정자를 빨아들여야 자궁으로, 나팔관으로 쉽게 들어올 수 있습니다. 여성이 성적인 극치에 도달하면 질과 자궁이 수축하면서 음압이 생겨 정자를 나팔관까지 빨아들이는 것입니다. 그런데 매우 수동적인 상태에서 별 감흥조차 없고, 남편에게 호응을 해주지 않는데 어떻게 정자를 받아들일 수 있겠습니까? 남성이든 여성이든 성적으로 너무 저하되어 있다면 한의원을 방문하셔서 치료를 받으시기 바랍니다.

요즘 현대사회가 굉장히 복잡하여 신경쓸 일과 업무에 대한 스트레스도 많다 보니 특히 남성들은 술과 담배에 집착하는 경향이 많습니다. 야근도 잦고, 육체적으로 정신적으로 과로하고 피로한 분들은 부부관계를 할만한 여력이 안 되는 분들이 많습니다. 이러한 부분들을 적당히 해결해주면 좋은데 남편분들이 한의원에 잘 안 오십니다. 다행히 부인의 손에 이끌려서 오셨는데 이러한 문제가 해결되니 정력과 양기가 매우 좋아지고, 임신도 잘되고, 부부 사이도 좋아져서 나중에 부인들이 감사의 말씀을 전하기도 합니다. 부부관계 횟수가 적거나, 불감증이 있다면 부부가 함께 한의원을 방문하셔서 도움을 받으시기 바랍니다.

나이가 들면 임신이 어려울까요?

나이가 들면서 신체의 모든 기능이 떨어지게 되어 있습니다. 임신도 당연히 젊은 사람이 잘 됩니다. 하지만 "나이는 숫자에 불과하다. 지금이 내 인생에서 가장 젊은 날"이라는 말도 있습니다. 생리를 하고 있는 한 임신의 가능성은 당연히 있습니다. 40세가 넘었다고 막연히 조급해하거나 불안해할 이유가 없습니다. 그럴 시간에 건강한 임신 출산을 위한 몸과 마음의 상태를 만들려고 젊은 사람들보다 더 노력하는 편이 현명합니다.

어떤 사람들은 "내년이면 한 살 더 먹으니 무조건 올해 임신해야 해요."라고 합니다. 그것도 불과 몇 개월이면 해가 바뀔 10월, 11월에 내원해서 그런 조급하고 어리석은 생각을 합니다. 나이와 시간은 사람이 편의상 만들어 놓은 수치에 불과합니다. 몇 개월 늦는다고 큰일 나지 않습니다. 또한 마음만 급하다고 뜻이 이루어지지 않습니다. 그 기간 동안 만반의 준비를 한다면 생물학적 신체나이는 실제 나이보다 훨씬 젊어질 수 있습니다. 임신 자체가 목표가 아니고 '건강한' 아이를 가져야 하는 것이 훨씬 더 중요합니다.

수천 년 전에 저술된 한의학의 고전인 「황제내경」에서는 남녀의 나이에 따른 신체의 변화에 대하여 논하고 있습니다. 여자는 35세에 양명맥이 쇠하며, 얼굴이 마르기 시작하고 머리카락도 빠지기 시작한다

Chapter 06

고 나와 있습니다.* 즉 노화가 시작된다는 것입니다. 실제로 현대의 연구에서도 35세부터 난자의 질이 나빠지고, 임신 능력이 떨어지는 것으로 나와 있어 그저 놀라울 뿐입니다. 요즘 여러 가지 사정상 결혼도 늦어지고, 결혼 후에도 임신시기까지 미루게 되어 35세가 훌쩍 넘어갑니다. 그러니 정작 임신을 하려 해도 뜻대로 안 되어 고통을 받는 경우를 많이 보게 됩니다. 35세 이상이라면 더욱 더 체질에 맞는 적극적인 식사요법, 생활습관 개선, 한약의 복용을 통하여 심신의 건강한 상태를 유지해야 무난히 임신과 출산을 할 수 있습니다.

---

* 「황제내경(黃帝內經)」 소문(素問)의 상고천진론(上古天眞論)에 여자(女子) 오칠(五七)에 "陽明脈衰(양명맥쇠) 面始焦(면시초) 髮始墮(발시타)"라는 대목이 나옵니다.

사례 12

- 48세 • 계류유산 5회 • 시험관 4회 실패 후 자연임신 출산

환자 개요 161cm, 54kg

시험관 시술로 네 번 임신 되었으나 모두 계류유산. 중간에 자연임신도 한 번 되었으나 8주차 정도에 계류유산되었다. 2~3개월전부터 운동을 하거나 조금 무리를 하면 왼쪽 코에서 코피가 난다.

초경은 중2 겨울. 생리주기는 33일 정도. 생리통은 없는 편이다. 냉은 몸이 힘들 때 가끔. 커피는 외출할 때 한 잔씩. 감잎차를 매일 마신다. 계란 프라이나 곰탕에 소금을 안 넣어서 먹는다. 환절기에 비염. 학창시절에 얼굴 여드름이 심했다.

치료 및 결과

어혈을 배출하여 하복부를 깨끗이 청소하는 한약 3일분

혈액을 보강하고 하복부를 소통시키는 체질보약 15일분 1회 복용

⋮

자연임신으로 딸 출산하여 산후조리하는 약을 복용 중

Chapter 06

이병삼박사의 고찰

과연 여성은 몇 살까지 임신을 할 수 있을까요? 이론적으로는 폐경 전에 배란이 되고 있다면 가능할 수 있겠지요? 하지만 현실적으로는 그렇게 늦은 나이까지 임신이 되지는 않습니다. 어쨌든 이분은 나이 48세에 시험관 시술 4회 포함하여 5번의 계류유산을 겪고 자연임신으로 출산을 하신 분이십니다. 많은 분들에게 희망을 줄 수 있는 정말로 너무 다행스럽고 감사할 임신사례입니다. 희망과 절망은 매우 큰 차이입니다. 희망은 최소한 "성공확률 > 0"이고 절망은 0인 것이지요. 지금까지 얼마나 많은 몸과 마음의 고통과 좌절이 있었겠습니까? 나이가 많다고 포기하지 마십시오. 만반의 준비를 한다면 생물학적 신체나이는 실제 숫자상의 나이보다 훨씬 젊어질 수 있습니다. 특히 이분처럼 유산이 여러 번 있었던 분은 오히려 더 희망적입니다. 임신이 여러 번 되었다는 이야기니 충분히 승산이 있는 것입니다. 특히 한 번이라도 임신이 된 적이 있다면 폐경전까지 절대로 포기하지 마시기 바랍니다.

사례 13

- 46세 • 체외수정 배아이식 16회 실패 • 19회만에 아들 출산

환자 개요 160cm, 52kg

4년 전에 결혼. 체외수정으로 배아이식을 16회 이상 하였다. 배아는 2등급 정도였다. 임신 수치는 2번째에 나왔지만 초음파로 배아를 확인한 적은 없다. 자연주기와 과배란을 병행하였다. 초경은 15세. 생리주기는 28일로 규칙적. 생리통은 약간. 진통제는 가끔. 아랫배가 아프다. 냉은 없다. 커피는 3년 동안 끊었다. 녹차도 안 마신다. 체하면 2-3일은 허리를 구부리고 다녀야 한다. 친정엄마가 그렇다.

치료 및 결과

2018년 1월 내원.

어혈을 배출하여 하복부를 깨끗이 청소하는 한약 3일분

혈액을 보강하고 하복부를 소통시키는 녹용보약 1회 복용

2018년 5월. 한약 먹고 2월에 시험관 임신에 성공했는데 8주차에 계류유산되어서 4월 3일에 수술을 받았다.

오늘 초음파 보았는데 내막도 좋다고 한다. 다음 달에 다시 시도할 예정이다.

어혈을 배출하여 하복부를 깨끗이 청소하는 한약 3일분

혈액을 보강하고 하복부를 소통시키는 녹용보약 1회 복용

2018년 10월. 이번에도 임신에 성공하였는데 8주차에 유산되었다. 혈액검사 수치도 너무 좋아서 쌍둥이인가 싶었고 심장소리도 들었는데… 이제 그만 포기하고 싶다. 누구의 어떤 말로도 위로되지 못한다.

어혈을 배출하여 하복부를 깨끗이 청소하는 한약 3일분

혈액을 보강하고 하복부를 소통시키는 녹용보약 1회 복용

⋮

2019년 8월 체외수정 성공하여 아들 출산

이병삼박사의 고찰

46세에 체외수정 배아이식 19회만에 임신 출산하신 분입니다. 많은 분들이 19라는 숫자에 별 느낌이 없을 수도 있겠지만 정말 이 정도면 인간승리입니다. 16회까지는 단 한번 임신수치만 확인하였고, 한약을 먹고 17회째 18회째 임신했지만 두 번 모두 8주차에 계류유산되었습니다. "이제 그만 포기하고 싶다. 누구의 어떤 말로도 위로되지 못한다"는 환자의 말씀에 마음이 아프고 눈물이 났습니다. 다행히 한 번 더 하셨고 건강하게 아들을 출산하였습니다. '될 때까지'입니다. 끝까지 포기하지 마시고 힘내십시오.

생각보다 둘째 임신이 잘 안 됩니다.

첫째를 임신하고 출산하는데 문제가 없었다 해도 둘째를 임신하는데 어려움이 있는 경우를 많이 봅니다. 아이를 낳고 나서 건강해질 여성은 하나도 없습니다. 뱃속에서 태아를 기르면서, 출산하면서, 모유수유를 하면서 혈액이 그만큼 많이 소모되는 것이고 그 사이 나이가 들면서 신진대사나 모든 장부의 기능이 떨어져 있기 때문입니다. 따라서 충분히 몸을 보강한 후에 임신을 하는 것이 좋습니다. 아이를 갖는 것보다 건강한 아이를 낳는 것이 더 중요합니다. 아이의 선천적인 건강을 결정하는 것은 아이를 가질 때의 엄마와 아빠의 몸과 마음과 영혼의 건강상태입니다. 좋은 나무에서 좋은 씨앗이 열릴 것은 너무나 분명합니다.

'나는 첫째 때 아이를 갖는 것에 크게 문제가 없었으니까 둘째도 별로 문제가 없을 것이다'라 생각하지 마시고, 생식건강을 증진시키는 치료를 통해 임신을 하시기 바랍니다. 둘째 임신이 되었는데 유산이 되는 경우도 많습니다. "첫째 때는 아무런 문제없이 출산까지 갔는데, 왜 둘째 때는 유산이 되나?"라며 매우 당황하십니다. 둘째를 가질 계획이라면 한의학의 치료를 통해 보강하고, 준비해서 임신을 해야 건강한 아이를 출산할 수가 있다는 것을 꼭 기억하시기 바랍니다.

Chapter 06

　속된 말로 "사고친다."고 합니다. 점잖지 않은 말로 하면 '원 나이트 스탠드'*로 임신이 됩니다. 사실 건강하다면 스쳐도 임신이 되고, 임신에 공포를 느껴야 됩니다. 그만큼 임신에 있어 중요한 것은 나이입니다. 하지만 실제 나이뿐 아니라 생식 건강의 나이도 확인해봐야 합니다. 20대 같은 40대도 있고, 40대 같은 20대도 있습니다. 사회가 복잡 다양해지면서 임신 출산하는 시기가 늦어지고 있습니다. 결혼이 늦어지니까 당연히 임신 출산이 늦어지면서 생식능력이 급격하게 떨어집니다. 여성의 경우에 만 35세가 넘으면 여성 호르몬제에도 난포가 잘 자라지 않고, 난포안에 난자가 없는 공난포 증후군도 생기고, 배란점액이나 애액도 부족해집니다. 난자를 채취해서 수정란을 만들어도 배아의 질이 떨어지기도 합니다. 문제는 요즘 35세 전에 결혼도 쉽지 않고, 결혼해도 35세 전에 아이를 갖지 않는다는 것입니다. 나중에 임신을 위하여 난자나 수정란을 냉동시켜 놓는 경우도 있는데 실질적인 대안이 될 수도 있습니다. 임신 출산에 대하여 막연하게 잘 될 것이라 생각하지 마시고, 임신 시기를 구체적으로 계획하고 실질적인 생식 건강 나이를 확인하면서 미리미리 준비하시면 좋습니다. 그리고 저출생 고령화사회에서 둘째를 낳겠다고 하는 분들은 정말로 애국자입니다. 정부에서도 둘 이상을 갖고 싶은 사람은 낳을 때까지 도와줘야 한다고 생각합니다.

＊　one-night stand : a sexual relationship lasting only one night
　　남녀간의 하룻밤의 정사(情事)

사례 14

- 36세 저AMH 0.80 과체중 계류유산 늦은 생리주기 배란통 둘째 자연임신 출산

환자 개요 160cm, 64kg

1년 전에 산부인과 검사에서 AMH 0.80(40대에 해당)

첫째는 결혼하고 바로 생겼다. 전치태반으로 제왕절개 출산. 그 후 3년 동안 피임을 하다가 둘째를 계획하고 바로 임신되었는데 계류유산. 그 후 임신시도중이나 1년째 임신이 안 됨. 작년 6월부터 배란유도제 페마라를 쓰면 2~3개 배란 되거나 주사를 쓰면 4개 정도. 클로미펜 썼을 때는 머리가 아팠고 두 약제 모두 배란통이 심하였다.

초경은 14세. 생리주기가 35~40일로 늦다. 생리통이 있었다. 청소년기에는 아랫배, 지금은 허리가 아프다. 배란유도제를 쓰고나서 배란통이 더 심해졌다. 냉도 있다. 질염치료를 받았다. 면 팬티로 바꾸고 줄었다. 수면 시간이 늦다. 새벽 1~2시에 잔다.

치료 및 결과

어혈을 배출하여 하복부를 깨끗이 청소하는 한약 3일분

혈액을 보강하고 수정, 착상을 도와주는 녹용보약 20일분 1회 복용

⋮

자연임신 출산에 성공

Chapter 06

이병삼박사의 고찰

이분은 둘째를 계획하고 바로 임신되었으나 유산되고, 그 후 1년 동안 임신이 안 되고 있었습니다. 평소에 생리통도 있고, 배란유도제를 쓴 후부터 배란통도 생겼습니다. 첫째를 낳았고, 세월이 흘렀고, 추가로 유산도 되었고, 실제로 AMH 수치가 40대에 해당할 정도로 낮으니 생식건강도 많이 저하되어 있는 상태였습니다. 다행히도 한 번의 녹용보약으로 건강하게 임신하여 출산까지 성공하였습니다. 둘째를 계획하신다면 우선 몸부터 보강하시기 바랍니다. 그래야 임신도 되고, 건강한 아이를 낳을 수 있습니다.

사례 15

• 41세 • 첫째 10살 • 늦은 둘째 자연임신

환자 개요 159cm, 59kg

첫째 10세 딸. 이제야 둘째를 생각하고 있다. 뒤늦게 둘째를 원하는데 안 생길까봐 마음이 너무 불안하고 그동안 둘째를 안 가졌는지 지난 시간들이 한없이 후회스럽다.

초경은 14세. 생리주기는 28~32일 정도로 규칙적. 이번 달에만 5일 정도 빨리 시작하였다. 생리통은 전혀 없다. 항상 추워서 냉이 많았는데 3년 전에 직장생활을 그만두고 집에서 쉬면서 많이 좋아졌다. 배란 점액은 항상 있다. 돼지고기, 밀가루, 우유는 소화가 잘 안 된다.

치료 및 결과

어혈을 배출하여 하복부를 깨끗이 청소하는 한약 3일분

혈액을 보강하고 하복부를 소통시키는 녹용보약 1회 복용

⋮

자연임신 성공

Chapter 06

이병삼박사의 고찰

사람의 마음은 열두 번도 더 바뀝니다. 결혼도 안 하겠다던 사람이 40이 넘어서 결혼을 하고, 늦게 결혼했으니 아이 생각은 없다더니 갑자기 폐경에 가까워서야 임신을 해야겠다는 분들도 있습니다. 그러니 자신하지 마십시오. 비혼주의자라도 혹시 모르니 정자나 난자를 냉동해 놓는 것이 어떨까 싶습니다. 이분은 처음 진료실에 오셔서 펑펑 우셨습니다. 경제적으로 충분히 성공을 하였는데 둘째 생각을 안하다가 이제는 돈도 필요 없고 무조건 둘째를 원하는데 나이가 들어 임신이 안 될까봐 불안, 초조, 우울에 휩싸여 있었습니다. 다행히 단 한 번의 녹용보약으로 바로 자연임신에 성공하였습니다. 아이는 억만금으로도 못 사니 임신 출산에 대한 계획을 잘 하시기 바랍니다. 그리고 둘째를 원한다면 한의원을 방문하셔서 몸부터 보강하시기 바랍니다. 서양의학에는 몸을 보강한다는 보약의 개념이 없습니다.

난소 나이가 많아요! AMH 수치가 낮아요!

생각처럼 임신이 안 되는 여성이 임신을 준비하면서 AMH라는 호르몬 검사를 받게 됩니다. 난임 부부들에게는 굉장히 익숙한 용어지요. 이름하여 Anti-Müllerian Hormone! 이 호르몬은 육안은 물로 검사장비로도 보이지 않는 작은 난포에서부터 초음파 검사로 확인할 수 있는 정도 크기의 작은 동난포*에서 분비됩니다.

난포들이 완전히 성숙하기 전에 미성숙 난포에서 배출되는 호르몬이기 때문에 이 수치로 배란될 난자의 예비 후보가 얼마나 있는지 예측할 수 있는 지표입니다. 특히 생리주기에 크게 영향을 받지 않기 때문에 자주 활용되는 항목입니다. 연령별 평균적 AMH 참고치는 기관마다 조금씩 다르긴 하지만 대개 30대 이하이면 3~4점대, 30대 초반은 2~3점대, 30대 후반은 2점대, 40대 초중반이면 1점대, 40대 중후반이면 0점대입니다. 0.1이하라면 폐경에 근접했다고 볼 수 있습니다. 하지만 너무 높다고 좋은 것은 아닙니다. 수치가 6이상을 넘으면 '다낭성 난포 증후군'이라 하여 오히려 배란이 잘 안 되는 질환에 해당할 수도 있습니다. 어떤 분들은 수치가 높아 20대에 해당한다는 결과지를 받아들고 좋아합니다. 실제 나이보다 한두 살 젊게 나왔다면 좋아할 수도 있는 일이지만 실제 나이와 큰 차이가 있다면 좋지 않다고 해석

---

* 동난포(small antral follicles)란 액체로 채워져 있는 공간을 의미하는 동(洞, antrum)의 구조를 이룬 3차 난포로서 2~10mm 크기로서 초음파 검사로 관찰가능합니다. 이 중 1~2개가 우성 난포(그라피안 Graffian 난포)로 성숙하여 배출되고 이를 배란(排卵)이라 합니다.

하는 것이 더 타당합니다. 이때는 생리주기를 확인해 보고, 초음파 검사를 통하여 난소의 크기와 모양을 확인해야 합니다. 어쨌든 AMH 수치가 2보다 낮으면 배란할 난포가 많지 않다는 것이니 임신을 서둘러야 합니다.

특히 요즘에는 30대에서도 0점대의 수치가 나오는 분들이 있습니다. 의사로부터 "당신의 난소 나이는 40대입니다. 난소가 너무 늙었습니다. 폐경까지 얼마 안 남았습니다." 라는 말을 듣고 많이 실망하고 절망하십니다. 하지만 임신은 건강한 난자 하나만으로도 이루어집니다. 예비후보가 많다고 하여 반드시 본선경쟁력이 좋은 것도 아닙니다. 창고에 작은 난포들이 많다고 해서 임신에 성공하는 것은 아닙니다. 임신율은 나이와 생식건강 상태가 가장 중요합니다. 따라서 난포가 많지 않아도 건강하게 키워서 배란시키는 것이 중요합니다. 비록 AMH수치가 낮더라도 임신성공률은 해당 나이대의 여성들과 같다고 생각하면 됩니다. 따라서 젊은 사람이라면 AMH 수치가 낮아도 크게 염려할 필요는 없습니다. 가장 문제가 되는 것은 수치가 낮은 40대입니다. 난자의 양과 질 모두 떨어져 있고 배아의 상태도 나쁜 경우가 많습니다. 하지만 난자의 상태는 개인차가 크기 때문에 최선의 노력을 다해야 합니다.

동난포의 개수가 많을수록 AMH의 수치가 높기 때문에 생리시작 2~5일 째 초음파 검사로 직접 개수를 세어 난소의 기능을 평가하기도 합니다. 보통 25세에서 34세까지는 15개 정도, 35세부터 40세까지는 9개 정도, 41세부터 46세까지는 4개 정도가 평균인데 대개 4~6개 정도면 난소기능이 떨어져 있는 것으로 여겨집니다. 여성은 20~30만개의 난자를 갖고 태어난다고 알려져 있으며, 평균 35년 정도의 생리를 하면서 4백~5백개의 난자를 사용합니다. 하지만 한달에 500~1,000개 정도의 난자가 자연소멸 되는데 난소의 기능이 떨어지면 더 빠른 속도로 더 많이 소멸됩니다.

아쉽게도 현재 서양의학적인 방법으로 난소기능을 향상시키고, AMH수치를 높일 수 있는 방법은 없습니다. "AMH 수치는 떨어지긴 해도 되돌려 좋아질 수가 없다."는 것이 일반적입니다. 또한 "AMH 0.6 이하에서는 난소반응 불량으로 난자채취를 못하고 시험관 시술을 중도 취소한 비율이 20.5%로 현저히 높다"*고 합니다. 하지만 한의약의 치료를 통해서 AMH 수치가 상승하기도 합니다. 실제로 난소의 생식건강이 좋아지면 동난포의 개수도 많아지고 수정란과 배아의 상태가 좋아지는 것을 알 수 있습니다.

2019년 서울시 강서구 난임부부 한의약 무료지원사업에 참여하여 치료받으신 38세 환자분의 경우를 소개합니다. 이분은 인공수정 2회, 체외수정 4회 실패한 후에 내원하였는데 AMH 1.3으로 난소기능도 저하되어 있는 상태였는데 치료 후에 다음과 같이 증언합니다.

"한약 4개월 복용 후에 난임치료 전문병원에서 초음파 검사를 받았는데 동난포가 평소에는 5개 정도 밖에 보이질 않았는데 이번엔 10개까지 관찰되어 난소기능이 많이 회복된 것으로 판단되어 담당 난임 시술 의사도 놀랐다."

* 「Fertility & Sterility」 Kalmbach 등의 논문(2013)

Chapter 06

　이 여성은 해당 주기에 체외수정으로 딸 쌍둥이를 임신하여 건강하게 출산하였습니다.

　또 다른 여성은 41세에 AMH 수치가 0.1로 거의 폐경에 가까운 수준이었습니다. 이분은 한의약의 치료를 통하여 자연임신이 되었습니다. 물론 저희 한의원에는 이분 말고도 AMH 수치가 0점대이거나 2미만인 분들의 자연임신 사례를 많이 보유하고 있습니다.

　난소의 기능을 좋게 하여 건강한 난자를 배란하려면 어찌해야 할까요? 피임약을 장기간 복용하면 난소기능이 떨어져 난자의 수를 줄인다는 사실이 여러 연구에 의하여 입증되었습니다. 난소의 기능을 과도하게 억제하거나, 외부에서의 호르몬 개입은 자발적인 호르몬 분비기능을 떨어뜨릴 수밖에 없습니다. 흡연과 과도한 저체중도 난소의 예비력에 관한 수치를 감소시켰습니다. 몸을 너무 혹사시키는 것도 좋지 않습니다. 운동선수나 마라톤 선수, 반복적으로 과도한 다이어트를 하는 사람들에게서도 조기 난소 기능부전에 의한 조기 폐경이 자주 나타납니다.

　요즘 젊은 여성들에게 일명 '바프' 찍기가 유행이라고 합니다. 바프는 'Body Profile 사진'을 말한다고 합니다. 생존에 필요한 최소량의 음식만 먹고 운동으로 몸을 혹사시켜 모델처럼 날씬한 몸매를 만들어 사진을 남긴다고 하네요. 의미는 있겠지만 그 댓가는 생각보다 가혹합니다. 생리가 끊기고, 난소의 기능이 급격히 떨어져 난소나이가 40대로 나오고 곧 폐경이 될 것이라는 충격적인 이야기를 듣습니다. 하지만 상황이 심각한 이유는 나무가 한번 시들어 버리면 아무리 물과 양분을 주어도 살아나기 힘들다는 것입니다. 이 정도의 사태를 전혀 생각지도 못했겠지만 결과적으로 이쁜 사진 한 장 남기려고 돌이킬 수 없는 너무나 무모한 행동을 한 것입니다.

어쨌든 난소의 기능이 좋아지려면 전신의 기능이 좋아져야 합니다. 전신의 신체가 좋아지면 당연히 생식을 담당하고 있는 난소와 자궁도 건강해질 수 있습니다. AMH 수치가 낮다면 절망하지 마시고 꼭 한의원을 방문하시어 도움을 받기 바랍니다.

Chapter 06

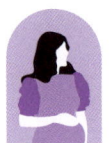

사례 16

- 41세 • 양쪽 나팔관 폐쇄 • AMH 0.1 유산 5회 • 임신 중 하혈 자연임신 출산

환자 개요

41세. 소음인. 나팔관 폐쇄. 유산 5회. AMH 0.1(난소나이 48세에 해당)로 극히 낮음. 갑상선 기능 저하. 비만. 월경주기 빠름.

나팔관 검사를 했는데 양쪽이 막혀 있다고 하였다. AMH 수치가 0.1로 난소나이 48세에 해당한다고 하였다. 초경은 15세. 생리주기는 30세 전에는 한 달에 한 번, 그 이후로는 1주일 정도씩 빨라진다. 생리량이 적다.

평소에 힘이 없고, 머리가 항상 맑지 않고 아프며, 뼈가 아프고 가슴이 답답하다. 눈알이 아프고 눈꺼풀이 자주 처지고, 온몸이 차가워지고, 손이 차고, 일어나면 붓는 것 같고, 어깨가 자주 뭉친다. 추위를 많이 탄다. 소화가 잘 안 된다. 혈액검사에서 갑상선 기능 저하 판정받아 씬지로이드를 먹고 있다.

치료 및 결과

어혈을 배출하여 하복부를 깨끗이 청소하는 한약 5일분 복용

혈액을 보강하고 수정, 착상을 도와주는 녹용보약 20일분 3회 복용

수정, 착상을 도와주는 체질보약 15일분 1회 복용

자연임신 성공

임신초기 출혈이 있어 유산방지하는
안태安胎 한약 복용하고 건강한 아들 출산

이병삼박사의 고찰

이분은 정말로 난이도가 높았습니다. 수능 수학 30번 시험문제에 해당할 정도입니다. 예전에 유산 5회를 겪은 후에 양쪽 나팔관 폐쇄를 진단받았고, 실제 나이도 41세로 많고 AMH수치가 0.1로 거의 폐경에 가까운 정도여서 시험관 시술로도 임신이 거의 불가한 상황이었고, 갑상선 기능 저하로 씬지로이드를 복용하고 있었으며, 자연임신 초기에 출혈이 있어 유산의 위험에까지 노출되어 있었습니다. 다행히 이 모든 난관을 극복하고 출산까지 해내셨습니다.

양쪽 나팔관이 폐쇄되어 어쩔 수 없이 시험관 시술을 준비해야 하는 상황에서 본원에 내원하였는데 비록 유산이 되었었지만 예전에 자연임신된 적도 있어 한약의 치료를 통하여 나팔관의 재개통 가능성이 충분히 있다고 판단하여 지속적인 치료를 하였고 다행히 자연임신과 출산에 성공하였습니다.

본인 후기

"원장님 감사합니다. 저는 작년에 양쪽 나팔관 막혀서 애기 못가졌다가 원장님 약먹고 자연임신 되었는데 또 유산기가 있어서 안태약까지 먹고 지금은 건강하게 애기 낳았습니다. 언능 감사하다고 얘기해야는데 늦었습니다. 3월 8일에 건강한 아들 낳았어요. 항상 건강하시고 좋은 약으로 저 같은 사례의 환자 고쳐주십시오."

Chapter 06

자궁, 난소에 혹이 있는데 **임신이 가능한가요?**

임신을 준비하고 있는데 자궁과 난소에 혹이 있을 때 참 난감합니다. 자궁에 혹이 있다고 하는 것은 대개 근종을 말합니다. 자궁근종은 근육 덩어리입니다. '종腫'은 종양, 종괴! 이런 거니까 '자궁의 근육층에 있는 혹'이라고 생각하시면 됩니다. 그 다음으로 흔한 것이 난소의 낭종입니다. 낭종은 주머니 낭囊 자에 덩어리 종腫 자! 즉, 물주머니 형태로 무언가로 채워져 있습니다. 대개는 장액이라 하여 수분의 형태지만 기형종이라 해서 머리카락, 뼈, 지방 조직도 있습니다. 난소에 주로 발생하는 혹 중에 '자궁내막종'이 있습니다. 자궁의 내막이 생리 때 외부로 탈락해야 하는데 나팔관을 타고 역류해 전신으로 퍼지는 증상을 자궁내막증이라고 하는데 이 중에 특히 난소에 들러붙어 혹을 이루는 경우가 많습니다. 또한 자궁내막이 자궁의 근육내에서 증식하여 자궁근육이 두꺼워지는 질환을 자궁선근증이라 하고 이렇게 해서 커진 혹을 자궁선근종이라고 합니다.

이런 질환이 있을 때 과연 임신이 잘 될까요? 물론 임신의 능력이 떨어질 수 있습니다. 이러한 혹들이 생기는 상황은 비정상적입니다. 당연히 정상적인 환경에서는 생기지도 않고, 자라지도 않습니다. 따라서 무조건 수술만을 먼저 고려하지 말라는 것입니다. 수술은 병적인 상황에 대한 결과물만을 제거하는 것이지 병이 생기지 않도록 하복부의 근본적인 환경을 개선하는 것은 아닙니다. 자궁에 근종이 있을 때도 무조건 잘라내려고만 하지 마시고 위치, 크기, 증상, 착상을 방해하는지의 여부를 모두 확인하고 결정해야 합니다. 난소에 있는 난소낭종이나 자궁내막종도 무조건 잘라내면 안 됩니다. 수술 후에 해당 난소의 기능이 떨어지는 경우가 많습니다. 난소를 상당 부분 잃게 되면 돌이킬 수 없고 회복의 가능성이 낮기 때문입니다. 이는 경험 많은 산부인과 전문의도 항상 강조하는 부분입니다. 난소가 두 개 있는 것은 하나가 여분으로 있는 것이 아닙니다. 너무 쉽게 하나의 난소를 포기하면 안 됩니다. 또한 악성이 아닌 이러한 혹들은 한의약의 치료로 줄어들거나 없앨 수도 있으며, 최소한 성장의 속도는 억제할 수 있고, 혹이 있는 상태에서도 난소의 기능을 강화할 수 있으므로 우선적으로 비수술 보존요법을 고려해보시기 바랍니다.

대개의 경우에는 이것이 나쁘게 암으로 변화하거나 상태가 악화될지 초음파, 혈액검사를 통하여 어느 정도 예측할 수 있습니다. 수술을 하지 않는다고 그냥 방치하라는 것이 아닙니다. 한의학적인 치료를 통해서 자궁이나 난소의 환경을 좋게 하면 혹들의 크기도 줄어들 수 있고, 최소한 증상을 개선하고, 성장을 멈추게 하거나 더디게 해줄 수 있습니다. 난소의 기능을 좋게 하면 얼마든지 혹이 있는 상태에서도 배란이 될 수 있습니다. 정상적인 배란이 된다면 당연히 임신 출산을 할 수 있습니다. 최대한 자궁과 난소가 혹과 수술로서 손상되지 않도록 보존하면서 임신에 방해가 되지 않도록 잘 관리하는 전략을 세우는 것이 좋습니다. 특히 난소에 있는 혹은 배란만 잘 된다면 자궁에 있는 혹보다 임신 출산에 더 유리합니다. 난소에 낭종이나 자궁내막종이 있다고 해도 섣불리 수술을 하지 마시기 바랍니다.

Chapter 06

　그런데 간혹 녹용이나 인삼에 여성호르몬 성분이 들어있어 자궁과 난소의 혹을 키울 수 있으니 이런 약재가 들어가는 한약을 먹지 말라는 이야기를 듣는데 이는 사실과 다릅니다. 경희대학교 한방부인과에서 이에 대한 논문*도 발표한 적이 있습니다. 녹용과 인삼 모두 자궁근종세포의 세포자멸사를 촉진시키는 결과가 나왔습니다. 우리 한의원에는 10여년 전에 난소에 5cm가 넘는 크기의 자궁내막종을 진단받고 오셔서 매년 4~5회씩 인삼, 녹용이 들어가는 처방의 한약을 드시는 분이 계신데 10년이 넘은 지금까지도 처음보다 작은 2~3cm 정도로 잘 유지하고 계십니다. 또한 이러한 처방으로 많은 분들이 자궁 난소에 있는 혹의 크기를 줄이거나, 성장을 억제시키고, 없애기까지 합니다.

　대개 임신 초기에는 이러한 혹들이 호르몬 분비에 의해서 커지는 경우가 있습니다. 하지만 3개월까지는 커져도 나중에는 성장이 멈추며, 출산하고 나면 다시 크기가 줄어들기 때문에 임신 중에 발견했다 해도 불안해하거나 수술을 서두르지 마십시오. 태아가 자라는 속도가 훨씬 더 빠르기 때문에 대개의 경우에 안전하게 출산까지 마칠 수 있습니다. 증상이 과도하게 심하거나, 수술 적응증이 아니라면 한의학의 치료를 통해서 자궁과 난소를 잘 보존하고 유지하면서 가임력을 높여

---

*　**녹용이 in vitro에서 자궁근종세포에 미치는 영향**　이윤재, 조정훈, 이창훈, 이진무, 장준복, 이경섭. 대한한방부인과학회지. 제 21권 제 2호. 2008
　인삼이 자궁근종의 세포주기와 세포자멸사에 미치는 영향　최재호, 이진무, 이창훈, 조정훈, 장준복, 이경섭. 대한한방부인과학회지. 제 21권 제 2호. 2008

건강한 임신 출산을 하시기 바랍니다.

Chapter 06

사례 17

- 31세 · 기형종 의심 7cm 난소낭종 환자의 자연임신 출산

환자 개요 166cm, 51kg, 저체중.

2006년 10월 좌측 난소에 기형종이나 자궁내막종이 의심될 정도로 단단한 느낌의 낭종 발견. 7.31 × 5.1 × 7.1cm 진단.

산전검사차 동네병원 산부인과 내원했는데 좌측 난소에 자궁내막종 발견. 거의 증상이 없었으나 요즘은 복부 팽만감과 함께 조금 따끔거린다. 초경은 초등학교 4학년때. 생리주기는 28일로 규칙적. 생리통은 거의 없었다. 추위를 많이 탄다. 이불을 잘 덮고 잔다. 물을 거의 안 먹는다. 따뜻한 음식이 좋다. 식사량이 많지 않다. 과식하면 체하거나 소화가 안 된다. 간혹 설사를 한다. 긴장을 하면 과민성대장 증후군 증상이 와서 뭘 먹든지 설사를 한다. 우유도 설사한다. 커피를 먹으면 바로 설사를 해서 안 먹는다. 녹차를 마신다. 소변을 자주 본다. 야간에 소변을 볼 때가 가끔 있다. 하루에 잠을 10시간 정도 잔다. 평소에 조용하다. 내성적이고 낯도 가렸다. 혼자 있으면 스트레스가 안 쌓이니 좋다. 돼지고기를 너무 좋아한다.

치료 및 결과

1 2006년 8월 30일 좌측 난소낭종(자궁내막종) 7.3 × 5.1 × 7.1cm 진단

2 한약 15일분 2회 복용 후

  2006년 10월 19일 – 냉이 있어서 화요일에 산부인과에서 초음파 검사 해보니 4.2 × 3.8cm으로 줄었고, 단단했던 것이 많이 액화되었다고 함.

3 2007년 2월 1일 – 낭종 크기 5.0 × 3.8cm

  2006년 12월 9일 15일분 한약을 마지막으로 총 4회 복용

4 2007년 6월 5일 – 지난주에 임신 6주 확인

⋮

2008년 1월 22일 – 건강한 아들을 출산

이병삼박사의 고찰

물 같은 장액漿液으로 가득 찬 난소낭종에 비하여 단단한 자궁내막종은 한약의 치료로도 크기가 잘 줄어들지 않는데 이분은 1~2개월 사이에 상당히 많이 줄었습니다. 자궁내막종이 줄어든 상태에서 한약의 복용을 중단하니 약간 커졌고 그 상태에서 임신하였습니다. 임신 중에도 체질에 맞는 식사요법과 섭생을 통하여 건강을 잘 유지하시어 건강한 아들을 무사히 출산하였습니다. 자궁내막종 자궁근종 난소낭종 등이 있어도 바로 수술부터 받지 말고 한약의 치료를 통하여 줄이거나, 없애거나, 성장을 억제하여 안정화시킨 뒤에 임신하시기 바랍니다. 특히 자궁내막종이 있어도 난소의 기능은 유지되어 배란도 가능하고, 임신이 되면 아이는 자궁안에서 자라는 것이니 별 문제가 없습니다.

Chapter 06

사례 18

- 33세 • 유산 2회 • 인공수정 2회 • 자궁내막종 • 자연임신 출산

환자 개요 소음인.

이전에 자연임신 되었으나 유산 2회. 계류유산 1번, 화학유산 1번. 그 후 임신이 잘 안 되어 인공수정 2회 하였으나 실패. 난소에 자궁내막종 1cm 진단.

부인

초경은 초6. 생리기간은 5일. 생리주기는 27~31일 정도. 생리통은 있는 편이다. 진통제는 먹지 않았다. 아랫배가 아프다. 냉은 거의 없다. 특별히 아픈 곳은 없지만 체력적으로 잘 지친다. 입안이 자주 헌다. 어지러움. 손발이 차다. 추위를 더 못 참는다. 잘 체한다.

남편

39세. 태음인

작년부터 몸이 무거워지고 체중이 불었다. 요즘 식욕이 없고 소화가 잘 안 된다. 수축기 혈압이 항상 140 정도로 높게 나온다. 할아버지 아버지 모두 고혈압.

치료 및 결과

부인 어혈을 배출하여 하복부를 깨끗이 청소하는 한약 3일분

혈액을 보강하고 하복부를 소통시키는 녹용보약 15일분 복용

남편 양기를 보강하고 남성을 강화하는 보양강장 녹용보약 15일분 복용

⋮

자연임신에 성공, 임신 중 난소낭종 발견되었으나 수술없이 정상적으로 자연분만

이병삼박사의 고찰

2회의 유산을 겪으신 후, 인공수정 2회 실패 후에 자궁내막종까지 진단받고 한약의 치료 후에 바로 임신이 되셨습니다. 그런데 임신 중에 난소낭종이 발견되어 다시 마음을 졸이셨지만, 식사요법과 섭생을 잘하셔서 무사히 출산하였습니다. 자궁근종, 난소낭종, 자궁내막종 등은 여성호르몬의 영향으로 임신 초기에 생길 수도 있고 크기도 커질 수 있습니다. 임신 중에도 수술을 권유받는 경우가 있는데 수술의 합병증이나 부작용을 고려하면 신중하게 결정하는 것이 좋습니다. 체질별 식사요법이나 한약을 통하여 출산 때까지 충분히 잘 관리할 수 있습니다.

Chapter 06

본인 후기

유산과 난소내막종을 이기고 드디어 감격의 출산을…

　원장님 안녕하세요?

　○○이 아빠입니다. 유산에 이어 난소내막종…

　저희 부부에겐 크나큰 시련과 절망이었는데 원장님을 만나뵙고 희망과 용기를 가지고, 바로 사랑하는 충만이를 얻게 되었습니다. 지난번 지어주신 탕약으로 오늘 아이도 순산을 했습니다. 믿으실진 모르겠지만 분만실 들어가서 10분. 의사선생님의 힘줘 구령에 맞춰 단 한 번에 머리가 쑥 나왔습니다. 작게 낳아 크게 키우라는 원장님 말씀대로 2.6kg의 예쁜 아이를 얻게 되었습니다. 산모와 아이 모두 건강하고요. 정말 감사드립니다. 많은 환자들에게 희망과 치유의 손길을 앞으로도 많이 전해주시길 부탁드립니다.

암 치료 후에 임신 준비 중인데
한약을 먹어도 되나요?

임신을 계획 중인데 암을 진단받아 수술, 항암제, 방사선의 치료를 받은 분들이 계십니다. 힘든 치료를 받고 심신이 많이 지쳐있어 한약으로라도 몸을 보강하고 싶은데 의사들이 먹지 못하게 합니다. 참 안타까운 현실입니다.

암과 한약*에 대한 대표적인 오해들은 다음과 같습니다.

첫째, 한약은 영양덩어리여서 암세포를 키운다?

암은 몸과 마음에 있어 여러 가지 요소의 부조화와 불균형에 의하여 발생하고, 한약은 이를 개선해주는 것입니다. 한약하면 보약을 떠올려 영양을 듬뿍 넣어주니 암을 키운다는 생각을 한다고 합니다. 하지만 한약에는 보약만 있지도 않고, 보약 또한 몸의 부족한 부분을 메워 평형을 이루어주는 것입니다. 한약을 먹고도 암이 커지는 것을 막지 못할 수는 있지만 선택적으로 암세포만을 키울 수는 없습니다.

물론 자가진단이나 비전문가의 권유에 따라 선택한 한약재를 임의로 추출하여 복용하거나 자신의 체질에 맞지 않은 건강식품이나 건강기능식품의 형태로 판매되는 것을 오랫동안 복용하면 몸의 조화를 무너뜨려 암도 발생할 수 있고 악화시킬 수도 있습니다. 한의원에 공급

---

* 암의 한의약 치료에 관한 자세한 내용은 본인의 저서 「체질을 아셔야 합니다」 2020. 무진장출판사. 326~339페이지를 참조하시기 바랍니다.

Chapter 06

되는 의료용 한약재는 제약회사에서 엄격한 품질관리를 통하여 공급받아 한의사의 진단하에 조제되니 안심하십시오.

둘째, 암의 수술 전후에 한약을 먹으면 안 된다?

이러한 말을 하는 사람 중에는 의사들도 많습니다. 제가 2002년 처음 한의원을 개원해서 진료할 때도 의사들이 홈페이지에 이런 공격들을 하였습니다. 자궁근종, 난소낭종, 자궁내막종 등의 양성종양을 한약을 통하여 크기를 줄이고, 소실을 시킨다고 하니까 황당한 소리쯤으로 여기더군요. 그러다가 영상의학과의 초음파 진단과 소견을 통하여 한약의 복용 전과 복용 후에 이러한 종양들이 줄어들거나 소실된 자료들을 홈페이지에 올리니 논란이 잠재워졌습니다. 지금도 악성이든 양성이든 종양을 진단받거나 수술 후에 내원하는 환자들에게서 의사가 한약을 먹지 말라고 했다는 이야기를 듣습니다.

평소에 근거를 중시하는 의사들이니 그에 대한 근거를 공식적으로 요청합니다. 미국 유수의 암 치료 전문병원들*에서는 침과 한약의 방법을 공식적으로 암의 치료에 도입하였습니다. 자신이 모르는 분야에 대하여는 그냥 모른다고 대답하는 것이 학자의 양심일 것입니다. 물론 한약의 치료효과를 경험한 의사들은 그런 이야기를 하지 않고, 열린 자세로 한약도 복용하라고 권합니다. 수술의 전후에 한의사의 진단하에 한약을 복용하면 회복을 도와줍니다. 또한 서양의학의 관점에서 한

---

* 메모리얼 슬로언 케터링 암센터(MSKCC : Memorial Sloan Kettering cancer center), 엠디 앤더슨 암센터(MD Anderson cancer center), 메이요 클리닉 암센터(Mayo Clinic cancer center) 등

의학을 아직도 대체의학이라고 표현하고는 있지만 의사들도 한의학의 암에 대한 치료효과를 인정하고 있습니다. 여러 논문들 중에 대한 소아혈액종양학회의 「현대의학으로 설명하기 힘들었던 7증례의 난치성 소아혈액종양질환에서 대체의학의 경험」을 읽어보시기 바랍니다.

셋째, 한약은 암치료의 보조적 요법으로만 사용한다?

한약이든 양약이든 재료의 차이일 뿐입니다. 현재 양약의 상당 부분은 천연물에서 유래합니다. 항암제도 마찬가지입니다. 한약재에서 특정한 성분을 추출해서 제형만 변화시킨 것이 많습니다. 따라서 한약은 수술 후의 기력회복이나 항암제의 부작용을 최소화하기 위한 암치료의 보조적 요법으로만 사용할 수 있다는 것은 설득력이 없어 보입니다. 물론 한의학에는 보補 하는 개념이 있어서 암치료 중에 있는 환자의 정기를 돋우어 이와 같은 기능을 수행하는데 아주 좋습니다. 한약은 이렇듯 암환자의 삶의 질을 향상시키는 것과 더불어 암치료에 있어서도 양약 못지않게 실질적인 성과를 거두고 있습니다. 또한 말기암 환자는 불확실한 몇 개월의 생명연장을 위하여 항암요법을 받으며 식사도 못하고 부작용에 시달리는 것보다 한약을 통하여 돌아가실 때까지 식사도 잘하면서 좋은 상태를 유지하면서 고통 없이 삶을 마감하는 것도 상당한 의미가 있다고 생각합니다.

저희 한의원에는 서양의학의 암 치료 후에 한약을 통해 건강을 회복하여 무사히 임신 출산하신 분들이 많이 있습니다. 임신을 계획 중인데 암에 걸리신 분들은 한의사에게 자문해보시기 바랍니다.

Chapter 06

사례 19

- 41세. 유산 2회 • 갑상선암 수술 • 임신출산

환자 개요 소음인. 계류유산, 자연유산 후 수술. 수술 후에 아랫배가 당기고 아프다.

건강검진에서 갑상선암을 발견하여 수술받음. 초경은 14세. 생리주기는 28일로 규칙적. 생리통은 거의 없다. 냉도 거의 없다. 평소에도 혈압이 낮다. 살이 무르다. 더운 음식이 좋다. 식사량은 보통이다.

 42세, 태음인 〉 고혈압. 땀이 너무 많이 난다.

치료 및 결과

 어혈을 배출하여 하복부를 깨끗이 청소하는 한약 3일분

혈액을 보강하고 하복부를 소통시키는 체질보약 15일분 복용

 양기를 보강하고 남성을 강화하는 보양강장 체질보약 15일분 복용

⋮

자연임신 출산 성공

이병삼박사의 고찰

부부 모두 40대로 나이가 많은데 부인은 갑상선암 수술까지 받으셨습니다. 암이라는 비정상적인 세포는 정상적인 몸의 환경에서는 생기지도 자라지도 않습니다. 한의학에는 '우리 몸의 좋은 기운인 정기를 기르면 암과 같이 뭉쳐있는 나쁜 것들은 저절로 없어진다'*고 하였습니다. 암 제거 수술을 받으면 눈에 보이는 암세포는 없어졌지만 건강한 세포들도 많이 상하기 때문에 몸의 건강은 더 안 좋아지고 임신에도 더 불리합니다. 서양의학의 암 치료 후에는 지친 심신을 보강하여 임신을 하시기 바랍니다.

＊ 「동의보감」 잡병편 6권 적취문(積聚門)에 양정적자제(養正積自除)라는 문장이 나옵니다.

Chapter 06

막힌 나팔관도 한방 치료로 뚫을 수 있나요?

:

임신을 준비하기 위해서 여러 가지 검사를 합니다. 대개 산전 검사라고 하지요. 결혼했는데 1~2년이 지나도 임신이 안 될 때는 추가적인 검사를 하는데 나팔관이 막혀 있는 경우가 꽤 있습니다. 나팔관이 막혀 있으면 정자가 진입할 수 없으니 수정이 안 되어 자연 임신을 할 수가 없습니다. 이럴 때는 체외에서 수정해서 임신을 하는 시험관 시술을 합니다. 하지만 양쪽 나팔관이 모두 막혀 있거나, 이전에 자궁 외 임신으로 한쪽 나팔관을 수술로 잃고 나머지 나팔관이 막혀 있는 경우에도 저희 한의원의 치료를 통해서 자연 임신된 사례들이 꽤 있습니다.

그런데 이런 이야기를 하면 일부 산부인과 의사들은 "그것은 원래 뚫려있는 것인데 원래 검사가 잘못된 것이다!", "우연히 뚫린 것이다."고 합니다. 그렇다면 나팔관 검사의 오진율이 그렇게 높다는 것이고, 우연치고는 그런 일들이 너무 많이 발생한다는 것입니다. 다른 한의원에서도 이런 치료사례들이 많으니 결국 '한방 치료를 통해서 뚫리는 경우가 꽤 있다'고 생각합니다. 하지만 모든 경우의 나팔관 폐쇄가 뚫리는 것은 아닙니다. 질염이 자궁을 통해 나팔관으로 들어오고, 심하면 골반강이나 복막까지 침투하여 염증이 자주 오거나, 이러한 염증에 의하여 주위 조직과 유착된 경우에는 다시 개통되지 못할 확률이 높습니다. 따라서 나팔관의 건강이나 건강한 임신 출산을 위해서는 평소에 질염, 냉, 대하, 분비물의 치료와 관리가 중요합니다. 하지만 이렇게 만성 염증에 의한 것이 아니라면 대개 생리혈이 나팔관으로 역류되는 경우가 대부분입니다. 생리 때 자궁의 내막이 밖으로 배출되어야 하는데 자궁의 수축력이 떨어지면서 나팔관을 타고 역류하는 경우입니다. 배란할 때 발생한 출혈이 나팔관을 막을 수도 있습니다. 담음痰飮이라는 물질도 있습니다. 우리 몸에서 수분과 진액의 대사가 잘 되어야 하는데 그렇지 못하고 나팔관에 고여있다는 말입니다. 한의학에서는 이러한 비정상적인 산물을 담음이라고 합니다. 이런 상태가 심해지면 나팔관에 물이 차는 나팔관 수종도 발생하여 나팔관을 막습니다. 또한 검사에 대한 심리적 부담과 몸의 과도한 긴장으로 일시적으로 막힐 수도 있습니다. 마치 일부에 있어 성관계에 대한 과도한 부담으로 질경련이 일어나는 것과 같은 이치입니다.

 치료는 자궁, 난소, 나팔관의 혈류를 좋게 해서 깨끗하게 소통을 유도하는 것입니다. 혈액을 늘려주거나, 순환을 개선하거나, 몸을 따뜻하게 해주고, 자궁 난소 나팔관의 근육운동을 돕고 과도한 심신의 긴장을 푸는 한약을 씁니다. 이와 함께 속근육 단련방법에서 언급한 스텝퍼, 훌라후프, 타원궤도 운동*, 누워서 좌우로 구르기, 둘레길이나 올레길 걷기, 108배 등 하복부의 순환을 개선시켜주는 운동과 군대에서 유격할 때 받는 기합들이 모두 좋습니다. 실제로 이를 통하여 나팔관이 다시 개통되어 자연임신되는 경우들이 꽤 있습니다. 남자들이야 군대

---

* 네이버에서 '이병삼'을 검색하여 인물정보 하단의 '유튜브'를 클릭하면 이병삼박사의 유튜브 채널이 나옵니다. 스텝퍼, 훌라후프, 타원궤도 운동을 볼 수 있습니다.

Chapter 06

에서 힘들게 강압적으로 받은 것들이라 너무 싫겠지만 부인과 함께 매일 자발적으로 해보시기 바랍니다. 군대가 아니니 얼마든지 기꺼이 즐겁게 할 수 있겠지요?

나팔관이 막혔다는 진단을 받았다면 무턱대고 시험관 시술부터 시도하지 마십시오. 특히 젊은 분이라면 뚫릴 확률이 높습니다. 한의원의 치료를 받아보시고, 만약 치료를 해서 나팔관이 뚫리지 않는다 해도 한약을 드신 만큼 자궁이나 난소에 도움이 되기 때문에 생식 건강이 좋아집니다. 나팔관의 상태가 좋지 않다는 것은 자궁과 난소의 상태도 좋지 않을 확률이 높은 것이니 한방 치료를 통해 호전시켜야 합니다. 그리하면 시험관을 하더라도 금방 성공할 수 있고, 이렇게 임신된 분들은 자녀 또한 매우 건강하고 산모의 회복도 빠른 것을 경험하실 수 있습니다. 나팔관이 막혀 있다 해도 실망하지 마시고 한방 치료를 받아보시면 좋습니다.

사례 20

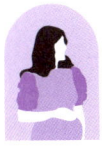

- 36세 · 나팔관 한쪽 절제 · 한쪽 폐쇄 · 시험관 6회 실패 후 자연임신 출산

환자 개요 161cm, 64kg

자궁 외 임신으로 한쪽 나팔관절제. 다른 한쪽은 원래 기형으로 자연임신은 불가하다고 판정받음. 초경은 중2. 생리주기는 28일로 규칙적이다. 3~4개월전부터 5~7일씩 빨라진다. 결혼 후부터 생리통이 심했다. 오른쪽 하복부통. 오른쪽 난소에 자궁내막증 소견이 보였다. 생리혈의 색이 검다. 몇 년 전까지만 해도 생리통으로 진통제를 거의 매일 먹었는데 조산하고 나서는 덜 먹는다. 1년전부터 머리카락이 한 움큼씩 빠진다. 작년에 시험관 시술 2회차에 임신이 되었는데 조산하고 나서 우울증이 생겨 시험관 시술을 바로바로 받지 않고는 못 견뎌 연이어 4번을 받았다. 이번에 다시 시술 들어갈 생각을 하니 불면증이 생겨 잠을 못 잔다.

치료 및 결과

시험관 시술 6회 실패 후에 추가 시술을 받기 위해 체력을 보강할 목적으로 내원하였는데 한약 복용 후에 바로 자연임신 됨.

환자의 체질은 소양인이었는데 여러 번의 시험관 시술 실패로 인한 우울증과 조급증이 있어 마음을 편안하게 해주면서, 나팔관의 소통과 자궁의 기혈순환을 촉진하는 체질보약 15일분을 2회 투여함.

Chapter 06

이병삼박사의 고찰

저에게 불임, 난임치료를 집중적으로 진료하도록 이끈 계기된 환자입니다. 한쪽 나팔관 절제에 한쪽 나팔관 기형으로 자연임신이 불가하다는 진단을 받았는데 치료를 통하여 나팔관의 기능이 회복되어 자연임신이 되었습니다. 더구나 시험관 6회 실패 후의 일이었습니다. 이분은 그 이후에도 한약을 드시고 바로 자연임신 되어 아이를 또 낳으셨습니다. 막힌 나팔관이나 나팔관의 기형도 회복이 전혀 불가능한 것은 아니라는 자신감을 얻었고, 그 이후로 양측 나팔관 폐쇄를 진단받은 꽤 많은 환자들이 자연임신 되었습니다. 모든 나팔관 폐쇄를 한의약의 치료로 모두 개통시킬 수는 없겠지만 근육의 긴장이나 노폐물, 어혈, 체액 등으로 막혀 있는 것은 충분히 가능할 것으로 생각합니다.

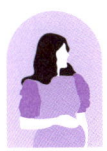

사례 21

- 33세 · 양쪽 나팔관 폐쇄 · 7cm 난소낭종
- 남편 · 정자기형
  자연임신 출산

환자 개요 소음인. 81년생. 163cm, 49kg.

 2010년 4월 최초 내원.

1. 2010년 2월 생리를 안 해서 산부인과 내원, 우측 난소에 7cm 낭종 발견.
   본원에서 치료 겸 체질보약 15일분 복용 후 난소낭종 소실확인.

2. 2013년 1월 산부인과 산전검사에서 양측 나팔관 폐쇄 진단.
   남편은 정액검사에서 정상정자 3% 진단(최소 기준 4%)

3. 자연임신 하였는데 초기에 출혈
   본원에서 지혈 안태하는 약을 복용

   모든 난관을 극복하고 정상분만까지 성공함

Chapter 06

치료 및 결과

 어혈을 배출하여 하복부를 깨끗이 청소하는 한약 3일분

혈액을 보강하고 하복부를 소통시키는 체질보약 15일분 복용

 양기를 보강하고 남성을 강화하는 보양강장 체질보약 15일분 복용

**난소낭종, 양측나팔관 폐쇄, 남편 정자기형,
임신 중 초기출혈을 모두 극복하고 자연임신과 자연분만에 성공함**

이병삼박사의 고찰

이분은 난소낭종, 양측 나팔관 폐쇄, 남편의 기형정자, 임신 중 초기출혈 등 임신과 관련한 모든 악조건을 극복하고 자연임신 출산하였습니다. 2010년 7cm 난소낭종이 한약치료로 완전 소실되었고, 3년 후 산전검사에서 양쪽 나팔관의 폐쇄진단을 받고 다시 한약으로 개통되어 바로 자연임신 되었는데, 임신초기에 출혈이 있어 안태 安胎 한약을 복용하고 무사히 출산까지 하셨습니다. 7cm의 난소낭종은 어디서나 수술을 권유받습니다. 하지만 수술을 하면 난소를 상당 부분 잃거나 배란 기능을 상실할 수도 있고, 수술 없이 한약만으로도 치료될 수 있으니 수술 전에 먼저 한약의 치료를 해보시기 바랍니다. 저희 한의원에는 난소낭종의 많은 치료

사례가 있습니다. 그리고 나팔관도 근육이기 때문에 하복부의 기혈순환이 회복되면 막힌 것도 충분히 뚫리기도 합니다. 나팔관 폐쇄 환자도 바로 시험관 시술을 받지 마시고 먼저 한약의 치료를 해볼 필요가 있습니다. 임신 중 출혈에도 착상을 견고히 하고, 태아의 성장발육을 도울 수 있는 검증된 좋은 한약이 많이 있으니 꼭 한의원에 문의하시기 바랍니다.

본인 후기

원장님 덕분에 양쪽 나팔관이 뚫렸어요.

원장님 어떻게 감사하다고 해야할지…

2010년 난소낭종에 이어 임신까지 성공시켜주셔서 감사합니다.

먼저 2010년 난소에 7cm 혹이 생겨서 병원에서 수술해야 한다고 했는데 인터넷으로 알아보다가 이병삼경희한의원 알게된 건 제 인생에 행운인 것 같아요.

한쪽 난소를 잘라내면 어쩌나… 맨날 울고불고 그랬는데

원장님이 하라는 대로 한약먹고 주 1회 침, 뜸 맞았어요.

그런데 한 달 만에 혹이 없어져서 다니던 산부인과도 놀래고, 저도 놀랬던 기억이 나네요.

올해 초 나팔관 폐쇄로 불임판정을 받고 시험관 하기 전에 몸을 보하고자 원장님을 찾았지요. 솔직히 나팔관 폐쇄였기 때문에 한약으로 자연임신은 기대도 안했거든요.

단지 몸을 보하고자 간거였는데 임신이 되어서 처음에 어리둥절 했었

Chapter 06

거든요.

　한약은 한 달 먹고 집이 너무 멀어서 침치료는 못했는데 말이죠…

　정말 너무너무 감사합니다.

　그리고 임신 초에 피가 비쳐 전화드렸는데 저희 엄마보다 더 걱정해주시고, 하루에 1~2번씩 전화해서 어떠냐고 신경써 주셔서 감동먹었어요. 지금 원장님이 지어주시는 안태약 먹고 있는데 붉은혈에서 갈색혈로 바뀌고 있는데 이건 언제 멈출지 걱정되네요. 심하지 않은데 입덧도 시작되어서 조금 힘들기도 하고요…

　임신해서 너무 너무 좋은데 또 걱정거리들이 생기네요…

　그래도 이런 일들이 저한테도 생긴다는 자체가 좋아요.

　정말 너무 감사드립니다.

자궁 외 임신을 예방할 수 있나요?

의외로 많은 분들에게서 자궁 외 임신이 발견되고 있습니다. 생리 예정일에 생리가 나오지 않아 임신 테스트를 해봤는데 두 줄이 나왔고, 혈액검사를 통해서 HCG 호르몬이 올라 임신 판정을 받습니다. 그런데 호르몬 수치는 높아지는데 초음파 검사로 태낭이 확인되지 않습니다. 때로는 복통과 출혈을 동반하기도 합니다. 이때는 자궁 외 임신을 의심해봐야 합니다. 대개 수정란은 수정 후 3~4일에 자궁에 도착합니다. 수정란이 자궁의 내막이 아닌 다른 곳에 들러붙어 있다는 것입니다. 이를 자궁 외, 자궁 밖 임신이라 하는 것입니다. 대부분의 경우에는 나팔관 안에 머물러 있는 난관임신이 많습니다. 나팔관은 근육으로 된 좁은 튜브인데 수정란이 정상적으로 이동하지 못한 채 들러붙어 분할을 하고 커지면서 엄청난 통증이 생깁니다. 그래서 대개 자궁 외 임신은 응급의 상황으로 수술해서 배아와 나팔관을 함께 제거하는 경우가 많습니다. 초기의 자궁 외 임신에는 수술대신 MTX라는 항암제를 쓰는 경우가 많습니다. 급격하게 성장 발육하는 세포들을 탈락시키는 것입니다. 약물투여 후에 HCG 호르몬 수치가 0일 때 제대로 떨어져 나갔다고 보는 것입니다. 하지만 간장과 신장에 독성이 심하고, 수정 후에 날짜가 오래 지나 자궁 외 임신조직이 큰 경우에는 실패할 확률이 높습니다. 또한 MTX를 통해 떨어져 나온 조직들을 자궁 밖으로 배출시켜야 합니다. 이럴 때는 어혈이나 오로를 배출해준다는 개념의 한의학적 치료를 통해 말끔하게 소통을 시켜야

Chapter 06

다음 임신에 지장이 없습니다.

 그런데 자궁 외 임신이 한 번 된 사람이 두 번, 세 번 반복되는 경우가 있습니다. 자궁 외 임신으로 수술을 받아 나팔관 하나를 잃었는데 나머지 나팔관에서 또 자궁 외 임신이 되어 다시 절제수술을 받아야 한다면 앞으로 자연 임신이 될 확률이 없어지는 것입니다. 따라서 한 번이라도 자궁 외 임신이 있었다면 그 원인을 찾아 재발을 막아야 합니다. 수정란은 나팔관을 통과해서 자궁으로 이동해야 합니다. 나팔관을 수란관輸卵管 이라고 합니다. '난자를 수송하는 관'인 것이지요. 그런데 난자든 수정란이든 이를 자체적으로 이동하게 하는 모터나 동력이 없습니다. 따라서 나팔관 안의 점막에 윤기가 있어야 하고, 섬모가 잘 움직이고, 나팔관이라는 튜브의 근육운동도 필요합니다. 이 세 가지 요건이 잘 갖추어져야 합니다. 따라서 자궁 외 임신을 예방하는 방법은 이러한 기능들을 좋게 만드는 것입니다. 체질과 증상에 맞는 한약, 식사요법과 위에서 말한 나팔관의 기능 강화 운동을 통해 자궁 내 혈액순환, 진액, 운동성을 개선하여 치료하는 것입니다. 자궁 외 임신이 한 번이라도 있었다면 한의원을 방문해서서 재발을 방지할 수 있으면 좋습니다. 물론 건강한 임신과 출산을 위해서는 미리 예방하는 것이 더 좋습니다.

사례 22

• 35세 • 자궁 외 임신 1회 • 계류유산 1회 • 생리불순 • 냉 • 자연임신 출산

환자 개요 158cm, 52kg

작년에 나팔관 근처에 자궁 외 임신으로 수술. 다시 자연임신 되었는데 임신 초기에 계류유산되어 수술. 초경은 중2. 생리주기가 불규칙하여 3개월에 두 번 정도 하였었는데 결혼하고 한약을 먹고 나서 30~32일주기로 맞추어졌다. 생리통은 거의 없었다. 냉이 있어 종종 치료를 받았다. 우유는 어렸을 때는 무조건 설사했는데 커서는 덜하지만 잘 먹지는 않는다. 어려서는 내성적이었다. 커피를 마시면 잠이 안 와서 잘 안 마신다.

치료 및 결과

어혈을 배출하여 하복부를 깨끗이 청소하는 한약 3일분

혈액을 보강하고 하복부를 소통시키는 녹용보약 20일분 1회 복용

⋮

자연임신에 성공하여 딸을 낳았고, 그 후에 둘째 아들도 출산

Chapter 06

이병삼박사의 고찰

자궁 외 임신은 대개 나팔관에서 일어납니다. 나팔관의 점막, 섬모, 연동 운동 등에 문제가 있어 발생하는 것으로 생각됩니다. 이러한 상황이 개선되지 않으면 재발할 수도 있습니다. 특히 이미 수술로 나팔관 하나를 잃게 되었는데 남은 나팔관에 자궁 외 임신이 발생하면 난감합니다. 더 이상 자연임신의 기회가 없어질 수도 있기 때문입니다. 나팔관의 기능을 개선하여 자궁 외 임신을 막을 수 있는 치료가 있으니 임신 전에 한의원을 방문하셔서 한약을 복용 후에 임신을 시도하시기 바랍니다.

자궁의 내막이 얇은데 착상이 될까요?

농사에서 좋은 수확을 얻기 위해서는 씨앗과 밭이 중요합니다. 임신에서도 마찬가지입니다. 봄에 씨앗을 뿌리기 위해 미리 정성들여 우수한 종자를 고릅니다. 사실 동물의 번식에 있어서도 종마, 종우, 종견 등 씨가 좋은 개체를 육종합니다. 사람도 건강한 임신과 출산을 위해 좋은 정자와 난자를 만들려는 노력이 필요합니다. 정자와 난자가 수정하여 수정란이 만들어지고, 수정란이 착상하여 자라야 하는 밭에 해당하는 곳이 자궁의 내막입니다. 자연임신이든 인공수정이든 체외수정이든 종착역은 자궁의 내막이고, 이곳에서 이루어지는 착상입니다.

"어떤 것은 흙이 많지 않은 돌밭에 떨어졌다. 싹은 곧 돋아났지만 흙이 깊지 않아 해가 솟아오르자 타고 말았다. 뿌리가 없어서 말라 버린 것이다."

성경에 나오는 구절*입니다. 성경은 일상에서의 매우 쉬운 비유를 들어 이해하기 쉽도록 쓰여져 있습니다. 위의 문장을 이해하는 것은 그리 어렵지 않습니다. 임신에서도 다를 것이 없습니다. 흙이 자궁의 내막이라고 생각하면 됩니다. 자궁내막은 씨앗이 퍼트려져서 뿌리를 내려 자라는 밭에 해당합니다. 어떻게 하면 자궁내막을 임신에 최적화되도록 만들 수 있을까요?

＊　가톨릭 성경 마르코복음 4장 5~6

Chapter 06

임신을 준비하는데 자궁의 내막이 너무 얇아 고민인 분들이 많습니다. 시험관 시술을 하면서도 내막이 잘 자라지 않아 수정란을 이식하지도 못하고, 이식을 해도 제대로 착상을 하지 못하는 안타까운 경우들이 많습니다. 수정란이 자궁의 내막에 착상하려면 충분한 두께로 부풀어야 합니다. 보통 임신을 위해 필요한 자궁내막의 두께는 최소 7mm 정도는 되어야 하고, 8~10mm 정도가 가장 좋으며, 6mm 미만은 착상이 어렵다고 봅니다. 그런데 내막의 두께를 좌우하는 것은 결국 혈관의 증식입니다. 자궁으로의 혈액순환이 잘 되어야 혈관을 증식시켜 내막을 부풀게 합니다. 내막이 도톰하고, 말랑말랑하고, 촉촉하고, 부드럽고, 윤기 있고, 따뜻한 상태가 되어야 합니다. 이렇게 내막이 잘 준비되어야 미세한 수정란이 여기에 잘 흡착되어 뿌리를 내리고, 그 뿌리가 견고하게 들어가 임신이 이루어지고 유지됩니다.

내막이 얇은 분들은 대개 몸이 마른 사람이 많습니다. 몸이 말랐다는 것은 물이 마른 것입니다. 혈액의 55%, 내 몸 세포의 70~80%가 물입니다. 그렇다면 물은 마시는대로 혈액을 늘려 자궁내막도 두터워질 것일까요? 그건 또 아닙니다. 물이 내 몸에 들어오고, 혈액으로 쓰일 수 있도록 해야 합니다. 그러려면 충분한 염분이 있어야 하고, 이뇨작용이 있는 음식을 삼가야 하고, 몸에 열이 나도록 운동을 해야 합니다. 또한 혈액에는 양분이 필요합니다. 적혈구, 백혈구, 혈소판 같은 고형성분들은 소화 흡수를 통해 만들어지는 것입니다. 결국 혈액이 늘어나려면 마신 물과 섭취한 음식물을 소화 흡수하여 영양을 잘 만들어 내야 합니다. 한의원에서 혈액을 보강하고 혈관을 확장시켜 혈액순환을 개선하는 개념의 치료를 하면 내막이 충분히 두툼해질 수 있습니다. 그러면 당연히 자연임신이 잘 되고, 내막이 얇아 인공수정이나 체외수정에서도 번번이 실패하신 분들도 임신 성공률이 높아집니다. 배란이 잘 안 되는 사람은 배란유도제를 쓰는데 배란은 되어도 자궁의 내막을 얇게 하는 부작용이 있습니다. 이러한 분들도 한의약의 치료를 병행하면 배란유도제의 부작용을 줄일 수 있으니 자궁내막의 문제로 고생하시고 있는 분들은 꼭 한의원을 방문하셔서 도움을 받으시기 바랍니다.

Chapter 06

사례 23

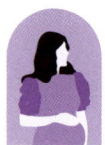

- 39세 • 소음인 • 유산 1회 • 자궁내막 얇음 • 자연임신 출산

환자 개요 소음인, 남편은 40세.

자궁내막이 6mm 미만으로 얇다. 임신 가능성이 적고 유산의 위험이 있다고 하였다. 초경은 중1. 생리통이 심했는데 유산 후에 없어졌다. 생리 주기는 28~30일 정도로 규칙적. 생리량이 적다. 요즘에 복부에서 배란통이 느껴진다. 냉이 많다. 배와 엉덩이가 차다. 손발이 저리다. 눈이 뻑뻑하고 입술이 마르고 너무 피곤하다. 생리 전에 입술이 너무 마르면서 갈증을 자주 느낀다. 가슴이 두근거린다.

치료 및 결과

어혈을 배출하여 하복부를 깨끗이 청소하는 한약 3일분

혈액을 보강하고 하복부를 소통시키는 녹용보약 15일분 3회 복용

자연임신 성공

임신 6주차에 입덧이 있어 안태 安胎 를 겸한 녹용보약 15일분 처방

⋮

정상적으로 자연분만에 성공함

이병삼박사의 고찰

흔히 임신의 과정을 씨앗과 밭에 비유할 때 밭에 해당하는 것이 여성의 자궁이고 가장 중요한 것이 자궁내막입니다. 이분은 자궁의 내막이 너무 얇아 임신이 어려웠고 이전에 한 번 임신하였으나 유산이 되었습니다. 평소에 생리량이 적고, 하복부가 차고, 피로를 많이 느끼는 전형적인 소음인의 허약체질이었습니다. 녹용보약을 통하여 체질을 개선하였고, 임신 초기에 입덧이 있어 이를 치료하면서 유산방지하는 한약을 써서 정상적으로 출산에 성공하였습니다.

Chapter 06

다낭성 난소 증후군인데 임신이 가능할까요?

상당히 많은 여성분들 중에서 다낭성 난소 증후군으로 고생하고 있는 분들이 많습니다. 배란이 될 하나의 우성난포로 성숙되지 못한 작은 난포들이 난소를 가득 채우고 있는 질환입니다. 매달 30~50개의 난포를 창고에서 꺼내어 그 중에서 대표 선수, 즉 우성 난포 하나를 키워 배란이 되도록 해야 되는데, 대표 선수를 잘 뽑지 못하고 있는 상태가 다낭성 난소 증후군이라고 생각하면 됩니다. 결국 배란이 안 된다는 것입니다. 난자가 나오지 않으니 당연히 임신을 할 수 없습니다. 서양의학적으로는 배란유도제를 씁니다. 배란유도제를 써서 배란이 되면 좋은데 그것이 여의치 않거나 오심, 구토, 복통 등 여러 가지 부작용이 있을 수 있습니다. 실제로 많은 분들이 이러한 부작용들로 고생을 하는데 정작 임신 전에 다낭성 난소 증후군 진단을 받아도 별 심각성을 모릅니다. 그냥 여성호르몬제로 생리만 규칙적으로 나오게 만드는데 호르몬제로 생리를 하는 것은 임시방편일 뿐입니다. 폐경이 아닌 여성은 대개 호르몬제를 먹으면 생리를 합니다. 호르몬제에 의해서 내막을 부풀게 하고, 탈락시키는 기계적인 생리를 하는 것입니다. 하지만 나중에는 호르몬제의 도움이 없으면 자발적인 생리를 하지 못합니다. 또한 난소는 쓰이지 않으니 기능이 더 퇴화됩니다.

그리고 서양의학적으로 '증후군'이란 말이 붙은 병은 원인을 정확히 모르기 때문에 근본적인 치료법이 없습니다. 증후군은 환자가 호소하는 불편한 증상과 의사나 이화학적 검사로 나타나는 결과인 징후

sign 를 모아 놓은 군群이라는 말을 쓰는 것입니다. 다낭성 난소 증후군도 생리가 불순하거나 무월경 여성을 관찰해 보니 초음파 검사상에 배란되지 못한 작은 난포들이 여러 개 있고, 비만한 여성이 많고, 다모증이 있고, 호르몬에 불균형이 있는 경우가 많더라는 것입니다. 결국 임신을 시도할 때 배란유도제를 쓰는 것 외에는 뾰족한 치료방법이 없습니다. 하지만 한의학에서는 이 사람이 배란을 잘 할 수 없는 상황이라고 인식합니다. 생식기능이 저하되어 있다는 것은 전신의 건강상태도 좋지 않다는 것입니다. 임신에까지 여력이 없다는 것입니다. 대개 다낭성 난소 증후군은 비만한 사람에게 많이 오는데 집에서 고추를 한 포기 키워보십시오. 비료를 많이 주고, 줄기 가지를 너무 무성하게 키우면 꽃을 피우지 않습니다. 꽃을 피우지 않으면 열매를 맺을 수 없습니다. 다낭성 난소 증후군도 마찬가지입니다. 물론 너무 마른 사람도 그런 문제가 생깁니다. 몸에 물이 없어도 배란을 잘 할 수 없습니다. 그러한 부분을 잘 해결하면 한의학으로 다낭성 난소 증후군을 치료할 수 있고, 건강한 임신 출산을 할 수 있습니다.

Chapter 06

사례 24

- 44세 • 비만 • 다낭성 난소 증후군 • 시험관 12회 실패 후 자연임신 출산

환자 개요 162cm, 66kg

남편과 동갑. 미국에 거주. 시험관 시술할 때마다 귀국.

초경은 12세. 생리주기가 불규칙했다. 초경하고 나서 다음 생리를 6개월 만에 하였다. 평균 2~3개월에 한 번. 중3 때는 9개월도 안 했다. 한약을 먹고 좀 괜찮았었다. 생리통이 있다. 아랫배가 아프다. 진통제를 먹었다. 냉이 있다. 생리 전에 노랗다.

28세에 다낭성 난소 증후군 진단. 25세에 갑자기 체중이 늘었다. 미국에 가서 더 늘었다. 시험관 처음 시도할 때는 68kg까지 나갔다. 외국에서 다낭성 난소 증후군 치료하면서 당뇨약을 먹고 보름만에 체중이 8kg 정도 줄었다.

처음에는 체외수정 4번 시도해서 2번 착상이 되었는데 그 이후로 계속 착상 실패하였다. 밀가루는 빵 종류도 소화가 안 되고, 속이 더부룩하다. 자장면을 먹으면 항상 체한다.

치료 및 결과

어혈을 배출하여 하복부를 깨끗이 청소하는 한약 3일분

혈액을 보강하고 하복부를 소통시키는 녹용보약 20일분 1회

혈액을 보강하고 수정, 착상을 도와주는 녹용보약 20일분 1회 복용

⋮

자연임신 되어 아들 출산하여 산후조리 한약까지 복용함

이병삼박사의 고찰

결혼 13년째, 시험관 시술 12회 실패 후에 자연임신되어 출산한 사례입니다. 아래 후기의 "저의 마음을 글로 표현하기에는 너무 긴 여정이었네요." 라는 말에 그동안의 모든 고통이 함축되어 있는 것 같아 가슴이 찡하고 숙연해집니다. 외국에 거주하시면서 한국에 들어오셔서 시험관 시술 후에 실패하고 귀국하기 전 2~3개월 동안 침, 뜸, 온열치료, 한약복용을 하고 나서 귀국 후에 바로 자연임신 되었습니다. 나이도 많고, 다낭성 난소 증후군도 있어 자연배란도 힘들고, 체외수정도 12회 실패하였는데 참으로 기적적입니다. 끝까지 포기하지 마시고, 서양의학에만 의존하지 마십시오. 먼저 임신이 될 몸과 마음의 환경을 만드십시오. 그러면 임신은 자연적으로 됩니다.

본인 후기

결혼 13년. 자연임신이 되질 않아 시험관을 시도…

　12번 시도했다. 처음에 2번 임신이 되었지만 이유 없이 5주만에 유산….

　너무 힘들었지만 애기를 너무 보고 싶었기에….

　몸도 너무 힘들고… 그때 임신에 성공한 언니가 꼭 집어 이병삼경희한의원을 찾아 보라고 해서 원장님을 찾았습니다.

　상담 후 침과 온열치료를 같이 하고 원장님이 많이 걸으라고 하셔서 많

Chapter 06

이 걷고 살이 빠지드라구요. 체질에 맞는 음식 먹으라고 하셔서 그렇게 했구요.

한약을 지어서 2제씩 2번 먹고 미국으로 다시 들어왔어요.

그러면서 몸이 좀 건강해진 느낌이었어요.

10월에 미국 들어와서 1년을 쉬면서 자연임신을 시도하려고 했었는데 11월에 바로 임신이 되었어요. 한약이랑 한의원을 다니면서 체질이 바뀐 건지….

다른 분들은 어떨지 모르겠지만 저는 이병삼 원장님의 치료와 한약이 잘 맞았나 봐요. 너무 감사드려요. 다낭성도 있어서…

지금 건강한 애기 8월에 낳아서 튼튼하게 자라고 있어요. ^^

저의 마음을 글로 표현하기에는 너무 긴 여정이었네요.

자연유산, 계류유산, 인공중절,
습관성 유산 후에 꼭 조리해야 합니다.

⋮

임신 28주 이전에 태아가 죽어서 나오는 것을 유산流産이라 칭합니다. '흐를 류流'라는 글자에 물처럼 흘러가 버렸으니 다시 돌이킬 수 없다는 아쉬움과 애절한 마음이 참 잘 표현된 것 같습니다.

유산은 크게 자연유산과 인공유산으로 나눌 수 있습니다. 자연유산은 말 그대로 자연적으로 유산이 발생하는 것입니다. 인공유산은 임신의 유지가 산모의 건강에 치명적인 악영향을 끼친다고 판단될 때 인공적으로 임신을 종료시키는 수술로 인공 임신중절이라고 합니다. 원래는 의료적인 목적*으로만 허용되었는데 여성의 자기결정권, 사회 경제적 현실적인 문제들로 인하여 법으로 허용하려는 움직임들이 있습니다. 어쨌든 인공중절은 임신부에게 가장 좋지 않은 심신의 후유증을 남깁니다. 계류유산은 이미 사망한 태아가 배출되지 못하고 자궁 내에서 머물러 있는 상태로서 소파수술이 필요합니다. 절박유산은 유산이 막 시작하거나 시작하려는 상태로 의학적 처치로 살릴 수도 있는 상황

---

* 모자보건법 제14조 (인공 임신중절수술의 허용한계). 형법상 낙태죄는 2020년 4월 헌법재판소의 헌법불합치 결정으로 2021년 1월 1일부로 효력상실되어, 정부에서 '임신 14주 이내에는 낙태를 '조건 없이 허용'하고, 임신 15주에서 24주 여성은 '사회·경제적 이유가 있을 때만 처벌하지 않는다'는 개정안을 내놓았지만 아직 사회적인 합의가 안 되어 시행되지 않고 있습니다.

Chapter 06

을 지칭합니다. 습관성 유산은 유산이 3회 이상 반복되어 발생하는 경우로서 한의학에서는 활태滑胎 라 칭합니다. 임신의 유지가 안 되고 자꾸 미끄러진다는 의미입니다.

유산은 유전적인 질환이나 염색체 이상에 의하여도 발생하지만 대부분은 정자와 난자, 수정란이 착상하여 발육 성장하는 곳인 자궁과 임신부의 심리적 건강상태에 의하여 영향을 받습니다.

유산의 이치에 대하여 원元 나라 의사 주단계朱丹溪 는 다음과 같이 설명하고 있습니다. "가지가 마르면 열매가 떨어지고, 넝쿨이 시들면 꽃이 지는 것과 같다. 일을 많이 하거나 화를 내어 사람의 일곱 가지 감정인 칠정七情 이 상하여 속의 화火 가 동해도 그렇다. 이것은 바람이 나무를 흔들고, 사람이 가지를 꺾는 것과 같다. 화가 사물을 녹이는 것*이 자연의 당연한 이치이다."라고 하여 몸과 마음의 화火 를 잘 조절할 것을 강조합니다. 이와는 반대로 임신부의 몸이 너무 차가워도 발생합니다. 새싹이 자라는데 적당한 수분과 온도가 필요하듯 자궁도 태아를 발육 성장시키려면 최적의 혈류상태를 유지해야 합니다. 그러나 얼어붙고 딱딱한 땅에서는 생명이 자랄 수 없습니다.

습관성 유산 또한 유전자나 염색체의 원인도 있을 수 있지만 우선 정자와 난자 그리고, 자궁 난소의 건강여부를 먼저 고려해야 합니다. 준비가 제대로 되지 않은 상태에서 임신을 하면 계속해서 유산이 발생

---

* 열(熱)은 화(火)가 점점 나타나는 과정이고, 열이 극심한 상태가 화입니다. 화가 너무 강하면 모든 사물을 녹여버립니다. 화가 지나쳐도 유산이 됩니다.

할 수 있습니다. 유산을 당했다면 남편과 부인 모두 부족한 부분은 없는지 살펴 심신의 건강을 최적의 상태로 만들어 건강한 아이를 무사히 출산할 수 있는 전화위복의 계기로 삼아야 합니다.

유산은 "불임이 아니라는 것이 증명된 좋은(?) 사건"입니다.

유산은 몸과 마음에 많은 상처를 남길 수밖에 없습니다. 유산하고 한의원에 오시는 부부들이 말씀하십니다. '왜 하필 우리에게만 이런 시련이 오느냐?' 많이 실망하고 속상해서 눈물을 흘립니다. 물론 유산은 슬픈 일입니다. 그런데 생각보다 많은 부부들에게서 유산이 발생합니다. 한의원에서 환자들을 보면서 '이렇게 유산이 많은가?'라는 생각이 들 정도입니다. 저는 유산이 된 부부들에게 오히려 희망적인 요소를 보라고 말씀드립니다. 절반 이상의 성공인 셈이지요. 화학유산이든 계류유산이든 자연유산이든 중요한 것은 '임신이 되었다.'는 사실입니다. 아예 임신이 한 번도 안 된 사람들에게는 그마저도 도달해보지 못한 지점입니다. 특히 여러 번 시험관 시술에 실패하신 분들 중에는 임신 수치가 1도 나오지 않는 부부들이 굉장히 많습니다.

기억나는 환자가 있습니다. 35세의 이 여성은 7회의 시험관 시술에서 임신수치가 항상 0이었습니다. 하지만 한약을 먹고 드디어 8번

Chapter 06

째 시험관 시술에서 처음으로 HCG 수치가 0을 넘어 6,170까지나 올라갔습니다. 착상에 성공하여 임신이 된 것이지요. 아쉽게도 아기집은 커지는데 난황*이 만들어지지 않아 결국 소파수술로 임신을 유지할 수 없었습니다. 수술 후에 조리하는 한약을 조제 받으러 오셔서 하신 환자분의 말씀이 가슴을 찡하게 했습니다. "원장님, 그래도 저희 부부는 지난 2개월 동안 너무 행복했습니다. 그동안 암흑에서 좌절하고 있었는데 처음으로 임신판정을 받았으니까요."

맞습니다. 희망希望과 절망絶望은 매우 큰 차이입니다. 희망은 최소한 '성공확률 〉 0'이고 절망은 0인 것이지요. 어쨌든 이분들은 임신과 출산이라는 고지가 멀지 않았다는 생각이 듭니다. 시간문제라는 것이지요. 유산을 한 번이라도 겪은 분들! 힘내십시오. 난 '임신을 해본 사람'이라는 자신감을 갖기 바랍니다. 곧 '출산을 해본 사람'에 속합니다.

유산 후에는 뭘 해야 할까요?

저는 유산 환자가 오면 그리 걱정하지 않습니다. 초음파 검사로 태아의 심장박동을 확인한 임신이 아니라도 소위 화학임신, 화학유산이라고 하는 임신테스트상에 두 줄이 한 번이라도 나온 사람은 곧 건강한 출산을 할 수 있기 때문입니다. '유산은 절

---

* 임신 5주차에 초음파 검사로 확인가능하며 배아의 성장에 필요한 영양물질입니다.

망이 아니라 새로운 희망의 시작이다.'는 생각을 하시기 바랍니다. 그런데 아이를 낳은 후에 하는 산후조리에 대해서는 많은 분들이 인식하고 계시는데 유산 후의 조리에 대해서는 잘 생각하지 못하는 경우가 많습니다. 하지만 유산 후에는 조리를 더 잘해야 합니다.

특히 인공중절은 인위적으로 임신을 중단한 것이기 때문에 더욱 신경을 써야 합니다. 「동의보감」에서는 다음과 같은 비유를 들어 설명합니다. "정상적인 만삭의 분만은 밤송이 속의 밤이 익어 껍질이 저절로 열리는 것과 같아 밤송이나 밤알 모두에게 해가 없다. 하지만 유산은 아직 덜 익은 밤을 찍어 껍질을 부수고 막을 상하게 한 후에 밤알을 얻는 것과 같으니 자궁이 상한다. 따라서 정상적인 출산보다 10배는 더 잘 치료해야 한다"는 것입니다. 유산에 대하여 설명하고 있지만 인공중절의 상황에 더 해당합니다. 소파수술은 자궁의 내막을 인공적으로 긁어낸 것이기 때문에 어혈瘀血이라고 하는 나쁜 피가 자궁 안에 고여 있습니다. 이러한 어혈을 잘 배출시키고, 자궁내막의 손상을 잘 회복시켜야 합니다.

유산은 분명 아쉬운 일이지만 이미 과거이고 지나간 것입니다. 돌이킬 수 없습니다. 어떤 분들은 너무 낙심하여 집에만 있으면서 식음을 전폐하고 울고만 있습니다. 충분히 이해할 수는 있지만 현명하지는 않습니다. 착상의 초기에 이루어진 화학유산은 자연유산보다는 낫고, 자연유산은 계류유산보다는 낫습니다. 또한 임신 초기의 유산은 중기, 말기에 발생한 것보다는 낫습니다. 무엇보다 중요한 것은 어떠한 종류의 유산이라도 아이가 약하게 태어난 것보다는 낫습니다. 그냥 좋은

Chapter 06

쪽으로 생각을 하십시오. 그리고 어서 회복을 하고 다음의 건강한 임신을 준비하는 것이 좋습니다. 다만 유산의 원인을 찾아 반복되지 않도록 하는 것이 중요합니다.

유산 후에는 누워만 있으면 안 됩니다. 유산 후에 자궁수축제를 주는 이유는 자궁을 수축시켜 노폐물과 어혈을 배출하기 위함입니다. 약물보다 더 중요한 것은 가볍게 걷는 것입니다. 과로나 무리가 되지 않는 범위에서 움직여야 합니다. 예전에 출산 후에 누워있으라는 것은 노동력이 부족한 시기에 아이를 낳자마자 논으로 밭으로 일을 하러 가면 안 되니 공식적인 휴가를 주기 위한 방편이라 생각해야 합니다. 물론 그때도 누워만 있으라는 이야기는 절대 아니었습니다.

유산 후에 가장 중요한 것은 유산의 원인에 대한 치료입니다. 원인이 해결되지 않은 상태에서는 추가적인 유산의 위험이 있습니다. 사실 임신이 안되는 이유와 유산이 반복되는 이유는 거의 같다고 생각하시면 됩니다. 제가 앞에서 임신을 잘하기 위해서 강조드린 것 기억하시지요? 잘 먹고, 배설 잘하고, 잘 자고, 마음 편안하고, 적당히 움직여 주는 것! 그리고 혈압, 맥박, 체온, 호흡, 체중 그리고 여성의 경우에는 생리를 체크하시기 바랍니다. 또한 심리적, 육체적 스트레스를 과도하게 받고 있지는 않나? 이런 부분에 대한 전인적인 고려를 통해 유산을 막아야 건강한 출산까지 도달할 수 있습니다.

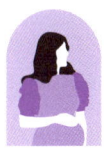

사례 25

- 36세 • 계류유산 3회 • 냉, 월경통 • 임신 중 하혈 • 둘째 자연임신 출산

환자 개요

36세. 9년 전에 첫 출산. 10년 전 임신 4~5개월에 계류유산. 3년 전에도 임신 13주차 정도에 계류유산. 작년에도 임신 13주차에 계류유산. 손발이 차다. 추위를 많이 탄다. 이불을 잘 덮고 잔다. 물을 적게 마신다. 따뜻한 음식이 좋다. 설사가 잦다. 소변이 잦다. 어지러울 때가 많다. 특히 여름에는 앉았다 일어날 때 어지럽다.

초경은 중3. 생리주기가 어려서는 더 불규칙했다. 결혼해서 첫째 출산 후에 한약을 먹고 많이 좋아졌다. 1주일 정도씩 늦어진다. 생리통은 미혼 때 심해서 진통제를 먹을 때도 있었다. 추운데 있으면 냉이 나온다. 팬티라이너를 했었다. 임신을 하면 울렁거리고 속이 좋지 않다. 이번에 생리 예정일이 1주일이 지났는데 안 나왔다. 생리 처음 시작처럼 팬티에 조금 묻어나왔다. 3일 동안 더 이상 아무것도 안 나오고 배가 당기고 너무 아파서 산부인과에서 임신 확인. 하혈이 멈추지 않고 심해진다.

치료 및 결과

출혈을 멈추고, 태아을 안정시켜주고, 임신부의 기혈을 보강해주는 녹용 보약 20일분 복용.

⋮

임신을 잘 유지하여 건강하게 출산 성공

이병삼박사의 고찰

유산-출산-유산-유산을 겪고 나서 둘째 임신을 하셨고 이번에도 임신 초기에 출혈이 있었습니다. 하복부가 차가워서 유산이 반복되었는데 제대로 치료받지 못하여 계속 어려움을 겪었던 것입니다. 임신 중에 하복부의 통증이나 출혈이 있는 경우는 유산의 조짐이 있는 것이므로 당연히 입원하여 안정을 취하는 것이 필요하겠지만 적극적인 한의학의 치료도 받아야 합니다. 유산의 조짐이 있을 때는 지체하지 마시고 한의원으로 오시고, 이전에 한 번이라도 유산의 경험이 있었다면 임신 초기에 견고한 착상과 태아의 건강한 성장 발육을 위하여 한약을 드시는 것이 유산을 예방하는 가장 좋은 방법입니다.

습관성 유산인데 출산까지 갈 수 있을까요?

습관성 유산에 대해서 들어보셨을 것입니다. '유산도 습관이 될 수 있다'는 것이지요. 보통 3회 이상 연속적으로 유산이 되었을 때 습관성 유산이라고 진단합니다. 한의학에서는 활태 滑胎 라고 합니다. 활이라는 것은 '미끄러질 활 滑', 태 胎 는 '태아'를 말합니다. 태아가 정상적으로 안착해서 자라지 못하고 미끄러져서 떨어지는 것입니다. 시험 준비가 안 된 사람이 계속해서 시험을 보면 어떻게 됩니까? 합격을 기대할 수 없습니다. 흔히 습관성 유산의 원인을 태아의 염색체 이상으로만 생각하기 쉬운데 실제로는 일반적 유산에 비하여 오히려 정상 염색체를 가진 경우가 더 많습니다. 부모로부터 기인한 염색체 이상과 항인지질항체증후군*은 이러한 습관성 유산 원인의 10~15% 이하이고, 검사를 시행해도 반 정도는 원인을 찾을 수 없다고 합니다. 그런데도 모든 습관성 유산의 원인을 이것에서만 찾으려는 경향이 있습니다. 태아의 염색체나 유전자도 남편과 부인의 정자와 난자에서 오는 것이니 먼저 이를 건강하게 만들어야 합니다. 그리고 수정란이 잘 자랄 수 있는 자궁의 환경이 좋아야 합니다.

한 번이라도 유산이 된 사람들은 다음 임신이 굉장히 부담스럽습니다. 하물며 두 번, 세 번 유산이 되면 거의 노이로제에 걸리게 됩니

---

* 혈청검사에서 항인지질 항체가 양성이면 동맥이나 정맥의 혈전증 또는 반복적 유산의 확률이 높아진다고 합니다.

Chapter 06

다. "이 아이가 정상적으로 출산까지 갈 수 있을까?" 추가로 임신이 되어도 이런 불안한 마음을 갖게 된다면 아이도 태어나서 불안한 마음을 가질 수밖에 없습니다. 참 아이러니입니다. 임신을 하고 싶은데 막상 임신이 되면 또 유산의 걱정을 합니다. 이게 참 안타까운 현실입니다. 저희 한의원에도 이런 환자분들이 많이 오시는데 결국 자신을 믿으셔야 합니다. 그리고 우선 임신을 할 수 있고, 그 임신이 잘 유지될 수 있는 몸과 마음의 상태를 갖는 것이 중요합니다. 시험준비가 완벽히 된 사람은 시험이 기다려집니다. 연습이나 훈련이 제대로 된 선수도 경기 출전이 설렙니다.

따라서 임신이 안 되거나, 유산이 되었거나, 유산이 자주 일어나는 사람 모두 한의학에서 말하는 건강의 요소들을 확인해서 부족한 부분을 해결해야 합니다. 특히 습관성 유산은 당연히 일반적인 유산보다도 훨씬 더 강력한 치료를 해야 합니다. 그리고 이러한 분들은 임신 중에도 한약을 드시는 것이 좋습니다. 대개 유산이 자주 일어나는 시기인 임신 7~8주, 11~12주의 고비를 잘 넘겨야 합니다. 이때 '안태安胎 - 태아를 안정시킨다, 고태固胎 - 태아를 잘 고정시킨다' 라는 개념의 한약들을 복용하면 됩니다. 각자 유산이 자주 반복되는 시기에 맞춰 한약을 복용하면 견고하게 태아를 착상시킬 수 있고, 태아에게 영양분을 잘 공급해서 건강하게 자랄 수 있도록 도울 수 있습니다.

습관성 유산으로 진단받았거나, 고령임신 또는 집안에 유전질환이 있을 때 요즘은 착상전 유전적 진단*을 합니다. 시험관 시술을 하면서 수정된 배아들을 검사하여 단일 유전자 질환이나 염색체의 수나 구조적인 이상 여부를 진단하여, 정상인 수정란만 자궁내로 주입하는 것입니다. 착상 전에 유전적 결함이 있는 배아를 선별하여 배제함으로서 착상 후 발달과정에서 조기에 자연유산 되는 경우를 줄여 배아의 이상에 의한 습관성 유산과 기형아의 출산을 막는 것입니다. 하지만 임신의 유지와 건강한 출산을 보장하지는 못합니다. 이를 위해서는 자궁내막의 상태를 비롯한 임신부의 건강이 가장 중요하기 때문입니다. 배아의 이상이 아닌 임신부의 건강이 좋지 못하여 생기는 습관성 유산을 막을 수는 없다는 것입니다. 대개 시험관 시술을 하는 경우는 여성의 나이가 많고 자궁의 건강이 좋지 못한 경우가 많으니 자궁과 난소의 건강을 보강하는 치료가 필요한 것입니다.

결국 어떠한 종류의 유산이든 고령이거나 건강하지 못한 여성에서 많이 발생할 수밖에 없습니다. 또한 태아의 염색체도 부모로부터 오는 것이니 정자와 난자의 건강이 중요하고, 이를 위해서는 부모의 건강상태가 가장 영향을 미치는 요소입니다. 따라서 유산이 한 번이라도 되었거나, 습관성 유산으로 진단된 분들도 서양의학적 진단이나 치료로 해결할 수 있는 부분이 그리 크지 않으니 한의원을 방문하셔서 유산

---

* 착상 전 유전적 진단(PGD, preimplantation genetic diagnosis)은 배아의 염색체 검사를 통하여 이상여부를 진단합니다.

Chapter 06

후의 조리와 유산의 원인에 대한 맞춤 치료로 건강한 임신과 출산을 하시기 바랍니다.

습관성 유산에 있어
염색체, 유전자 검사의 의의와 한계

유산이 잦은 부부들의 고민과 고통은 당연합니다. 따라서 유산의 원인을 규명하여 다음 임신에서는 유산이 되지 않도록 여러 방법을 총동원합니다. 유전적 검사는 부모의 염색체검사, 유산된 태아의 조직이나 착상전 배아를 가지고 합니다. 하지만 어떠한 방식이든 한계가 따를 수밖에 없습니다. 이러한 검사가 앞으로의 임신에 대한 예후를 예측하는데 도움을 주는지도 불확실합니다. 부모의 유전자 분석인 염색체검사에서 이상이 발견될 확률은 매우 낮고, 이상이 발견되어도 다음 임신에서의 결과를 정확히 예측할 수는 없습니다. 물론 이러한 정보는 추가 임신을 시도하거나, 착상전 유전자 검사를 할지에 대한 결정에 도움이 될 수는 있습니다. 그리고 착상전 유전자 검사를 통한 선별적 임신으로 유산율을 낮출 수 있다고 하지만, 유전적 이상이 있는 부부가 자연임신을 시도하더라도 정상적인 부부들과 유산율이 다르지 않다는 연구결과도 있습니다.

좋은 재료가 있어야 맛있는 음식이 나오듯 좋은 정자와 난자, 수정란이 자랄 수 있는 좋은 자궁의 환경이 가장 중요한 것입니다. 따라서 염색체와 유전자의 문제가 걱정이라면 열심히 검사를 받기 전에 부부 모두 생식의 건강을 좋게 하는 것이 더 중요합니다.

Chapter 06

사례 26

• 33세 소양인, 유산 5회 후 자연임신 출산

환자 개요

자궁이 다른 사람보다 크고 내막이 단단하다고 함. 생리주기는 28일로 규칙적이다. 결혼 전에는 진통제를 먹었고 결혼 후에는 참는다. 발이 시렵다. 생리 전에 입술주위에 매번 트러블이 난다. 냉도 있다. 팔을 많이 쓰는 일을 한다.

 태음인. 토속적인 것을 좋아한다. 두루두루 친하다. 원만하다. 무난하다.

치료 및 결과

기혈을 보강하고 수정 착상을 도와주는 체질보약 30일분 3회, 15일분 1회 복용

침치료 4회

자연임신하여 출산에 성공

자연임신하여 출산에 성공

이병삼박사의 고찰

유산 5회 후 건강하게 출산하신 분입니다. 말이 쉽지 다섯 번이나 유산을 겪고 나면 임신내내 유산에 대한 공포와 불안으로 가족에게마저 임신 사실을 알리지 못합니다. 그동안 겪으셨을 고통과 불안을 생각하니 저 또한 가슴이 먹먹하고 눈시울이 붉어집니다. 소양인의 체질적 약점으로 자궁과 난소가 포함된 하복부의 기운이 약하여 해당 약점을 보강한 후에 출산까지 무사히 성공하였습니다. 소위 습관성유산으로 고생하고 계시는 분들은 염색체, 유전자, 태아살해세포NK cell, 항인지질항체, 엽산대사이상의 문제에만 집착하지 마시고 한의원을 방문하셔서 상담해보시기 바랍니다. 위의 문제들보다 더 중요한 것들을 놓치고 있을 수 있습니다.

Chapter 06

본인 후기

원장님! 안녕하세요? 강○○입니다. 이제야 마음이 편해져 글로라도 인사 드립니다.

지난번 5월에 산부인과에서 배란일 잡아주시고 1차 실패했을 때 6월에 다시 한약 먹고 2차 배란일 후 임신을 하게 되었습니다. 그동안 5번 정도의 유산을 겪은 저에게는 이번 임신도 불안의 연속이었습니다.

4주 때 바로 병원을 찾아 면역주사 및 질정제를 매일 처방 받고 일주일에 한 번 검진을 받았습니다. 6주 때 교수님께서 아기집은 보이는데 아기가 안 보인다고 일주일만 더 기다려 보자고 하셨을 때 저는 그 일주일을 매일 울며 잘 될거야‥ 이번에도 아니면 어쩌지? 라는 좋은 생각, 나쁜 생각을 하며 하루하루를 힘겹게 보냈습니다. 7주 때 초음파 영상을 본 순간 심장이 잘 뛰었고 횟수도 지난번과 달리 빨랐습니다.

어찌나 하느님께 감사한지 눈물이 왈칵 흘렀습니다. 더불어 이병삼원장님과 산부인과 교수님께도 감사하다는 생각이 들었습니다. 그동안 저의 불안한 생각을 늘 바로 잡아주시고 희망의 믿음을 주신 이병삼 원장님께 부족한 이 글로 감사 인사드립니다. 이제는 13주가 지나서 조금 더 마음이 편해졌습니다.

저는 요즘 늘 모든 것들에 감사하며 하루를 살고, 되도록이면 사람들과도 양보하며 용서하고 어려운 이웃에 관심이 생겼습니다. 우리 아이로 인해 제가 조금씩 변해가는 과정이 너무 감사할 따름입니다. 10주가 지나서 조금 더 안정을 취하면 찾아 뵙고 인사드리려고 했는데 전철을 1시간 반이나 타고 간다는게 조금 무리인듯 싶다는 핑계를 댑니다. 죄송합니다.

　이병삼 원장님! 다가오는 추석은 풍성하게 보내시고 가정에도 늘 행복과 건강함이 가득하기를 기도드립니다. 가을이 성큼 다가와 날씨가 선선해지면 꼭 한 번 찾아 뵙겠습니다. 그동안 진심으로 감사드립니다.

· 07 ·
CHAPTER

임신, 출산과 관련한 한약과 양약

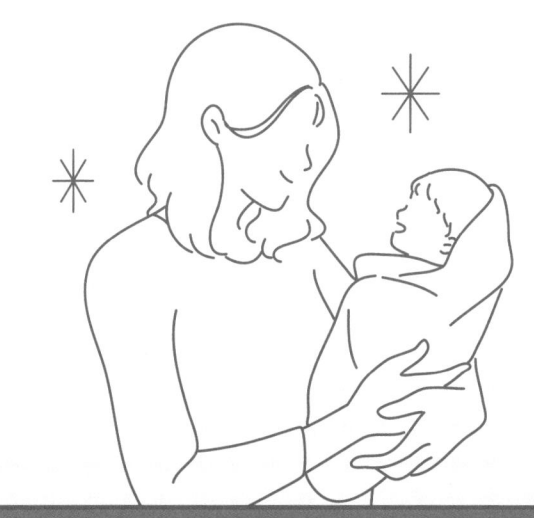

Chapter 07

임신, 출산과 관련한 한약은 언제 먹나요?

임신, 출산과 관련하여 한약을 복용하는 경우는 대개 다음과 같습니다.

1 임신 전 – 임신이 잘 안 되거나, 건강한 아이를 갖기 위해, 인공수정과 체외수정시 수정과 착상을 도와 임신 성공률을 높이기 위해

2 임신 중 – 임신 중 입덧이 있을 때, 임신 초기에 출혈이나 복통으로 유산의 위험이 있을 때, 이전에 유산이 되어 유산방지 목적으로, 태아의 성장 발육이 더딜 때, 임신 중 감기 가려움증 구안와사 등의 질환이 있을 때, 임신 중 양수부족증이 있을 때, 임신 중 질환이 있는데 양약의 복용이 불가할 때

3 인공중절이나 유산 후 – 자연유산, 계류유산, 습관성유산, 인공중절 후에 회복을 돕고 자궁의 손상을 최소화하기 위하여

4 출산 후 – 자궁수축을 유도하여 오로의 배출을 돕고, 임신과 출산으로 약해진 기혈을 보강하여 회복을 돕고, 근육 관절 인대를 보강하며, 산후풍을 예방하고 치료하며, 모유의 양과 질을 좋게 하고, 산후 체중감량을 위하여

임신을 위한 한약은 얼마나 먹어야 합니까?

간혹 한약의 효과에 대하여 불만을 토로하는 분들이 계십니다. "한약을 한 번 먹었는데 효과가 없더라. 한약을 두 제나 먹었는데 생리통이 호전되지 않아서 중단했어요." 같은 말을 하십니다. 감기 같은 질환에는 한약을 한 팩만 먹고도 바로 좋아질 수 있지만 생리통, 난임 치료에는 최소한 100일 이상의 치료가 필요합니다. 생리통을 치료하는 한약은 양약의 진통제와 비교해서는 안 됩니다. 자궁 난소 나팔관으로의 혈액순환을 좋게 하려면 시간이 필요합니다. 또한 한약의 복용과 함께 식사요법, 운동, 생활습관 개선과 같은 여러 가지를 모두 잘해야 합니다. 암환자의 치료에 있어 항암제에만 의존해서는 안 되는 것과 같습니다. 환자의 역할이 매우 중요합니다. 그리고 양약이든 한약이든 모든 사람의 모든 병을 고쳐줄 수 없습니다. 치료율에는 애초부터 한계가 있습니다. 그런데 양약에는 부작용이 생기거나 치료효과가 없어도 이에 대하여 불평을 하지 않으면서 한약에 대해서는 더 가혹한 평가를 내립니다.

하지만 생리통을 고쳐줄 수 있는 치료방법이 양약이나 서양의학에 있나요? 매번 진통제로 모면하는 것밖에 없습니다. 하지만 이것은 온전한 치료가 아닙니다. 원인이 해결되지 않으니 수십 년 동안 방치되고 자궁과 난소에 2차적인 병변을 야기할 수 있습니다. 반면에 한약은 많은 사람들의 생리통을 개선시켜 줍니다. 유일한 단점은 치료기간이 좀 길고, 비용에 부담이 있다는 것입니다. 하지만 장기적으로 보면 한

Chapter 07

약으로 생리통을 치료하는 것이 경제적으로도 훨씬 이득입니다. 생리통으로 인하여 학업, 사회생활, 경제활동에 방해를 받거나 2차적으로 다른 여성질환이 생긴다면 환산할 수 없을 정도로 많은 비용과 댓가를 치러야 하기 때문입니다. 다행히 2020년 10월부터 정부에서 중풍후유증, 구안와사 질환과 함께 생리통의 한약 복용에 대하여 일정한 금액을 지원해주니 꼭 활용해 보시기 바랍니다.

임신을 돕는 한약도 마찬가지입니다. 건강한 임신과 출산을 위해서 어느 정도의 시간을 준비해야 할까요? 저는 "남편과 부인이 함께 최소한 100일 정도는 치료를 받으라."고 말씀드립니다. 난임의 치료는 정말로 시간과의 싸움입니다. 특히 나이가 많거나 난소기능이 떨어진 분들은 굉장히 조급한 마음을 갖습니다. 그래서 치료를 받으면서도 "과연 정말 임신이 될까? 또 임신이 된다면 언제일까?"하는 부분에 대한 질문도 많이 합니다. 그렇지만 사람은 기계와 다릅니다. 예를 들어 자동차의 계기판에 기름이 얼마만큼 없다고 하면 그만큼만 넣어주면 되지만, 사람은 게이지에서처럼 상태를 판단하는 게 쉽지 않고, 임신을 위해 준비해야 할 요소들이 한의원에서 침을 맞고, 뜸을 뜨고, 한약을 먹고, 운동을 하고, 식사요법을 하고 또 환자분들이 개인적으로 해야 할 것 중에 스트레스받지 말아야 하고, 운동도 해야 하고, 마음도 편안하게 해야 하고… 이런 많은 변수들이 있기 때문에 이것을 잘 지켰는가에 대한 판정도 쉽지 않습니다.

따라서 한약을 얼마나 먹어야 되고, 치료를 얼마나 해야 하는가에 대한 질문에 대해서 답을 하기 어렵습니다. 정답은 임신이 될 때까지 드셔야 합니다. 참 막연하고 어려운 문제일 수 있지만 저는 그렇게 생각합니다. "저를 믿고 한약을 3~6개월 이상 드셔보십시오. 그러면 분명히 임신이 될 것입니다." 한약은 한 번 먹었다고 바로 효과가 있지 않습니다. 환자분의 몸의 상태가 좋지 않을수록 치료 기간은 더 오래 걸릴 수밖에 없습니다. 오뉴월 가뭄에 갈라진 논바닥에 물을 채우려면 많은 물이 필요합니다. 처음에 들어간 물은 흔적조차 없습니다. 골을 메우는데 다 소모되었지요. 그 다음에 들어가는 물은 흙을 촉촉이 적셔줍니다. 그 다음의 물이 비로소 눈에 보일만큼 채워집니다. 부족한 정도에 따라 치료의 기간이 정해지는 것입니다. 한의사를 믿고 제시한 기간만큼 한약을 드셔보시기 바랍니다.

'비폐쇄성 무정자증'으로 진단받은 남성이 있었습니다. '고환에서 아예 정자가 만들어지지 않는다'는 것입니다. 고환 조직 검사를 했는데 생식세포가 전혀 나오지 않았습니다. 이것은 의학적으로는 난임이 아닌 불임으로 진단된 것입니다. 절망적이었습니다. 그런데 제가 이분께 "어차피 서양의학적인 방법이 없지 않으냐? 그러니 한 번 한의학의 치료를 해보자. 한의학에는 서양의학에 없는 치료법이 있다. 염색체나 유전적인 질환이 아니니 전신의 몸을 건강하게 한다면 그래도 생식세포가 하나라도 생길 수 있지 않겠냐? 단 하나의 정자라도 생성이 된다면 시험관 시술 등을 할 수 있지 않겠는가?"라고 해서 환자가 동의하고 치료를 했는데 5개월 동안 한약을 먹고 기적적으로 정자가 꽤 많이 생산되어 시험관 시술로 건강한 아이를 출산하였습니다. 이 결과는 상당히 고무적이었는데 치료 전에 사실 저도 확신은 없었습니다. 최선을

Chapter 07

다하니까 좋은 결과가 생긴 것입니다.

　난임을 치료하는 의사들끼리 이런 우스갯소리를 합니다. "과연 어떤 의사나 한의사가 명의냐? 누가 가장 임신을 잘 시키느냐?" 답은 "부부가 임신을 할 때까지 같이 함께 도와주고 이끌어 임신을 성공시킨 사람이 가장 명의이고 가장 실력이 있다."였습니다. 그런데 많은 분들이 '닥터 쇼핑'을 합니다. 본인이 다니던 곳에서 임신에 실패하면 잘한다는 의사들을 찾아 병원을 옮기는 것이지요. 대개는 본인이 임신에 성공한 병원의 의사를 추천하는데 이렇게 환자들이 돌고 돌다보니 결국 병원이나 의사별로 그리 큰 차이는 없는 것 같습니다. 여러분들이 한의원을 선택하는 기준들이 여러 가지 있을 것입니다. 그 한의원이 임신에 대해서 얼마나 많은 경험과 치료기술과 치료사례를 가지고 있는가? 이런 것들을 잘 평가해서 한의원을 결정했다면 끝까지 믿고 최선을 다해서 선생님과 협력해서, 임신하고 출산할 때까지 포기하지 말고 치료를 받으면 좋겠습니다. 임신이 안 되면 의사를 탓하기보다 부인과 남편 모두 본인의 건강상태가 임신에 적합한가에 대하여 점검을 하고, 문제가 있다면 이에 대한 근본적인 치료를 먼저 받기를 권합니다. 한약을 몇 번 먹었냐? 인공수정이나 체외수정을 몇 번이나 했느냐보다 치료를 통하여 현재 임신을 할 만한 몸과 마음의 상태에 도달했느냐의 여부가 더 중요합니다. 임신이 될 때까지 힘을 내어 끝까지 노력해보시기 바랍니다.

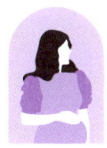

사례 27

- 37세 10cm 자궁근종 수술 한쪽 나팔관 폐쇄 AMH 1.02 자연임신 출산

환자 개요

37세 소음인. 건강보험공단 검사에서 10cm가 넘는 자궁근종 발견하여 복강경 수술. 오른쪽 나팔관이 막혀 있다고 한다. 혈액검사에서 AMH 1.02로 난소나이 41세에 해당. 갑상선 기능 저하도 의심된다고 하였다.

 부인

초경은 14세. 생리주기는 24~26일 정도. 생리주기가 짧아지고 양도 적어졌다. 이튿날은 많다. 생리통은 없다. 냉도 없었다. 머리가 많이 빠졌다. 헤모글로빈이 7정도까지 떨어졌고 20대 중반부터 생리 때 덩어리진 피가 늘 많이 나왔다. 간혹 설사를 한다. 식사량이 많지 않다. 작년에는 발이 너무 뜨거웠다.

 남편

정자 활동성이 떨어지고, 기형성도 높다. 과민성 대장 증후군. 손바닥이 붉다. 콜레스테롤이 높다. 머리가 빠진다. 비염이 있다. 사춘기 때 얼굴에 여드름이 심했다.

Chapter 07

치료 및 결과

부인
혈을 배출하여 하복부를 깨끗이 청소하는 한약 3일분 복용
혈액을 보강하고 수정, 착상을 도와주는 녹용보약 20일분 5회 복용
침치료 20회

남편
양기를 보강하고 생식기능을 강화하는 녹용보약 20일분 3회 복용

임신성공하여 아들 출산

이병삼박사의 고찰

난임부부의 건강상태에 따라 임신을 위한 치료기간은 편차가 있습니다. 1~2개월만에 임신에 성공하신 분들도 있지만 보통 3~6개월 정도의 치료기간이 필요합니다. 이 환자는 거대 자궁근종을 수술받으셨고, 난소의 노화도 있어 치료기간이 오래 걸렸지만 8개월 정도 열심히 치료를 받으셔서 좋은 결과를 얻었습니다. 그리고 남편분과 함께 치료받으면 결과가 더 좋습니다. 특히 남편 정자에 문제가 있다면 당연히 치료받아야 합니다. 정자의 양, 기형성, 활동성도 치료를 통하여 호전됩니다. 여러 가지를 고려하여 신뢰할 만한 한의원을 선택하셔서 임신이 될 때까지 믿음을 가지고 치료받아 보시기 바랍니다.

본인 후기

여기 한의원에 오시는 많은 분들이 아기가 찾아오지 않아 마음고생 할 만큼 하신 분들일 거예요. 저는 35살 봄에 결혼을 하고 그 해 여름에 자궁근종 수술을 하게 되었어요. 6개월 강제 피임이었고, 겨울이 되어서 임신준비를 시작했어요. 전 생리가 주기가 짧지만 매우 정확해서 배란일도 거의 일치했는데 정말 단 한 번도 두 줄을 본 적이 없었어요…. 매달 좌절 반복, 예정일 다가오면서는 눈물바다 그리고 우울….

임신은 정말 하늘의 뜻이 따로 있는건가 싶을 정도로 답답하고 힘들었어요.

내 의지대로 되는게 아니라는 생각에… 왜 나만 안되나… 만물의 영장이라고 하는 인간으로 태어나 나는 왜… 내 아기 하나 못 가지나… 자괴감 뭐 이런 감정들로 정말 많이 힘들었어요.

난임일 수 있다는 사실을 받아들이고 싶지 않아서 약을 먹자라는 생각에 한의원을 알아보고 여기 이병삼경희한의원을 알게 됐어요. 남편이랑 함께 간 첫 진료에서… 땅에 물을 대어 줘야 하는데 좀 많이 부족하다고… 하셨고… 일단 피임하면서 먹고, 한달인지 두달인지 기억이 안 나네요…ㅋㅋ 계속 노력해보기로 했죠. 그렇게 3~4개월 먹었는데 너무 기대를 했던건지… 또 안 돼서… 실망….

내가 무슨 문제가 있나 검사라도 받아보자 싶어 난임병원에 갔었어요. 결과는…. 참담했어요. 나팔관은 한쪽이 아예 막혔고요, 호르몬 수치는 40대로 나와서 인공 한 번만 해보고 바로 시험관 하자고 하시대요. 신랑

Chapter 07

은 더 좋아졌더라고요? ㅋ 한약먹고 그 심하던 코골이도 나아지고 피부도 좋아져서 완전 신기했는데 정자활동성이랑 기형정자수에서 눈에 띄게 좋아졌어요. 저만 문제였어요.

다음날 바로 한의원가서 원장님과 이야기 나누는데.. 원장님이 진짜 힘이 되는 말씀 많이 해주셨어요. 그래도 고민 되는건 어쩔수 없었죠….

시험관 과정을 들어서 너무 잘 알고 있었고 그 힘든 과정에서 내가 잘 견딜 수 있을까… 내 멘탈이 남아날까… 라는 생각과 신랑과의 관계도 지금 너무 좋은데 관계가 안 좋아질까봐 그것도 싫었고… 주실 아기면 주시겠지 라는 마음, 그리고 또 에라 모르겠다…. 이런 마음, 내 몸이나 걱정하고 한약먹고 건강해져서 신랑이랑 잘 먹고 잘살자 라는 마음… 이런 저런 마음과 함께 원장님도 시험관 1번 할 걸로 최고 좋은 한약 열 번 먹을 수 있는데 그렇게 좋은 약을 열 번 먹으면 안 생기겠냐고 ㅎㅎ

그런데 저는 진지하게 진짜 열 번 먹을 생각으로 마음 내려놓고 한의원 열심히 다녔어요. 열 번 먹고도 안 되면 그건 그 때 가서 생각하자. 그랬어요.

일주일에 적어도 두 번은 가서 침치료, 온열치료 받고 오고요… 약도 열심히 먹고… 약 먹으면서 먹지 마라고 한 것들 지켰고… 또 열심히 걸으면서 운동했어요. 하루에 적어도 5km는 걸었던 것 같아요. 빠른 걸음으로. 족탕기 사서 자기 전에 하고, 하지만 머릿속으로는 아기에 대한 생각 너무 집착하지 않으려고 했어요. 일단 컨디션이 너무 좋아지고 잠을 진짜 잘 자게 되니까 건강해지는게 느껴져서 좋았어요. 생활에 활력이 생기고요. 아기 없어도 이렇게 건강하게 재미나게 살면 되지 라는 생각도 하면서요. 취미생활로 피아노를 쳤는데 저는 거기에 너무 빠져서 매일 매일이 바빴어요. 그것도 도움 됐던것 같아요. 사실 임신 확인도 연주회가 있던 날이었는데 마치고 간단하게 맥주 한 잔 하고 싶어서 혹시? 하고 몇 달만에 테스트기를 해봤거든요. 그런데 번진거죠… 불량. 몇 달만에 해본게 불량이라고 짜증내면서 던져놨는데 저녁에 와서 보니 두 줄이었어요. 시간이 지난거라 믿을 수 없었고 아무렇지 않게 감정없이 버렸어요. 그 정도로 마음을 비우고 살았었어요.

며칠 뒤에 한약도 다 먹고 해서 원장님 뵈러 가려고 예약 잡았는데 터질게 안 터지더라고요? 설마… 하면서 테스트기를 사고 정말 기적같은 두 줄이 30초? 20초?도 안 되서 완전 빨갛게 뜨는거예요. 그 날은 정말 잊을 수가 없어요. 지금도 눈물이 나려고 하네요. 나에게는 그런 일이 일어나지 않을것만 같았는데.

한의원에서도 모든 분들이 다 축하해 주시고 정말… 기뻤어요!! 착상탕까지 먹었고요…. 약 열 번 먹으려고 했는데 열 번 다 못먹고 임신이 됐네요.^^

자궁이 안 좋아서 저는 또 노산이기도 해서 임신 중 한 두 번은 입원같은거 할 수도 있겠다 싶었는데 입덧 16주까지 심했던 것 빼고 병원가기 전 날 밤까지 정말 몸 가벼워서 날라 다녔어요. 제왕절개 수술 하루도 안 되서 소변줄 빼달라고 해서 수유실에 걸어가서 첫 수유 했고 붓기도 거의 없었고요. 회복이 진짜 빨랐어요. 선생님들이 놀랄 정도로요. 저는 이게 다 한약먹고 몸이 건강해져 아기를 가져서 그런거라고 생각해요. 지금은 산

Chapter 07

후보약 지어서 먹는 중인데 모유가 잘 돌아서 모유수유도 성공했으면 하는 바람이…ㅎㅎ

태어난지 오늘로 13일째인 우리 아들….

원장님이 한약먹고 가진 아기는 더 건강하다고 하셨는데 진짜 정말 건강하게 매일매일 쑥쑥 잘 크네요. 이병삼원장님을 만난건 저에게는 정말 행운이었던 것 같아요. 늘 자상하게 상담해주시고 궁금한 것도 속 시원하게 말씀해주시고… 힘든 마음까지 다독여 주시고… 정말 그동안 감사했습니다~!!!!^^

한약을 먹으면 살찌지 않나요?

임신을 준비하거나 유산, 출산 후에 한약을 조제받으러 오신 분들 중에 자주하는 질문이 "한약을 먹으면 살찌지 않나요?", "보약으로 먹으면 살찌지 않나요?", "녹용을 먹으면 살찌지 않나요?"입니다. 이 세 가지 질문은 같은 것 같지만 약간 다릅니다. 한약, 보약, 녹용의 차이지요. 예전부터 한약과 보약은 거의 같은 의미로 쓰였습니다. 엄격히 말하면 보약은 한약의 여러 치료방법 중에 하나인 허한 곳을 보강하는 약에 해당합니다. 굳이 수학기호를 사용한다면 한약≠보약, 한약⊃보약입니다. 그리고 이러한 보약을 먹는 사람들은 대개 마르고 허약한 사람들이 많았고, 이러한 보약 종류의 한약을 먹고 보기 좋게 살이 오르는 것을 보고 한약이나 보약을 먹으면 살이 찐다는 생각을 하는 것이지요. 또한 보약 중에 가장 비싸고 효과가 좋은 녹용을 보약의 대표로 여겨서 나오는 질문들입니다.

임신이 안 되는 이유는 여러 가지가 있습니다. 체중만을 고려해도 너무 마르거나, 너무 비만해서 문제가 됩니다. 임신이 아니라 그 어떤 질환으로 내원했다 해도 비만한 환자에게 살이 찌는 한약을 조제해주는 한의사는 없을 것입니다. 보강이 필요한 유산이나 출산 후에도 마찬가지입니다. 녹용을 포함한 한약을 조제하여도 체중이 줄도록 처방합니다. 몸이 차가운 사람들은 신진대사나 기초대사가 안 되어 체중이 늘어납니다. 이러한 사람들에게는 인삼, 녹용 등의 따뜻한 성질의 보약을 드셔도 체중이 줄어들게 됩니다. 당연히 마른 사람이라면 적당히

Chapter 07

체중이 늘도록 조제합니다. 따라서 한약을 먹고 불필요하거나 과도하게 살이 찔 것은 우려하지 않아도 됩니다. 물론 한약을 복용하면 마음이 편해지고, 컨디션이 좋아지는데 이때 무분별하게 과식을 한다면 체중이 늘 수 있지만 그것은 한약 자체로 살이 찌는 것이 아니라 먹는 음식에 의하여 체중이 느는 것입니다. 1년에도 수차례 한약을 먹는 한의사와 그 가족들이 다른 사람들에 비하여 특별히 비만이 아닌 것을 봐도 쉽게 알 수 있습니다.

한약을 오래 먹으면 간이나 신장이 나빠지지 않나요?

음식, 한약, 양약 모두 간장과 신장에서 대사가 됩니다. 음식은 성질과 맛이 어느 한쪽으로 심하게 치우쳐 있지 않기 때문에 크게 주의사항이나 금기사항이 없습니다. 물론 음식 중에도 강한 것들은 체질에 맞지 않거나, 만성 질환이 있거나, 알레르기 같은 개체특이성이 있다면 주의해야 합니다.

한약의 약성은 음식과 같은 정도이거나 음식보다 약간 센 것들로 이루어져 있습니다. 때에 따라서는 약간의 독이 있는 것도 용량을 조절하거나, 수치 修治*를 통하여 독을 약화하여 사용합니다. 한약재를

---

* 한약재의 독성을 약화시키거나 없애고, 부작용을 줄이고 원하는 치료효과를 얻기 위하여 볶거나, 증기로 쪄서 말리거나, 태우거나, 감초나 검은콩 등의 해독작용이 있는 약재와 함께 달이거나 이를 달인 물에 담그거나 하여 처리하는 작업을 말합니다.

다루는 모든 본초서적에서 무독無毒, 유독有毒, 소독小毒, 대독大毒, 맹독猛毒 등으로 약재들을 분류하였습니다. 동물이나 사람이 먹고 난 반응을 토대로 기록한 것입니다. 지금보다 훨씬 더 다양한 종류를 대상으로 한 동물실험과 임상시험이 이루어진 셈입니다. 특히 임신 중 금기약물에 대하여도 명기하고 있습니다. 임신 중에는 당연히 성질이 센 약들을 쓸 수 없어 원만하고 순한 약재들을 쓰는데도 여기에 더 만전을 기한 것입니다.

양약은 천연물 자체를 사용하기보다는 천연물에서 특정 성분을 추출하거나, 인공적으로 합성하여 만들어집니다. 따라서 대부분의 양약은 간장과 신장에 독성이 있고, 이에 대한 내용은 모든 약의 사용설명서에 명시되어 있습니다. 일반인들도 '약학정보원'의 홈페이지나 포털 사이트에 약 이름만 검색해도 누구나 쉽게 찾아볼 수 있습니다. 특히 간장과 신장에 매우 치명적인 양약들*은 정부에서 아예 간행물을 발행하여 안내하고 있습니다. 그만큼 위험한 양약들이 많기 때문입니다. 그리고 많은 사람들이 부작용과 위해작용**을 잘 분별하지 못합니다. 심각한 부작용이 예상되면 애초에 복용하면 안 되고, 복용 중에 있다

---

* 식품의약품안전처(https://www.mfds.go.kr)와 한국의약품안전관리원(https://www.drugsafe.or.kr)에서는 '간질환 환자에 대한 의약품 적정사용 정보집'과 '신질환 환자에 대한 의약품 적정사용 정보집'을 각각 500페이지가 넘는 분량으로 발행하여 고지하고 있습니다.

** 부작용(副作用, side effect)은 명확한 치료효과가 있지만 그에 수반하는 약간의 불편증상이 있는 정도를 말하는 것이고, 위해작용(危害作用, adverse effect)은 무시할 수 없는 심각한 부작용으로서 약의 복용을 중단해야 하는 정도를 말합니다.

Chapter 07

면 즉시 중단해야 합니다.

저는 음식 : 한약 : 양약 : 항암제 = 1~10 : 10~100 : 100~1,000 : 10,000~100,000 정도로 몸에 영향을 미친다고 생각합니다. 또한 이러한 수치는 투여한 약제, 용량, 기간에 따라 다르고 무엇보다 환자의 건강상태, 체력, 면역력, 개체특이성에 따라 편차가 큽니다. 음식이나 한의사에 의하여 처방된 한약에 의한 부작용은 경미한 정도이지 심각할 수 없습니다. 하지만 임의로 산과 들에서 채취한 약재로 술을 담아 마시거나, 마트나 시장에서 구입한 약재로 자가조제를 해서 드시거나, 자격이나 면허가 없는 사람들에게 처방을 받는 것은 위험할 수 있으니 주의해야 합니다. 또한 말기암에 있어 항암제가 체질에 맞지 않으면 단 한 번의 투약으로도 위해작용이 심해 생사가 달라질 수 있으니 신중해야 합니다.

제가 치료한 환자 중에 사구체 여과율이 22까지 떨어져 급성 신손상을 진단받은 환자가 한 달여의 한약 치료로 정상으로 회복된 사례도 있습니다. 70세의 남자분이신데 과도한 저염식과 소변의 배출을 촉진하는 성분의 고혈압약, 전립선약을 드시던 중 종합병원의 정기검진에서 사구체 여과율이 22%까지 떨어지고, 신장기능을 가늠하는 BUN, 크레아티닌 수치도 정상을 크게 벗어났습니다. 사구체 여과율이 15% 이하로 떨어지면 신장이식이나 투석을 받아야 합니다. 이분이 저에게 오셔서 한 달 정도 한약을 복용하면서 충분히 짜게 드시고, 고혈압약과 전립선약을 당분간 중단한 후에 모든 수치가 정상으로 돌아왔고, 현재 4년째 건강하게 잘 지내고 계십니다. 저자의 해당 증례는 「복용 양약의 교정을 통한 급성 신손상 환자의 치료」로 2018년 한의기능영양학회지에 실려 있습니다. 아래의 표는 해당 환자의 치료 전후 신장기능 검사 수치의 변화입니다.

치료 전후 신장기능 검사 수치의 변화

검사항목 (정상치)	BUN (8.5~22mg/dL)	Creatinine (0.68~1.19mg/dL)	eGFR (mL/min/1.73m^2) (90 이상)
2017년 12월 13일	2.5	2.79	22
2018년 1월 30일	10.6	0.80	91

아래의 두 사례 중 첫 번째는 B형 간염 환자로서 여러 차례 한약의 복용으로 임신이 되었고, 임신 중에 입덧이 있을 때도 한약을 복용하여 건강하게 출산한 분입니다. 두 번째 사례는 IgA 신증이라는 중증 신장질환으로 임신 준비 중에는 양약의 복용이 위험하다 하여 중단하고 한약을 드신 후에 자연임신 하신 분입니다. 이처럼 간장과 신장의 질환을 치료하고, 기능을 강화하는 한약은 얼마든지 있으니 해당 질환이 있다고 임신에 좋은 한약을 미리 포기하지 마시기 바랍니다.

Chapter 07

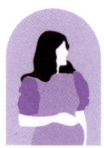

사례 28

• 35세 • B형간염 • 불규칙 월경 • 월경통, 냉 • 임신 출산

환자 개요 152cm, 47kg

낯가림이 심하다. 처음보는 사람과 어울리는게 너무 힘들다. 소화가 약하다. 찬 것을 너무 먹는다. 작년에 일 때문에 스트레스가 심했고, 일이 많아서 무리하고, 소화도 안 되고, 눈도 노랗게 되어서 가보니 B형간염이라고 하였다. 비염도 있다. 초경은 16세. 초경 후에 4개월 생리하고 나서 10개월 안 하고 다시 계속되었다. 생리주기는 40~50일 정도. 생리통은 많이 심했는데 커피를 멀리하고 많이 좋아졌다. 이전에는 하루에 3잔. 냉이 있다. 팬티라이너를 해야 할 때도 있다. 사과 참외 냉면은 탈이 난다. 손발이 차다. 추위를 많이 탄다. 이불을 잘 덮고 잔다. 물을 적게 마신다. 따뜻한 음식이 좋다. 소변을 자주 본다. 3년 전에 이것 때문에 한약을 먹었다. 입안이 자주 헌다.

치료 및 결과

어혈을 배출하여 하복부를 깨끗이 청소하는 한약 3일분

혈액을 보강하고 하복부를 소통시키는 체질 보약 15일분 복용

혈액을 보강하고 수정, 착상, 임신유지를 돕는 체질 보약 15일분 2회 복용

2015년 첫째 아들 출산.

2016년 12월 임신 8주차에 계류유산

치료 – 어혈을 배출하여 하복부를 깨끗이 청소하는 한약 3일분

혈액을 보강하고 하복부를 소통시키는 녹용보약 20일분 복용

2017년 8월 둘째 임신 7주차.

입덧이 있어 안태시키고 태아의 성장발육을 돕는 녹용보약 20일분 복용

이병삼박사의 고찰

본인이 간염이 있거나, 집안에 간질환이 있을 때 한약의 복용으로 간에 무리가 갈까 봐 주저하는 분들이 있습니다. 물론 한약도 간에서 대사가 되므로 염려가 될 수도 있습니다. 자신의 체질과 증상을 고려하지 않고 오남용하면 실제로 간에 무리가 갈 수 있으니 유의해야 합니다. 하지만 한의사에게 진찰을 받고 처방받은 한약은 안심하셔도 됩니다. 이분도 B형 간염이 있는 상태에서 수개월 동안 안전하게 한약을 먹고 아무 문제 없이 임신과 출산을 하였고, 임신 중에도 입덧의 해소와 태아의 안정 및 성장을 위하여 안전하게 한약을 복용하였습니다. 간염이 있다고 해서 지레 겁을 먹고 질병의 치료와 건강증진의 방법 중에서 한약을 제외하는 안타까움이 없기 바랍니다.

Chapter 07

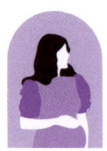

사례 29

- 38세 • 계류유산 • 신장질환 IgA 신증 • 자연임신

환자 개요   166cm, 59kg

결혼하고 1년만에 자연임신되었으나 7주차에 계류유산으로 수술을 받음.

초경은 중3. 생리주기는 28~30일 정도로 규칙적. 생리통은 첫날 약간. 진통제를 먹을 정도는 아니다. 냉도 없다. 손발이 차다. 추위를 탄다. 이불을 잘 덮고 잔다. 물을 적게 마신다. 더운 음식이 좋다. 소화가 잘 안 된다. 커피는 마시지 않는다. 운동은 안 한다. 2년 전에 건강검진에서 단백뇨와 혈뇨가 있었다. 대학병원에서 IgA 신증 진단으로 양약을 먹다가 임신하려고 중단.

치료 및 결과

어혈을 배출하여 하복부를 깨끗이 청소하는 한약 3일분

혈액을 보강하고 하복부를 소통시키는 녹용보약 20일분 1회 복용 후 바로 자연임신 성공

이병삼박사의 고찰

이분은 서양의학적으로 원인조차 제대로 규명되지 못한 신장질환인 IgA 신증으로 혈뇨와 단백뇨의 증상이 있었지만 한약을 드시고 증상도 호전되었고 원하는 건강한 임신도 되었습니다. 간이나 신장이 나빠서 한약으로 치료받아 완치된 사례는 많이 있고, 한의과대학의 한방병원에는 이러한 질환만 전문으로 진료하는 간계, 신계 내과가 있습니다. 저에게도 신부전의 위험에 빠진 환자에게 복용 중인 양약의 종류를 교정하고 분량을 조절하여 이를 완치시켜 증례보고한 경험이 있습니다. 또한 신장에 병이 있을 때 이뇨제를 쓰고, 무조건 저염식을 하는 경우가 많은데 이것은 오히려 매우 위험합니다. 과도한 이뇨제는 신장에 무리가 갈 수 있으며, 필요한 정도의 소금은 꼭 섭취해야 합니다.

Chapter 07

임신 전, 임신 중, 모유수유할 때
한약을 복용해도 안전한가요?

일단 한약이든 양약이든 임신 전에는 모두 안전합니다. 마지막 생리일로부터 4~5주, 즉 수정 후 2~3주까지는 해害가 없는 시기입니다. 이때는 정자와 난자가 수정하여 착상을 하는 시기입니다. 약물을 사용하여도 배아胚芽*에 아무런 영향이 없습니다. 보통 생리예정일이 지나서 임신테스트기나 혈액검사로 임신을 알게 되는 때가 임신 5주차이기 때문에 그 전까지 드신 약은 아무 문제가 없다고 생각하면 됩니다. 만약 심각한 독성에 노출되었다면 임신이 아예 안 되었거나 착상되기 전에 화학적 유산이 되었을 확률이 높습니다. 여기서 생리가 불규칙한 사람들이 문제입니다. 특히 생리주기가 45일 이상인 분들은 언제 배란이 되어 임신이 될지 모르기 때문에 약물을 복용하기 전에 임신가능성에 대하여 생각하고 있어야 합니다.

이후부터 임신 10주 수정후 8주 까지는 약물을 특히 조심해야 합니다. 얼굴, 손, 발, 모든 장기들이 형성되는 시기이기 때문입니다. 임신 11주부터는 장기들이 모두 형성되었기 때문에 위험도는 떨어집니다. 따라서 임신 중에 불가피한 수술이나 치료를 받을 때는 임신 11주가 지난 후에 시행합니다. 하지만 양약 중에는 임신부를 대상으로 임상시

---

* 수정후 8주(임신 10주)부터는 태아(胎兒, fetus)라 하고 그 이전은 배아(胚芽, embryo)라 칭합니다.

험을 해본 약이 없기 때문에 꼭 필요한 약이 아니라면 피하는 것이 좋습니다.

그럼 임신 전, 임신 중, 모유수유할 때 드시는 한약의 안전성에 대하여 구체적으로 살펴보도록 하겠습니다.

① 정부는 임신부의 입덧, 절박유산*, 조산징후, 산후풍에 2013년 4월부터 국민행복카드로 한방 치료를 보장하고 있으며 치료의 처방이나 시술방법에 대하여도 일반 질환의 한방 치료와 마찬가지로 한의사의 재량에 맡겨 두고 있습니다. 정부에서 임신부나 모유수유를 하는 산모에 한약의 투여를 비롯한 한의약 치료의 안전성을 인정하고 있기 때문입니다.

② 보건복지부에서 2016년도 시행한 '지방자치단체의 한의약 난임부부 지원사업 대상자 실태조사'에 따르면 한의약 난임치료 전후의 간기능AST, ALT, 총콜레스테롤, 중성지방, 크레아티닌, 혈당 등의 검사 항목에서 간장, 신장, 혈액에서 아무런 문제도 발생하지 않은 것으로 조사되어 안전성이 입증되었습니다. 2019년 서울시 한의약 난임지원 사업에서도 이상자는 단 한 건도 발생하지 않았으며

---

* 절박유산(切迫流産, threatened abortion)은 임신 20주 이전의 질출혈이나 질분비물이 주증상입니다. 태아(배아)가 견고하게 착상되지 못하여 발생하며 방치하면 복통과 함께 자연유산으로 진행되는 경우가 많습니다. 절박유산의 초기에는 절대 안정해야 하며, 한약으로 유산을 막을 수도 있으니 적극적인 한의원의 치료를 권합니다.

2020년, 2021년에는 서울시 전체 25개구에서 해당사업을 확대시행하고 있습니다.

③ 양약 중에 임신 중에도 복용가능한 약제*는 전체의 1%에도 못 미칩니다. 일상적으로 먹는 양약의 소화제마저 대부분 임신 진단 후에는 사용을 피하는 것이 좋다**고 권고합니다. 동물실험에서 태아의 위험성이 관찰되지만 인간에 대한 실험이 없는 약물들로서 인간에 투약했을 때의 위험성에 대하여는 모른다는 것입니다.*** 한국의약품안전관리원의 사이트****에서 임부금기 의약품 목록을 다운받아 확인할 수 있습니다. 2020년 12월 28일 고시 기준 무려 1,077개의 양약의 성분이 등록되어 있습니다. "임부금기 성분"이란 태아에게 매우 심각한 태아기형이나 태아독성 등의 위해성을 유발하거나 유발할 가능성이 높아 임부에게 사용하는 것이 권장되지 않는 유효성분을 말합니다.

하지만 한약은 이미 수천 년을 통하여 사람에게 직접 투여되어 안전성이 검증되었습니다. 실제로 임신 중 금기에 해당하는 약재는 전체 한

---

* '태아에 대한 통제된 연구결과 위험성 없음' 등급인 FDA(미국 식품의약국)의 Class A에 해당하는 약제를 말합니다.
** FDA Class C로서 '태아에 대한 위험성을 완전히 배제할 수 없음' 등급입니다.
*** 출처 : 공부하는 김약블로그 https://blog.naver.com/cristinasoyu/221257667772
**** 한국의약품안전관리원(https://www.drugsafe.or.kr) 〉 DUR 정보〉 임부금기

약재의 1%에도 해당하지 않습니다. 한의사가 진찰 후 처방한 한약은 '임신 중'에 복용해도 안전하고, 모체건강에도 도움을 준다는 논문*도 많습니다.

④ 임신 중 한의약의 치료 범위와 치료법에 대하여는 전국의 모든 한의과대학에서 공통적으로 교육받고 있습니다. 서양의학의 산부인과에서보다 훨씬 더 많은 질환에 대하여 안전한 치료법을 제시하고 있습니다. 2012년 대한 한방부인과학회에서 편저한 「한방여성의학」 교재에는 임신 중의 거의 모든 질병에 대하여 한약과 한의치료를 포함하고 있으며 지금도 전국의 모든 한의사가 이를 근거와 기반삼아 임신부를 치료하고 있습니다. 이러한 질환들에 대하여는 수천 년 전부터 직접 임신부를 대상으로 안전하게 한약을 써왔던 것입니다.

아래에 해당 목차만 소개하겠습니다.

---

* 이인호, 임신 중 한약복용이 태아에 미치는 영향에 대한 실태분석연구
　허지원, 꽃마을 한방병원에서 임신 중 한약을 투여받은 환자 146례에 대한 실태분석연구
　김윤상 외, 임신 중 한약복용 환자에 관한 논문 23례 분석

Chapter 07

제 5단원. 임신병

제1장. 임신병의 개요

제2장. 유산과 자궁 외 임신

    제1절. 유산 Abortion 의 분류와 개요

    제2절. 절박유산과 태동 胎動 , 태루 胎漏

    제3절. 타태 墮胎, 유산 , 소산 小産

    제4절. 자궁내 태아사망과 태사불하 胎死不下

    제5절. 습관성 유산과 활태 滑胎

    제6절. 자궁 외 임신

제3장. 태아 성장지연과 이상임신

    제1절. 태위부장

    제2절. 양수과다증과 자만 子滿

    제3절. 양수과소증

제4장. 임신 중의 소화기 질환과 관련병증

    제1절. 임신 중의 소화기 질환

    제2절. 임신 복통

    제3절. 임신오조(입덧)

    제4절. 임신 대변난(변비)

    제5절. 임신 설사

    제6절. 임신 하리 下痢

    제7절. 임신 심번 心煩

    제8절. 태기 상역 上逆

    제9절. 임신 장옹 腸癰

제5장. 임신 중 고혈압성 질환과 관련병증

    제1절. 임신 중의 고혈압성 질환

    제2절. 임신 현훈

제3절. 자간 子癎

제4절. 임신부종

제6장. 임신 중의 호흡기계 및 심혈관계 질환과 관련병증

　　제1절. 임신 중의 호흡기계 질환

　　제2절. 임신 해수

　　제3절. 임신 천식

　　제4절. 임신 중의 심혈관계 질환

제7장. 임신 중의 신장 및 요로계 질환과 관련병증

　　제1절. 임신 중의 신장 및 요로계 질환

　　제2절. 자림 子淋

　　제3절. 전포증과 임신 소변불통

제8장. 임신 중의 피부질환

　　제1절. 임신 중의 피부질환

　　제2절. 임신 신양 身痒, 가려움증

제9장. 임신 중의 신경 및 정신질환과 관련병증

　　제1절. 임신 중의 신경 및 정신질환

　　제2절. 임신 탄탄 癱瘓, 중풍

　　제3절. 임신 실음

제10장. 임신 중의 결합조직계 질환 및 근골격계 병증

　　제1절. 임신 중의 결합조직계 질환

　　제2절. 임신 요통

제11장. 임신 중의 혈액질환

제12장. 임신 중의 내분비계 질환

제13장. 임신 중의 감염성 질환

제14장. 임신 중의 성전파성 질환

Chapter 07

한약을 복용 중에 피임해야 할 때가 있습니다

이병삼박사 "이번 한약을 복용하는 기간에는 꼭 피임해야 합니다."

환자 "이유가 무엇인가요? 그리고 만약 피임에 실패해서 임신이 되면 태아에게 해로운가요?"

진료실에서 자주 오가는 대화입니다.

한약 복용중에 피임하라는 이유는 크게 두 가지가 있습니다.

첫째는 아직 환자분의 몸의 상태가 건강한 임신과 출산을 위한 준비가 되어있지 않기 때문입니다. 이러한 상태에서는 임신이 잘 안 되거나, 임신이 되어도 유산이 되거나, 약한 아이가 태어날 수도 있습니다. 따라서 충분한 시간을 가지고 몸을 준비하여 임신을 해야합니다.

둘째는 복용하는 한약에 혈류를 빠르게 하는 약들이 포함되어 그렇습니다. 혈액의 흐름이 정체되어 있는 상태인 어혈瘀血이 있을 때 이러한 약을 처방합니다. 나팔관이 막혀 있거나 그럴 확률이 높을 때, 자궁근종 난소낭종 자궁내막종 용종 등의 혹이 있을 때, 생리통이 심할 때, 비만이 심할 때 이러한 치료가 필요합니다. 이럴 때는 뭉친 것을 흩트리고, 혈류의 속도가 빨라져 수정이나 착상이 안 될 확률이 높습니다. 급류에 쓸려가는 셈이지요. 하지만 이 와중에도 피임에 실패해서 임신이 되는 경우가 있는데 아이에게는 전혀 문제가 없습니다. 이러한 상황에서도 임신이 된 것이라면 매우 견고하게 착상이 되어있는 것이니 건강합니다. 양약처럼 화학적인 영향을 우려할 필요가 전혀 없습니다. 다만 임신 사실을 알고부터는 약의 복용을 중단해야 합니다. 쏠려가서 유산이 될 수 있다는 것이지요.

따라서 이러한 한약은 임신가능성을 고려하여 사용해야 합니다. 임신 가능성이 조금이라도 있다면 써서는 안 됩니다. 그래서 보통 생리가 시작되면 바로 쓰거나, 생리주기가 매우 불규칙한 사람들은 임신테스트를 하여 임신이 아닌 것이 명확해져야 사용할 수 있습니다. 여러분들이 진료받는 한의원에서 정확히 지도해줄 것이니 한의사에게 맡겨주시기 바랍니다.

임신을 준비 중일 때나 임신 중에
먹으면 안 되는 양약들

사실 임신을 준비 중일 때나 임신 중에 먹어도 안전한 양약에 대하여는 완전한 자료가 있을 수 없다고 생각합니다. 어떤 임신부가 임상시험을 자처하겠습니까? 또한 동물 실험도 한계가 있기 때문입니다. 앞에서 입덧에 사용한 양약인 탈리도마이드와 관련한 재앙에 대하여 언급하였습니다. 해당 양약도 동물 실험을 하였지만 기형의 발생이 없었지요. 하지만 나중에 다른 종의 동물을 대상으로 실험해보니 기형이 발생했다고 합니다. 그 이후로 태아 독성에 대하여는 서로 다른 2종의 동물실험이 의무화되었다고 합니다. 하

Chapter 07

지만 그래봐야 2종이고 그 종들이 사람과 동일하다고 할 수 없습니다. 그래서 저는 생명에 위험한 응급상황이 아니라면 임신 준비 중이거나 임신 중에는 최대한 양약의 사용을 피하는 편이 더 낫다고 생각합니다. 미국 FDA에서 권고하는 임신 중 금기약물*에 대하여 몇 가지 살펴보도록 하겠습니다.

첫째는 비스테로이드성 소염진통제 NSAID입니다. 월경통, 두통, 관절염, 감기나 독감에 처방전 없이 약국에서 구입하여 드시는 약품들입니다. 아스피린, 이부프로펜, 나프록센, 디클로페낙, 셀레콕시브 등이 포함됩니다. 임신 20주 이상에서 태아에 심각한 신장문제를 일으킬 수 있고, 양소과소증과 이로 인한 합병증으로 이어질 수 있다고 합니다. 또한 유산율이 증가한다는 연구결과도 있습니다.

둘째는 여드름약입니다. 이소트레티노인 isotretinoin 성분의 약이 문제가 됩니다. 피지선의 크기와 피지분비를 줄이고 세포의 증식과 분화를 조절하는 약으로 많이 쓰입니다. 경구약이 주종이지만 바르는 약도 있습니다. 두 약 모두 기형을 유발하는 약으로 공시되어 있습니다. 임신을 준비한다면 최소 1개월전부터는 복용하시면 안 됩니다.

셋째는 탈모치료제입니다. 피나스테리드 finasteride 성분의 약이 문제가 됩니다. 임신부나 임신하고 있을 가능성이 있는 여성이 약의 부서진 조각을 만져도 피부를 통해 흡수되어 남성태아의 외부생식기 비

---

* 사단법인 임산부 약물정보센터 한국 마더 세이프(mother safe) 홈페이지나 전문상담센터에 문의하시면 더 구체적인 정보를 얻으실 수 있습니다.

정상을 초래할 수 있다고 합니다. 남편이 탈모약을 드시고 있다면 유의해야 합니다.

태어난 아이의 기형성이야 금방 나타나는 것이지만 아스피린과 같이 수십 년이 지나서야 그 폐해가 나타나는 경우도 있으니 더욱 유의해야 합니다. 더욱 공포스러운 것은 약물에 의하여 유발된 부작용인데도 이를 밝힐 수 없는 것들이 더 많을 수도 있다는 것입니다. 임신을 준비하거나 임신 중이라면 보수적으로 조심 또 조심하시기 바랍니다.

영양제나 양약을 한약과 같이 먹어도 되나요?

유산, 인공중절, 제왕절개로 출산한 후에 양약을 한약과 함께 복용해도 되는지에 대한 문의를 많이 하십니다. 또한 임신 준비를 위해 드시는 배란유도제, 엽산제, 영양제, 건강식품, 건강기능식품, 철분제, 비타민 등을 한약과 함께 먹어도 되는지에 대해서도 궁금해하십니다. 일단 한약을 조제하신 원장님께 자문하여 복약지도를 받는 것이 가장 좋습니다. 간혹 양약을 처방한 의사들이 어떤 한약을 조제했는지 묻지도 않고, 알지도 못하면서 무조건 한약을 중단하라는 것은 문제가 있습니다. 한약에 대한 전문가는 한의사이고, 이를 처방한 한의사가 가장 잘 알고 있습니다. 그에 대한 권한과 책임 모두 한의사에게 있으니 안심하시고 지도에 따라주시면 됩니다.

대개 임신 출산과 관련하여 드시는 양약과 한약의 병행 투여에 대

Chapter 07

하여 특별한 금기는 없습니다. 다만 혈액을 묽게 하고, 혈액순환을 촉진시키는 한약재는 양약의 항응고제, 항혈소판제를 쓰거나 출혈 경향이 있는 환자에게는 용량을 조절하거나 배제해야 합니다. 이는 모든 한의사가 잘 알고 있으니 걱정하지 않으셔도 됩니다. 항생제를 드시는 경우에는 장내 유익균도 손상을 입어 설사를 할 수 있는데, 설사를 하게 되면 한약의 흡수도 안 되니 이때는 항생제를 복용하는 기간 동안 한약의 복용을 쉬는 것이 좋습니다. 설사를 하지 않는다면 양약은 식후 30분 내로 드시고, 한약은 한두 시간 정도의 간격을 두고 식사와 식사의 중간에 드시면 무난하겠습니다.

난임에 좋은 민간요법들

병은 소문내라는 옛말이 있습니다. 가족끼리도 말을 하지 않으면 어디가 아픈지 알 수가 없습니다. 말을 못하는 어린 아이들을 진료하기 힘든 이유가 여기에 있습니다. 오죽하면 옛날에는 소아 진료를 보는 과를 '말을 못한다'는 뜻의 "아啞"자를 써서 아과啞科 라고 칭하였습니다. 어쨌든 자신의 병을 아는 사람들이 관심을 가지고 도와주는 것은 바람직합니다. 임신이 안 되면 "무엇이 난임에 좋다더라."면서 여기저기서 훈수를 두기 시작합니다. 하지만 사공이 많으면 배가 산으로 가는 법이지요. 실제로 도움이 되는 것도 있지만 자칫 효과는 없고 부작용만 생길 수도 있으니 제대로 알고 먹어야 합니다. 상당수의 사람들은 체질과 몸의 상태를 고려하지 않고 건강식품, 건강기능식품, 약재들을 구입하여 오남용하기 시작합니다. 용하다는 곳에서 진찰도 받지 않고 약을 조제 받습니다. 이것이 매우 큰 문제입니다. 체질과 증상에 맞게 올바르게 복용하면 임신에 도움이 될텐데 그렇지 못하여 효과가 없거나 부작용이 발생하는 경우도 생깁니다. 난임클리닉의 많은 의사들은 이를 확대해석하여 한약을 포함한 모든 일체의 민간요법을 하지 못하도록 합니다. 참으로 안타까운 현실입니다.

몇 가지 대표적으로 드시는 한약재의 주의사항에 대하여 살펴보도록 하겠습니다.

❶ **익모초** 益母草

익모초의 익益은 '이득이 된다', 모母는 일반적인 여성이 아니라 '산모'를 말하고, 초草는 '풀'입니다. 결국 '출산한 산모에게 득이 되는 풀'이라는 것입니다. 대개 임신 중에는 금기이고, 임신 전이나 출산 후에 씁니다. 간혹 임신 말기에 태아가 옆으로 누워있는 횡산橫産이나, 반듯이 서 있는 역산逆産으로 출산에 어려움을 겪을 때는 예외적으로 사용합니다. 출산 후에도 보약처럼 쓰는 것이 아니라 산후 부종과 어혈, 오로를 빼주는 약입니다. 또한 익모초는 성질이 서늘하고 차갑습니다. 따라서 체질적으로 열이 많고, 체격이 있고, 붓기가 있고, 혈압이 약간 높은 사람들에게 좋습니다. 몸이 차고, 마르고, 혈압이 낮은 사람들에게는 오히려 해롭습니다. 가장 중요한 것은 임신 가능성이 있을 때는 익모초를 드시면 안 됩니다. 혈류를 빠르게 하는 약이라 자궁을 수축시

Chapter 07

켜 안에 있는 찌꺼기들을 빼주는 것이기 때문에 수정과 착상을 방해하고, 임신이 되어도 태아를 쓸어버려 유산을 유발할 수 있습니다. 따라서 이번 배란일에 임신을 계획하고 있다면 드시고 있던 익모초도 끊어야 합니다.

❷ 쑥, 마늘, 생강

임신을 준비하면서 많이 드시는 약재 중에 쑥이 있습니다. 단군신화에도 곰이 쑥과 마늘을 먹고 지냅니다. 우리나라 사람들은 음인이 많고, 그중에도 소음인들이 많습니다. 이렇게 몸이 찬 체질의 사람들이 쑥, 마늘, 생강을 먹으면 몸을 따뜻하게 해주니 실질적으로 임신에 도움이 됩니다. 하지만 반대로 몸에 열이 너무 많은 사람들에게는 몸에 수분과 진액이 부족해지기 때문에 오히려 임신에 방해되고 열에 의한 질환도 생길 수도 있습니다. 더구나 임신해서도 이것을 계속 먹는다면 열이 과해져 태열胎熱이 생깁니다. 그러면 아이가 태어나 아토피가 생길 수도 있습니다.

쑥은 따뜻한 나물의 대표격입니다. 따라서 소화기가 차가워 아랫배가 살살 아프고, 설사나 복통이 잦고, 손발이 찬 사람에게 제격입니다. 하지만 쑥에도 여러 종류가 있으니 마땅히 구별하여 자신의 체질과 증상에 맞게 먹어야 부작용 없이 원하는 효과를 볼 수 있습니다. 인진쑥, 개똥쑥, 사철쑥, 강화쑥은 성질이 모두 다릅니다. 몸을 덥히기 위해 드셔야 할 쑥은 따뜻한 성질의 강화쑥, 일반쑥, 황해쑥입니다. 인진쑥을 포함한 나머지 쑥은 차가운 성질입니다.

봄에 주로 국을 끓여 먹거나 떡을 해서 먹는 일반쑥이나 황해쑥은 애엽艾葉이라 하여 성질이 따뜻하고, 맛은 맵고 씁니다. 추위를 날려 주고, 진통작용을 하며, 경락을 따뜻하게 해줍니다. 따라서 소화기관이나 아랫배가 차고 자궁이 냉한 사람에게 좋습니다. 하지만 생리 기간이 아닌데 출혈이 있는 경우와 몸이 마르고 열이 많은 사람은 이러한 더운 성질의 쑥도 피하는 것이 좋습니다.

인진쑥은 사철쑥이나 비쑥으로도 불리며 성질이 약간 차고, 맛이 써서 습열濕熱을 내려 줍니다. 간염, 간암, 황달, 복수에 간의 열을 꺼주는 것입니다. 따라서 몸에 습열이 있는 사람에게는 적당하겠지만, 성질이 약간 차기 때문에 몸이 찬 사람에게는 좋지 않으며, 특히 임신 초기에는 삼가는 것이 좋습니다. 우리나라에서는 한인진韓茵陳이라 하여 더위지기를 인진쑥으로 대신 쓰고 있는데 이것은 쓸개즙의 분비를 이롭게 하는 작용은 있지만 다른 효능은 밝혀져 있지 않습니다.

개똥쑥 또는 개사철쑥으로 불리는 청호靑蒿는 성질이 차고, 맛은 쓰고 매워서 혈액의 열熱을 내리고 더위를 풀어줍니다. 따라서 몸이 차고 설사가 잦고, 땀을 많이 흘려서 양기가 떨어져 있는 사람이 쓰면 안 됩니다.

결국 임신을 위해서는 인진쑥과 개똥숙은 일반적으로 효과가 없거나 오히려 부작용을 유발할 확률이 높다고 하겠습니다. 이렇게 다양한 종류의 쑥을 자신의 체질과 증상에 맞게 용량과 용법을 맞추어 드신다는 것은 쉬운 일이 아닙니다. 한의사에게 자문하는 것이 가장 좋습니다.

❸ 접시꽃

접시꽃을 수탉과 함께 달여 먹으면 임신에 도움이 된다하여 드시는 분들이 꽤 있습니다. 접시꽃은 몸안에 습열을 제거하여 냉 대하를 치료하며, 혈액순환을 좋게 하여 몸 안에 있는 어혈이나 오로를 배출해주는 작용이 있어 익모초와 비슷한 성질이므로 위에서 말한 익모초의 유의사항을 지켜야 합니다. 특히 임신 중에는 복용하면 안 됩니다.

❹ 인삼, 홍삼

대한민국 사람들은 건강의 유지나 임신을 위해 홍삼, 인삼을 많이 드실 것입니다. 고려인삼은 특히 중국에서 아주 인기를 끌었습니다. 전 세계 인삼 중에 고려인삼이 가장 좋다고 인정을 받은 것이지요. 전북 진안, 충남 금산, 강화도가 대표적인 산지입니다. 인삼은 대체적으로 '몸에 열이 많은 사람들에게 좋지 않다'고 상식적으로도 알고 있습니다. 그런데 홍삼은 마치 만병통치약처럼 알려져 있습니다. 하지만 사실과 다릅니다. 홍삼은 '인삼의 덥고 열한 성질을 조금 완화시켜주고 누그러뜨렸다', '완만하게 열을 넣어준다' 이런 개념으로 생각하셔야 합니다. 마치 녹차는 성질이 차가워 몸이 찬 사람한테는 좋지 않다고 알고 있는데, 녹차를 발효한 보이차, 우롱차는 따뜻하다고 잘못 생각하고 있는 것과 비슷합니다. 보이차나 우롱차는 녹차의 차가운 성질을 완화한 것입니다. 약간 서늘한 정도까지는 왔겠지만 따뜻한 정도는 아닙니다.

홍삼도 인삼의 너무 더운 성질을 조금 누그러뜨려서 따뜻한 정도라고 생각하시면 됩니다. 따라서 몸에 열이 많거나 가렵거나 기운이 너무 위쪽으로 상기되어 번열煩熱이 있거나, 혈압이 올라갔거나 체질적으로 소양인, 태양인 심지어 태음인에게도 좋지 않습니다. 태음인들은 음인이기 때문에 홍삼이 어느 정도 몸에 받는 것 같지만 오랫동안 복용하면 나중에 간염이 오거나 혈압이 오를 수도 있습니다. 홍삼이 누구에게나 좋다고 말하는 한의사는 없습니다. 단지 홍삼을 판매하는 분들만 누구에게나 좋다고 합니다. 홍삼도 체질과 증상에 맞게 먹어야 합니다. 임신을 준비하는 경우에도 꼭 이 부분을 염두에 두셔야 하고 특히 코피나 부정출혈 등의 출혈성 질환이 있다거나 생리 때는 피하는 것이 좋습니다. 많은 분들이 장기간 드실 수 있는 약재이므로 한의사에게 자문하여 체질과 증상에 맞게 용량과 용법을 지켜 드시는 것이 임신에도 부작용 없이 도움이 될 것입니다.

임신이 안 되는 여성은 몸이 차가운 경우가 많습니다. 그래서 '몸을 따뜻하게 하는 것이 임신에 도움이 된다.'는 말은 일반적으로 맞습니다. 그런데 체질적으로 몸에 열이 너무 많은 경우도 있고, 몸을 덥히는 방법도 체질에 따라 다릅니다. 또한 선택한 약재 중에는 오히려 차가운 성질의 재료들이 많고, 임신 중에 드시면 위험한 것들도 있습니다. 따라서 반드시 한의사의 도움을 받아야 합니다.

Chapter 07

착상탕이란 무엇인가요?

　　　　　　　　　　　자연임신이든 인공수정이든 체외수정이든 결국 임신의 마지막 단계는 착상입니다. 착상의 문제가 생각보다 쉽지 않습니다. 오죽하면 난임 전문 의사들 사이에서도 착상은 '신神의 영역'이라고까지 합니다. 좋은 등급의 배아를 만들어 놓았고, 초음파 검사로 측정한 자궁내막의 두께도 충분한데 실패하는 경우도 있어 이럴 때는 뾰족한 이유를 찾기 힘듭니다. 아직까지 서양의학의 시험관 시술에서는 착상에 대한 성공적인 치료법이 별로 없습니다. 일부 난임전문병원에서 PRP*라는 시술을 하지만 아직 시술을 받아본 사람도 많지 않아 보편적이지 않고 그 효과도 사람에 따라 편차가 큽니다. 하지만 한의학에서는 수천 년 전부터 이에 대한 치료법이 있어왔고 직접 사람들을 통하여 그 효과가 입증되어 있습니다. 착상탕着床湯은 수정란이 자궁내막에 잘 착상하도록 돕는 한약을 말합니다. 누구에게나 같은 처방을 쓰는 것이 아니라 환자의 체질과 증상에 맞게 착상에 최적의 조건을 만들어 주는 것입니다.

　자궁의 내막은 작은 동맥 혈관들이 증식해야 착상에 적합한 두께와 상태가 됩니다. 하지만 단순히 두께만 충분하다고 하여 수정란이 잘 들러붙지 않습니다. 한겨울에 유리판이나 두꺼운 얼음에 스카치 테이프

---

*　PRP(Platelet Rich Plasma) 치료는 혈액속의 재생인자를 활용하기 위해 환자의 혈액을 채취한 후 혈소판이 많이 포함된 혈장성분을 분리하여 자궁내막에 주입하는 방법입니다.

나 포스트 잇을 붙이려 시도해봤자 붙지도 않고 붙어도 금세 떨어져 버립니다. 또한 깊숙하게 견고하게 착상되어야 유산이 되지 않습니다. 체외수정을 하여도 착상 자체가 안 되어 임신수치 HCG가 한 번도 올라가 본 적이 없거나, 화학적 유산이 있었거나, 임신 초기에 출혈이 있었거나, 유산이 한 번이라도 있었던 분들은 착상을 강화하는 치료를 받아보시기 바랍니다. 그런데 착상탕은 임신에 대한 기본적인 준비가 된 상태에서 쓰는 것이 효과적입니다. 모래 위에 집을 짓거나, 기초공사가 부실하면 무너져 내릴 수밖에 없습니다.

환자	"이번 달부터 임신하고 싶은데 착상탕을 먹을 수 있을까요?"
이병삼박사	"몸 상태가 아직 임신에 적합하지 않아 100일 정도는 한약을 드신 후에 임신하는 것이 좋습니다."
환자	"다른 친구들은 여기 한의원에 와서 착상탕 먹고 바로 임신이 되었다고 하던데요?"
이병삼박사	"그분들은 몸의 상태가 좋아서 바로 임신을 시도하면서 착상탕을 써도 좋을 정도였지만 환자분은 아직 부족합니다. 최소한 1~2개월은 몸을 보강한 후에 착상탕을 쓰면서 임신하시는 것을 권합니다."
환자	"이번 달에 임신해야 하는데…ㅠㅠ"

진료실에서 자주 접하는 상황입니다. 임신을 애타게 기다리는 부부의 입장에서야 당연히 하루라도 빨리 임신을 원하는 것은 당연합니다. 하지만 준비가 안 된 상태에서 마음만 급하다고 성공률이 높아지지 않

Chapter 07

습니다. 착상탕은 접착제가 아닙니다. 임신의 모든 부분이 준비되었을 때 마지막 단계에서 착상을 위해 쓰는 한약입니다. 위의 대화에 등장하는 분들은 오랫동안 임신이 되지 못한 경우가 많습니다. 그러나 아무리 바쁘다 해도 바늘허리에 실을 묶어 쓸 수는 없는 노릇입니다. 이런 분들에게 최소 100일은 준비해야 한다고 하면 난색을 표명합니다. 한두 달도 못 기다리겠다고 합니다. 하지만 가장 빠르고 정확한 길은 당장은 조금 느려 보여도 제대로 된 길을 걷는 것입니다. 평생 한두 명의 자녀를 나으면서 이 정도의 준비와 노력도 하지 않으면 안 됩니다. 아이는 부부를 위해 낳는 것이 아니라 태어날 아이의 평생 건강을 우선적으로 고려해야 합니다. 부인과 남편이 함께 오셔서 백일 동안 치료를 받으시면 매우 높은 비율에서 건강한 임신과 출산에 성공할 수 있습니다.

또한 임신만 자주 시도한다고 성공률이 높아지지 않습니다. 운동이나 훈련을 할 때도 단순한 반복과 분석에 의한 연습은 엄청난 차이가 납니다. 초보들이 골프연습장을 가면 대개 드라이버부터 잡고, 몇 박스의 공을 쳤느냐를 훈련의 양이라고 생각하기 쉽습니다. 하지만 프로 골퍼나 레슨 코치들은 퍼팅이나 어프로치부터 하고, 숏 아이언부터 시작하여 최종적으로 드라이버를 잡고 어드레스 동작부터 하나하나씩 세심하게 점검하고 탄도를 보며 이를 수정하며 훈련합니다. 마음만 앞서 단계를 뛰어넘으면 제대로 될 수 없습니다. 임신에 실패할 때마다 회복도 되기 전에 또 다시 임신을 시도하지 말고, 실패의 원인이 무엇인지 면밀히 살펴 이를 먼저 해결해야 합니다. '임신강박'이라 할 정도로 시도 횟수만 늘릴수록 실패횟수만 늘어날 확률이 높습니다.

또한 몸이 건강한지 아닌지, 임신에 적합한지 아닌지는 본인의 판단을 기준으로 하지 말고 의사와 한의사의 조언을 주의 깊게 들으시면 좋습니다. 대개의 환자들은 본인이 상당히 건강하다고 착각합니다. 여기서부터 의사와 환자의 동상이몽이 시작되는 것입니다.

입덧의 치료에 안전한 한약

임신 중에 입덧으로 고생하는 분들이 많습니다. 입덧은 한의학에서는 '임신오조'라고 합니다. 임신부의 몸에 나쁜 물질이나 기의 흐름이 막혀 위로 토해 나오는 것입니다. 한의학에서는 입덧도 체질과 증상에 맞게 치료합니다. 대개의 경우 비위脾胃가 허하고 차가워 구역이나 구토가 생길 수 있는데 생강의 성질이 몸을 따뜻하게 하고 소화기를 보하는 효능이 있어 많이 사용합니다. 비위에 열이 많은 양인 체질들은 성질이 서늘하여 위열胃熱을 꺼주는 양배추와 브로콜리로 효과를 볼 수 있습니다. 물론 한의원을 방문하여 진찰을 받아 자신에게 맞는 한약을 처방받는 것이 가장 좋습니다. 이것이

---

* '임신오조(妊娠惡阻)'는 임신부의 가슴 속이 불쾌하고 울렁거리며 구역질이 나면서도 토하지 못하고 신물이 올라오는 오심(惡心)과 이러한 메슥거림이 음식물의 섭취를 막는 조기음식(阻其飮食)의 증상을 아울러 말합니다. 물론 증상이 심하면 토하기도 합니다. 막힐 조(阻)이기 때문에 '오저'라는 표기는 틀린 것입니다.

대표적인 경험과학입니다. 한의학에는 이러한 경험과학에 해당하는 것들이 많고 실제로 사람들에게 적용되어 안전성과 유효성이 입증된 것들입니다. 정부에서 임신부의 입덧에 국민행복카드를 사용할 수 있도록 지정한 것도 이를 인정한 것이지요.

한의학에서는 임신오조에 대해서 많은 연구를 하였고, 또 실제로 환자분들에게 적용해서 많은 효과를 거두고 있습니다. 아직 입덧의 발생기전이 서양의학적으로 정확하게 밝혀진 것이 없는 상황에서 경험적으로 효과와 안전성이 입증된 한약을 쓰면 안 될까요? 무턱대고 항구토제만 사용할 수는 없습니다. 또한 임신부를 대상으로 섣불리 임상시험을 할 수도 없습니다. 서양의학에서 입덧에 처방되는 항구토제도 임신부를 상대로 안전성이 완전하게 입증된 것은 아닙니다.

'탈리도마이드 증후군'이라는 병이 있습니다. '세상에서 가장 작은 성악가'로 알려져 있는 독일의 토마스 크바스토프 때문에 더 유명해진 병이지요. 입덧으로 고생하고 있는 임신부가 탈리도마이드thalidomide 성분이 들어간 약을 먹고 당시 서독에서만 무려 5천여 명 이상의 '탈리도마이드 베이비'라 불리는 팔다리가 없거나 손발이 어깨와 엉덩이에 붙은 '바다표범 팔다리*'의 기형아가 태어났습니다. 전 세계적으로 12,000명이 넘는 피해자가 발생했다고 합니다. 애초에 신경안정제와 수면제로 개발된 이 약은 속을 달래는 효과가 있다하여 위염과 임신부의 입덧에도 판매되었습니다. 문제는 이를 시판한 제약사에서는 동물

---

* 해표지증(海豹肢症)이라고 합니다.

실험 중 어떤 부작용도 없었음을 강조했고, 처방전이 필요 없는 일반의약품으로 취급되어 피해가 커진 것이지요.

과학적인 자세는 매우 중요하고 필수적입니다. 하지만 과학을 맹신하면 절대 안 됩니다. 과학은 객관성, 타당성, 보편성, 재현가능성을 모두 갖추고 있지만 완벽한 것은 아닙니다. 과학은 '현시대 주류 과학자들의 총의總意, consensus' 정도로 생각해야 합니다. 절대불변의 영원한 법칙이 아니라 세월이 흘러 새로운 연구결과가 도출되면 얼마든지 변동 가능성이 있다는 것이지요. 실제로 미국 식품의약품 안전청FDA에서 승인되어 시판되던 약들이 몇 년도 지나지 않아 허가 취소되는 사례는 어렵지 않게 찾아볼 수 있습니다. '최신지견'이라 불리면서 시대를 풍미하던 시술이나 수술법들도 폐기되고 수정되는 사례가 많습니다.

한의학의 치료효과나 기전을 현대과학적으로 증명하려는 시도와 노력들은 환영하며 꼭 이루어져야 한다고 생각합니다. 하지만 이것이 완성되기 전까지 기존의 우수한 처방과 치료법들의 사용이 봉인된다는 것은 맞지 않습니다. 수천 년의 임상을 통하여 이미 사람에게 검증이 된 것이기 때문입니다.

Chapter 07

사례 30

• 33세 • 자연유산 • 생리통 • 자연임신 중 입덧 치료

환자 개요

이틀 전에 자연유산이 됨. 아랫배와 머리가 아프다

초경은 14세. 생리주기는 27~32일 정도. 생리통이 20대 중반부터 후반까지는 심해서 진통제를 먹었다. 진통제 한 알 정도. 지금도 약간 있는데 진통제를 먹지 않을 때도 있다. 냉은 조금 있다. 추위를 못 참는다. 물을 적게 마신다.

치료 및 결과

어혈을 배출하여 하복부를 깨끗이 청소하는 한약 6일분

혈액을 보강하고 하복부를 소통시키는 녹용보약 15일분 2회 복용

⋮

자연임신 성공

입덧이 심해 이의 완화와 유산방지를 위한 체질보약 15일분 2회 복용

정상 출산 후 산후보약 15일분 2회 복용

이병삼박사의 고찰

이분은 자연임신 되었으나 유산을 당하여 조리와 함께 다음 임신 준비를 위하여 내원하였습니다. 다행히도 어혈을 배출시키는 한약과 심신을 보강하는 녹용보약을 2회 먹고 바로 자연임신 되었습니다. 하지만 임신 중에 입덧의 증상이 심했습니다. 입덧의 완화와 유산방지를 위한 한약을 한 달 드시고 건강하게 정상 출산하였습니다. 한약은 임신 중에도 안전하게 드실 수 있다는 사실이 수천 년 동안 수많은 사람들을 통하여 입증되었습니다.

Chapter 07

임신 중 출혈이 있을 때

　　　　　　　　　　　임신 초기에 출혈이 있는 분들이 상당히 많습니다. 사실 착상은 우주정거장에 우주선이 도킹하는 것과 같습니다. 수정란이 자궁내막에 견고하게 뿌리를 내리면 출혈이 없는데 착상이 불완전하면 들떠 있어 움직이면서 출혈이 됩니다. 이런 상황에서는 당연히 안정을 해야 합니다. 임신 초기에 임신사실을 모르는 사람들을 제외하면 초기에 모두 조심할 것입니다만 일단 하복부에 압력이 증가하는 상황은 피해야 합니다. 무거운 물건을 든다든지, 쪼그리고 앉는다든지, 뛴다든지, 계단을 오르내리는 것은 모두 복압을 증가시킵니다. 복압이 증가하면 압력에 의해서 완전한 착상에 방해가 될 수 있습니다. 이때 서양의학적 방법으로 프로게스테론 호르몬 요법을 씁니다. 자궁내막을 탄탄하게 안정시켜주는데, 효과가 있으니 한의학의 방법과 병행하시기 바랍니다.

　임신 초기에 출혈이 있을 때 저에게 오셔서 한약을 드시고 건강하고 안전하게 출산까지 하시는 분들이 많습니다. 대개의 경우에는 성공을 하는데 출혈량이 너무 많고, 출혈일수가 오래 되었거나, 밑이 빠지는 듯한 골반통과 하복부의 통증이 있다면 '절박유산'이라고 해서 곧 유산으로 진행되니 구제할 방법이 없습니다. 그러니 조금이라도 갈색의 혈이 보일 때 손을 써야 합니다. 이미 많은 부분이 떨어져 나갔다면 그것은 유산으로 악화될 수밖에 없습니다. 정부에서 임산부에게 국민행복카드로 안전성과 유효성을 입증해주고 보장해주니 임신 전, 임신 중, 모유 수유 중에도 안심하시고 한약을 드시기 바랍니다. 경험많은 한의사가 쓰는 안전한 한약을 드셔서 꼭 건강한 임신 출산에 도움이 되셨으면 좋겠습니다.

Chapter 07

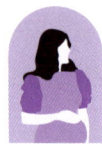

사례 31

- 38세 • 위암수술 후 시험관 첫 회에 성공 • 임신 중 하혈 • 정상 출산

환자 개요 38세. 2011년 5월 최초내원

1 2007년 위암 1기말 진단을 받고 1/2절제 수술 후 항암치료.

2 2011년 5월에 임신준비를 위하여 내원.
　5, 6, 7월에 체질보약 15일분씩 3회 복용
　2011년 8월 위암수술로 인한 나팔관 폐쇄 확인하고 시험관 결정.

3 2011년 11월말 시험관 시술 성공하였으나 임신 초기에 출혈이 있어
　안태 安胎 를 목적으로 체질보약 15일분, 녹용 한약 15일분 복용

4 2012년 7월 제왕절개로 출산.

치료 및 결과

위암 수술을 받은 후에 한약을 복용하였고, 시험관 시술로 임신하였는데 임신초기 출혈이 있었고, 안태 한약 복용후 출산에 성공함

이병삼박사의 고찰

내원 당시 38세로 비교적 고령의 위암수술 후 항암치료를 받은 환자의 임신 사례입니다. 특정 단체의 "한약을 먹으면 암이 재발된다, 한약이 암을 키운다"는 말도 안 되는 악의적 폄훼를 무시하고 현명하게 대처하셨습니다. 한약은 전신의 기혈순환을 개선하므로 경험많고 숙련된 한의사의 진단에 의하여 처방받으면 암의 악화와 재발을 억제하는 효과가 있으며, 항암치료의 부작용을 완화하는 효능이 있음은 여러 논문을 통하여 전세계적으로 정설로 여겨지고 있습니다. 실제로 암을 이겨낸 많은 사람들에게서 체질에 맞는 식사요법과 한약을 복용을 하는 사례들을 쉽게 찾아볼 수 있습니다. 이분의 경우에도 한약과 섭생을 통하여 기초체력을 보강하여 시험관 시술을 단번에 성공하였습니다. 임신 초기에 출혈이 있어 안태安胎 의 목적으로 한약을 투여 받고 건강하게 출산하였습니다. 2021년 현재에도 건강하게 잘 지내고 계십니다.

Chapter 07

국민행복카드로 한약의 치료가 보장되는 질환들

저출생 고령화의 문제가 굉장히 심각합니다. 정부에서는 2013년부터 임신 출산과 관련해서 일정한 금액의 경제적 지원을 해주고 있습니다. 처음에는 고운맘카드로 시작했는데 지금은 국민행복카드 바우처로 시행되고 있습니다. 한의원에서도 이 바우처를 활용할 수 있습니다. 한의원에서 국민행복카드를 쓸 수 있는 임신과 출산 관련한 질환에 대해서 안내해드리겠습니다. 2022년부터는 아래의 네 가지 질환뿐 아니라 임신과 출산을 포함한 여성의 모든 질환에 대한 진료비, 약재, 치료 재료 구입비에 국민행복카드를 사용할 수 있도록 보장범위가 넓어지고 금액도 많아집니다. 임신을 하시면 바로 한의원에 문의하셔서 이와 관련한 최신 정보와 혜택을 받으시기 바랍니다.

첫 번째는 입덧의 치료입니다.

두 번째는 임신 초기의 출혈입니다. 임신 초기에 출혈이 있다는 것은 수정란이 견고하게 뿌리를 내리지 못해서 들썩거리는 것입니다. 이러한 경우에도 안태, 고태 즉, 태아를 안정시켜준다, 고정시켜준다는 개념의 치료가 있으니 한의원을 방문하셔서 도움을 받으면 됩니다.

세 번째는 조산의 염려가 있을 때입니다. 임신 말기에 출혈과 복통이 있을 때 태아를 안정시킬 목적으로 활용합니다.

네 번째는 유산이나 출산 후의 후유증입니다. 흔히 산후풍이라고 합니다. 유산이나 출산 후에 신체부위가 '시리다, 저리다, 묵직하다, 마비가 온다' 이런 불편감입니다. 산후에 관절, 근육, 인대 쪽에 이와 같은 증상이 있을 때를 산후풍이라고 합니다. 산후풍은 고유한 한의학적 병명이기 때문에 한의원에서만 진단과 치료를 할 수 있습니다.

뱃속의 태아도 보약을 먹을 수 있다고요?

임신을 하면 출산까지 그냥 자동적으로 이루어질 것 같지만 여러 관문이 있습니다. 통과하지 못하면 안타깝게 유산으로 이어지기도 합니다. 유산을 면하고 40주를 꽉 채우고 분만 하였지만 저체중으로 태어나는 경우도 있습니다. 뱃속에서 태아가 잘 자라지 못해도 서양의학적으로 이를 개선할 뾰족한 방법이 없습니다. 임신부가 흡연이나 음주를 하는 것도 태아의 성장발육을 저해하여 저체중아를 출산하거나 여러 질환은 물론 사산까지 될 수 있으니 당연히 해서는 안 됩니다.

그렇지 않은 경우에는 임신부의 영양상태를 확인해야 합니다. 입덧이 심하거나 저체중, 저혈압인 경우에는 이를 교정해야 합니다. 임신부가 몸이 너무 차거나 더워도 그렇습니다. 자연계에서 떡잎을 키우는 것을 생각해보면 됩니다. 너무 차면 얼어 죽거나 잘 자라지 못하고, 너무 더우면 마르거나 타서 죽을 것입니다. 서늘한 수술실에서 근무하는 몸이 찬 소음인 간호사가 있었는데 아이의 성장발육이 늦고 결국 저체중으로 출산한 경우도 있었습니다. 본인이 평소에 몸이 차가운데 차

Chapter 07

가운 환경에서 근무하는 분이라면 몸을 따뜻하게 하는 한약도 드시고, 의복 등을 통하여 개인적으로 적정한 온도관리를 꼭 하시기 바랍니다. 뱃속의 태아도 임신한 엄마를 통해 보약을 먹을 수 있는 것입니다.

임신 중에 걸린 감기

위에 나열된 임신 중 질환에 대하여는 이미 수천 년 동안 사람을 통해 직접 검증되었으니 안심하시고 한의원을 방문해서 치료받으시면 됩니다. 임신 중에 감기에 걸려 난감할 때가 있습니다. 임신 중에 양약을 드시는 것이 부담스럽지요? 하지만 한의학에서는 임신 중 감기에 대해서 아주 안전한 한약들이 많이 있습니다. 당연히 감기나 독감에 걸리지 않도록 조심하시고, 걸렸다면 초기에 한의원을 방문해서 안전한 한약을 드셔보시기 바랍니다.

항상 예방이 중요한데 감기에 걸리지 않으려면 어떻게 해야할까요?

첫째, 온도변화에 잘 대처해야 합니다. 아침, 저녁으로 기온차가 심해지는 환절기를 조심해야 합니다. 여름에서 가을로 넘어갈 때는 낮에 더워서 반팔을 입다가 갑자기 저녁에 추위에 노출되어 감기에 걸립니다. 겨울에서 봄으로 전환될 때는 낮동안에 날씨가 풀렸다고 방심하여 얇게 입었다가 갑자기 기온이 떨어질 때 당하기 쉽습니다.

둘째, 무리하거나 과로하지 말아야 하고 어쩔 수 없는 상황이라면 더욱 조심해야 합니다. 한의학에서는 방로상한*이라는 용어가 있습니다. 방로房勞나 방실房室은 같은 의미로 성관계를 완곡하게 표현한 말입니다. 특히 과도하고 무절제하면 원기가 부족해져 추위에 쉽게 상하고 감기에 걸리는 것을 말합니다. 물론 정상적인 행위 후에 땀을 많이 흘렸는데 찬바람을 만나거나, 찬 음료나 음식을 먹거나, 찬물에 씻거나 찬물에 몸을 담근 후에도 발생합니다. 특히 여름에는 진액이 빠져나가고 소모되기 쉬우니 과도한 부부관계는 피하는 것이 좋고, 관계 후에도 차가운 바람이나 음식을 조심해야 합니다. 물론 과도한 운동이나 작업으로 육체적으로 피곤할 때는 추위에 대한 저항력도 떨어지므로 조심해야 합니다.

셋째, 여름에 너무 시원하게, 겨울에 너무 따뜻하게 지내지 말아야 합니다.

이렇게 되면 온도변화에 대한 적응력이 떨어져 조그마한 기온차에 의하여도 쉽게 감기에 걸리게 됩니다. 특히 여름에 너무 시원하게 하면 체온을 낮추려는 정상적인 신체반응이 떨어지고, 겨울에도 너무 따뜻하게 하면 체온을 올리려는 기초대사와 신진대사가 떨어져 갑상선을 비롯한 호르몬 분비 기능에 영향을 미치고 체중조절도 어렵게 됩니다.

넷째, 평소에 몸이 너무 차갑다면 미리 치료하십시오.

십 대의 아들 녀석들과 부모와의 갈등 중 대표적인 것이 "실내에서

---

* 방로상한(房勞傷寒)은 한의학 용어로서 서적에 따라 협음중한(夾陰中寒), 협음상한(夾陰傷寒), 방로한(房勞寒), 협색상한(夾色傷寒)이라고도 합니다. 음(陰)이나 색(色)은 대개 남성의 관점에서 여성을 칭하는 것으로 볼 수도 있지만 남성이든 여성이든 상대방을 지칭합니다.

는 제발 옷 좀 걸치고 다니라"는 것입니다. 사계절을 불문하고 나타나는 진풍경이기도 하지만 여름에는 심각합니다. 10대의 남자아이들은 말 그대로 '피가 끓는' 것이지요. 이렇게 몸에 열이 많을 나이거나 열이 많은 사람들은 방심하지 않은 한 감기에 쉽게 걸리지 않습니다. 하지만 몸이 찬 사람이나 추위를 많이 타는 사람들은 조심한다 해도 감기에 걸리기 쉽습니다. 한의학에서는 '몸이 차다, 덥다'는 것에 대한 지표를 건강에 중요한 요소로 보고 이에 대한 진단과 치료에 정통해 있으므로 이런 분들은 꼭 도움을 받으시기 바랍니다.

다섯째, 땀을 흘린 후에 조심하십시오.

한의학에서는 '한출당풍 汗出當風'이라고 하여 '땀이 난 후에 바람을 맞았다'고 합니다. 작업, 운동, 성행위 등으로 땀구멍이 열려 있는 상태에서는 외부의 차가운 것들에 의해 상하기 쉽습니다. 땀을 흘린 상태에서 찬 음료를 마시고, 선풍기 에어컨 바람을 직접 쐬고, 찬물로 샤워하면 감기를 초대하는 것이지요. 또한 기운이 약해서 조금만 움직여도 땀을 과도하게 흘리는 자한 自汗 이나 수분 음액 진액 혈액 등이 부족하여 야간에 속옷이나 이불이 축축하게 젖을 정도로 식은땀을 흘리는 도한 盜汗 의 증상이 있다면 땀이 식으면서 감기에 걸리기 쉬울 뿐 아니라 이 병증 자체가 치료를 받아야할 위중한 상황이니 한의원을 방문하시기 바랍니다.

임신 중 구안와사, 대상포진

임신 중에 구안와사*에 걸려 온 환자가 있었습니다. 입이 삐뚤어지고 눈이 잘 안 감기는 질환이지요. 임신 중이라 서양의학으로 치료할 수도 없고, 원래 이 질환이 한의학으로 더 잘 치료되니 자신있게 한의학 치료를 권했습니다. 구안와사는 초기에 제대로 치료받지 못하면 나중에 후유증이 생길 확률이 높습니다. 이분이 굉장히 고민하다가 한약을 써서 완전하게 치료가 되었고, 아이도 건강하게 출산하여 잘 기르고 있습니다. 임신 중에 감기, 독감, 대상포진 등의 바이러스 질환에 걸렸을 때도 한의원을 방문하셔서 상의하시기 바랍니다. 특히 대상포진은 초기에 잘 치료받지 못하면 '포진 후 신경통'이라는 심각한 후유증을 평생 남길 수도 있으니 주의해야 합니다. 한약은 한의사에 의하여 진단 후에 처방된다면 임신 중에 드셔도, 한약을 드신 후에 임신을 해도 모두 안전합니다.

---

* 구안와사(口眼喎斜)는 구안왜사(口眼歪斜)라고도 불리는데 한의약의 치료효과를 인정받아 2020년 10월부터 월경통, 중풍후유증과 함께 첩약시범사업에 포함되어 한약에 대하여 정부지원이 시행되고 있습니다.

Chapter 07

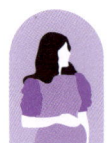

사례 32

- 31세 • 임신 6개월차 구안와사 한약 • 침 치료 후 정상 출산

환자 개요   임신 6개월.

왼쪽 눈이 안 감기고, 입이 오른쪽으로 돌아감. 어제 시어머니와 교회를 갔는데 사람들이 입이 돌아갔다고 함. 밖에 나가면 왼쪽 눈이 아팠었다. 발병 2~3일전에 뒷골이 당기고 아파서 잠을 못잤었다. 남편이 코를 심하게 골아서 잠을 못잤다. 남편이 더워해서 창문을 열어놓고 잔다. 전날 맨 바닥에서 잤다. 추위를 많이 탄다.

치료 및 결과

침 치료 30회

한약 15일분 복용 후 구안와사 완치

⋮

정상 출산

이병삼박사의 고찰

임신 중에 구안와사를 당하였지만 침과 한약의 치료로 완치된 분입니다. 한약은 수천 년을 통하여 사람을 대상으로 안전성과 유효성이 검증되었습니다. 특히 임신 중에도 한의사의 진단에 의한 처방은 안심하셔도 됩니다. 임신 중의 여러 가지 질환으로 고통받고 계시는 분은 한의원을 방문하셔서 상담받아보시기 바랍니다.

임신 중 가려움증, 임신 소양증 搔癢症

임신 중에 가려움증이 있는 경우가 있습니다. 임신소양증이라고 하지요. 긁을 소搔 자에 가려울 양癢 자입니다. 임신만으로도 몸이 힘든 상황인데 거기에 가려움까지 있다면 매우 고통스럽습니다. 가려움증의 가장 큰 원인은 피부쪽으로 혈액 순환이 잘 안 되는 것입니다. 그런데 긁으면 순환이 됩니다. 더 열심히 긁으면 피도 나고, 짓무르고, 촉촉해집니다. 그럼 더 이상 가렵지 않습니다. 가렵다는 것은 피부 쪽으로 혈액순환이 잘 안 되고 있기 때문에 혈액을 늘려주면 좋겠다고 하는 하나의 신호로 생각하시면 됩니다. 임신을 하면 당연히 혈액도 두 배로 필요합니다. 모체도 혈액순환이 잘되어야 살아가고, 아이에게도 태반을 통해 혈액을 공급해야 하기 때문에 두 배로 필요한 것입니다. 그런데 먹는 양이 두 배로 늘어나는 것은 아니지요? 먹는다고 해서 다 흡수되는 것도 아닙니다. 그러니까 혈액 자체가 부족해집니다. 그러면 피부 쪽으로 순환이 안 되고 가려움증이 생기지요. 그런데 임신 중에는 항히스타민제나 스테로이드 같은 양약을 쉽게 쓸 수 없습니다. 이러한 경우에 한의원에 오시면 아주 안전하고 유효한 치료가 있으니 염려하지 마시고 오시기 바랍니다.

실제로 '혈액을 늘려준다, 순환을 개선해준다, 몸을 따뜻하게 해준다'는 치료를 통해서 태아의 성장 발육도 좋게 하고, 엄마의 가려움증도 충분히 치료할 수가 있습니다. 소양증을 잘 해결하지 못하면 피부에 만성적인 변화도 생기고, 출산해서도 모유가 부족합니다. 그리고 혈액이나 수분, 진액이 부족하게 되면 자율신경 중에 교감 신경이 항진됩니다. 가슴이 두근거리고, 몸이 더워지면서 번열 煩熱 이 생기며 불면증에도 시달립니다. 가뜩이나 혈액이 부족한데 출산 후에도 모유 수유를 하면서 더 악화됩니다. 혈액이 모유가 되어 나오는 것이기 때문에 모유량은 혈액량에 비례한다고 생각하시면 됩니다. 그런데 안타깝게도 현대과학에 있어서도 전체 순환 혈액량을 측정할 수 있는 방법이 없습니다. 소양증이 있다면 단순한 피부병이 아니고 '아 혈액이 부족하구나' '이분은 나중에 불면증이나 모유가 부족할 수가 있겠다'로 연관지어 생각해야 됩니다. 산후의 건강을 위해서라도 임신했을 때 꼭 소양증에 대하여 제대로 된 치료를 받으시면 좋습니다.

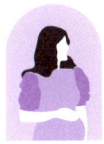

사례 33

• 32세 임신 중 가려움증으로 한약복용 정상 출산

환자 개요   165cm, 57kg

결혼한지 2년 되었다. 피임을 하다가 올해부터 임신시도하여 7개월만에 임신됨.

대학때부터 온몸이 가렵고 두드러기가 나고 해당 부위에 열이 남. 가려운 부위가 계속 변하고 화끈거리고 심하면 따가움. 아침과 낮에는 좀 낫다가 밤에 증상이 심해져 잠을 설침. 해지고 나서 저녁부터 가려움이 심해진다. 열이 오르고 나면 가라 앉는다.

동네 피부과에서 치료가 안 되어 대학병원에서 알레르기 검사를 받았는데 여러 가지 요인에 대하여 과민반응이 높다고만 하였다. 한약도 여러 번 먹었는데 호전이 없었다. 4년전부터 회사생활하면서 구내염이 심했는데 한약 먹고 좋아졌다. 올해 직장을 그만두고 많이 호전되었다. 23세부터 가려움증으로 이틀에 한 번씩 항히스타민제를 먹고 있다. 화가 나면 올라왔다. 엄마도 젊어서 가려움이 있었는데 지금은 없어졌다. 가끔 피부묘기증 증상도 있다.

초경은 중1. 생리주기는 26~28일로 규칙적. 생리통은 거의 없다. 냉도 별로 없다. 커피는 하루에 1~2잔. 식사는 2끼 정도 먹는다. 늦게 자고 늦게 일어난다. 턱 밑에 여드름. 임신 전까지 술을 좋아했다. 빵과 함께 커피를 마신다.

Chapter 07

치료 및 결과

임신기간 내내 체질보약 15일분씩 7회 복용

:

아들 출산

이병삼박사의 고찰

이분은 결혼전부터 거의 10년 동안 만성 가려움증으로 항히스타민제를 복용하고 있던 중에 임신이 되었습니다. 가려움증은 피부쪽으로의 혈류장애가 가장 큰 요인인데 임신하면 2인분의 혈액이 필요하니 당연히 증상이 심해집니다. 이에 더하여 늦은 취침과 늦은 기상으로 식사가 불규칙하고 영양분의 섭취도 부족하여 더욱 악화된 상황이었습니다. 규칙적인 생활과 음식섭취를 주문하고 수분, 진액, 음액, 혈액을 보강하는 한약을 임신내내 드시면서 증상을 잘 관리하였으며 건강한 아들을 출산하였습니다. 임신부의 장기간 한약복용이 태아나 엄마에게 안전하며, 임신 중의 소양증이 한약으로 잘 치료되고 관리된다는 것을 입증하는 사례입니다.

임신 중 양수부족증

임신 중 태아는 양수 속에 떠서 자라게 됩니다. 특히 임신 말기로 갈수록 태아가 양수 안에서, 충분한 물속에서 있어야 주위의 충격에도 자유로울 수가 있고, 성장발육에도 좋은 환경이 됩니다. 따라서 양수가 부족하다는 진단을 받으면 굉장히 당혹스럽습니다. 양수부족증을 해결하지 못하면 태반이 경화되거나, 태아의 사지구축, 폐의 성숙지연, 조산이나 유산이 되는 경우가 많습니다. 치료로는 양수와 유사한 액체를 넣어주는 방법이 있지만 계속해서 유지되지 않습니다. 또한 주입시 양막이 파열되거나 감염의 우려도 있기 때문에 선택하기 쉬운 방법은 아닙니다. 양수부족은 체내에 물이 부족한 것입니다. 눈으로 가는 점막에 물이 부족한 안구건조증과 비슷한 기전으로 생각하면 됩니다. 한의학에서는 '수분, 진액, 음액을 늘려준다. 보음補陰, 보혈補血 을 해준다'는 개념으로 치료합니다. 제가 실제로 양수부족증 환자를 치료해서 온전하게 양수가 늘어나 건강하게 출산시킨 경험이 있습니다.

그러면 우리 몸의 수분을 늘리는 방법은 무엇이 있을까요? 우선 물을 잘 마셔야겠지요? 양수부족증 환자는 일단 물을 잘 마셔야 되는데, 물을 잘 마신다고 해도 그 물이 내 몸에 잘 유지될 수 없으면 소변으로 다 빠져 버립니다. 소변으로 빠지는 것은 수도꼭지를 열어 물이 나가는 게 아니라 신장이 수고롭게 소변을 걸러야 합니다. 따라서 물을 과하게 마실수록 오히려 신장이 과부하를 받아 단백뇨나 혈뇨도 나올 수도 있고, 악화되면 신부전으로 갈 수도 있습니다. 그래서 물을 효율적으로 마실 수 있고, 그 물이 내 몸에 유지될 수 있는 방법이 무엇인지 살펴야 합니다.

첫째, 음식을 충분히 짜게 먹어야 합니다. 요즘 저염식이 대세인데, 너무 싱겁게 먹으면 우리 몸에 수분을 잡아 둘 수가 없습니다. 혈액의 삼투압을 일정하게 유지할 수 있게 하는 성분은 소금이기 때문에 양수 부족 환자는 음식을 충분히 짜게 먹어야 합니다.

둘째, 몸이 따뜻해져야 합니다. 몸이 따뜻해야 물을 마실 수 있고, 마신 물이 내 몸에 유지될 수 있는 것입니다.

셋째, 카페인 음료나 이뇨작용이 있는 음식을 끊어야 합니다. 커피, 코코아, 초콜릿 녹차, 보이차, 우롱차 같은 카페인 음료를 모두 끊어야 합니다. 그리고 요즘 부종을 뺀다고 유행처럼 먹는 호박, 우엉차, 허브티 같은 것도 주의해야 합니다. 물론 체질적으로 몸에 열이 많은 사람들은 인삼, 홍삼이나 너무 매운 것을 피해야 합니다.

수분이 잘 공급되고 있는지? 수분이 내 몸에서 잘 유지될 수 있는 상황이 되어 있는지? 그리고 한의학의 고유의 개념인 음액, 진액, 혈액을 늘려줄 수 있는 치료를 받아 보강하면 양수도 늘고, 온전하고 안전하게 출산을 할 수 있습니다,

위에서 예로든 몇 가지 질환 말고도 한의학의 치료는 임신 중이라도 크게 구애받지 않는 경우가 많으니 임신 중의 어떤 질환이라도 일단 주치 한의사에게 자문하시기 바랍니다.

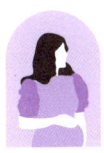

사례 34

- 임신 28주 양수부족으로 인한 발육부전 태아의 건강한 만삭 출산

환자 개요

26세, 임신 28주에 양수부족-양수량 5cm미만 (정상 11cm)

치료 및 결과

한약의 복용으로 정상 양수량 회복하여 만삭으로 자연분만에 성공

이병삼박사의 고찰

양수과소증은 태아의 성장장애와 폐성숙부전을 야기할 수 있고 심지어는 사망에까지 이를 수 있습니다. 현대의학적으로는 인공양수를 넣어주지만 곧 다시 줄어듭니다. 또한 양수주입시술에 의한 감염, 출혈, 태아나 태반의 손상, 자궁의 손상과 수축을 유발할 수도 있습니다. 양수도 결국 물이기 때문에 한의학적 관점에서 수분, 음액, 진액을 넣어주는 자음滋陰, 보신음補腎陰 하는 15일분의 한약복용으로 정상 회복될 수 있었습니다.

Chapter 07

본인 후기

박사님 건강한 아기 출산하게 해주셔서 감사합니다!

　저는 임신 28주에 양수부족 - 양수량 7cm미만 양수 과소증으로 대학병원에서 출산을 해야 한다고 했었습니다. 양수부족으로 인하여 자궁내 성장지연. 아기가 크지 않았어요.. 조금 더 희망적인 소리를 들을 수 있을까 하는 마음에 병원도 여기저기 다녔지만 수분섭취를 많이 하라는 것 외엔 약이 없었어요. 입원과 통원치료를 병행하며 매일 태동검사와 두 세 개의 수액을 맞았구요. 양수가 없어 아기가 자라지 않으니 낳아서 키워야 한다고 폐성숙주사도 맞았어요. 매일 3리터 이상의 물을 마셨지만 양수량은 조금도 늘지 않았고, 2주가 넘도록 아기가 크지 않아 유도분만이나 제왕절개로 날을 잡아야 했어요.

　그러던 중 이병삼박사님을 알게 되어 처방해주신 한약을 먹게 되었고, 신기하게도 일주일 만에 양수량이 5에서 7로 늘었어요.

　그리고 정상범위인 11까지 늘어났구요.

　병원에서도 갑자기 늘어난 양수량에 연신 신기해하셨어요.

　유도분만이나 제왕절개는 바로 하지 않고 지켜보게 되었고, 양수가 늘어나니 2kg도 안되던 아기도 몸무게가 늘어갔어요. 37주에는 처음부터 다녔던 산부인과로 다시 갈 수 있게 되었고 39주에 3.32kg의 건강한 아기를 자연분만으로 출산했어요^^.

　양수 부족으로 병원에 다닐 땐 미숙아로 태어날 아기에게 미안한 마음에 죄책감이 들어 우울하고 힘들었는데, 선생님께서 처방해주신 한약을 먹고 건강한 아기를 출산하게 되어 항상 감사하게 생각합니다. 저와 같은 증상으로 고민하고 힘들어하실 분들께 이병삼경희한의원 정말 추천하고 싶어요!

Chapter 07

출산을 위한 준비와 유산 및 출산 후 조리

사람을 포함한 동물에게는 식물과 달리 탄생의 기쁨에 상응하는 출산의 고통이 수반됩니다. 또한 산후에 적절히 조리하지 않으면 두고두고 그 후유증에 시달려 삶의 질을 크게 저하시킵니다. 요즘에는 초산의 연령이 늦어지고, 산후조리에 대한 특별한 인식이 없는 서양의학의 영향으로 산후풍에 시달리는 여성들이 많습니다. 하지만 서양의학계에서도 우리나라 여성들이 출산 후에도 날씬하고 병이 없는 것에 대해서 산후조리 덕분이라는 연구결과를 발표하며 이의 필요성에 주목하고 있습니다.

우리의 현명한 선조들은 산후뿐 아니라 건강하고 수월한 출산을 위하여 출산 전에도 한약을 복용했습니다. 임신부의 기혈이 허약하거나, 임신 중에 움직이지 않아 과체중으로 인하여 하복부의 기혈순환이 안 될 때 출산의 고통을 줄이고 순산順産을 위하여 임신 마지막 달에 달생산, 축태음, 불수산 등*을 복용하여 산모를 최대한 보호했습니다. 달생산의 달達은 양羊을 뜻합니다. 다산의 상징이며 동물 중에서 출산을 가장 수월하게 한다는 양처럼 쉽게 아이를 낳으라는 의미입니다. 축태음은 체내의 불필요한 수분을 배출하여 아이의 부피를 줄여 출산을 용이하게 만드는 것입니다. 불수산은 불교에서 손으로 살생하지 말

---

* 「동의보감」에 나오는 달생산(達生散), 수태음(瘦胎飮), 구생산(救生散), 불수산(佛手散), 익모환(益母丸), 축태환(縮胎丸), 속태환(束胎丸), 신침원(神寢元) 등이 모두 이에 활용하는 처방입니다.

라는 계율처럼 한약의 도움으로 순산하여 산모와 아이를 살린다는 의미입니다. 또한 출산에 임박하여 진통이 오래 가고 난산의 조짐이 있을 때는 단녹용탕單鹿茸湯을 복용시켜 출산을 순조롭게 하고 임신부의 기력을 빠르게 회복시켰습니다.

출산 후에는 자궁의 수축을 도와 자궁안에 남아있는 혈액이나 혈관 조직들인 오로惡露나 어혈瘀血의 배출을 돕기 위해 생화탕生化湯을 산후 10일 이내로 복용케 합니다. 자연분만을 하면 출산 후에 바로, 제왕절개를 하면 식사가 가능한 시기부터 복용하면 됩니다. 오로의 배출이 미진하면 몸이 무겁고 쑤시며, 머리가 아프고, 골반에 염증이나 통증이 오고, 자궁이나 난소의 질환을 유발합니다. 생화탕의 복용 후에는 기혈을 보강하고 각자의 증상에 맞는 한약을 처방받습니다.

산후조리의 가장 큰 원칙은 '새 술을 새 부대에 담는 것'입니다. 임신으로 인하여 커져있는 자궁을 원래의 크기로 수축시키고, 자궁 안에 남아있는 찌꺼기를 잘 배출시킨 후에 태아를 키우고 출산하면서 소모된 기혈을 보강해줍니다. 또한 개인에 따라 부종이나 통증이 있거나 모유량이 적으면 이를 해소하는 한약을 쓰면 됩니다.

따라서 임신 중의 태아나, 모유 수유 중인 아기에게 혹여 부작용이 있을까 우려하여 복용을 주저하거나 출산한 지 몇 개월이 지나버린 후에 드시면 효과가 떨어질 수 있습니다. 민간에서 부기를 빼고 유즙을 늘리기 위한 목적으로 호박이나 잔대, 돼지족을 달여 먹는 경우가 있습니다. 위장이 차고 마르면서 혈압이 낮은 사람에게는 오히려 부작용이 있을 수 있으니 주치한의사와 상담해서 드셔야 부작용없이 원하는

Chapter 07

결과를 얻을 수 있습니다.

그리고 산후에 가장 조심해야 할 것으로는 풍風, 냉冷, 한寒, 습濕을 들 수 있습니다. 지나치게 위생이나 감염의 예방만을 생각하여 출산한 지 얼마 지나지 않아 빨리 그리고 자주 씻으면 산후풍의 우려가 있습니다. 대체로 머리 감고 양치하는 것은 2주, 샤워는 3주, 탕에 들어가 목욕하는 것은 한 달 정도 지나서 하면 별 무리가 없습니다. 또한 산모의 건강을 위해 산후조리는 최대한 보수적으로 하는 것이 좋습니다.

예전에 비하여 비교할 수 없을 정도로 풍성한 영양의 섭취와 환경, 보건, 위생의 개선에 의하여 출산으로 인한 질병들은 많이 줄어들고, 병에 걸린 사람들의 상태도 그리 심하지 않습니다. 하지만 자신의 체질과 병의 증상을 고려하지 않는 채 무분별하게 건강기능식품을 남용하거나 인공중절, 유산, 출산 후의 조리에 대하여 별 인식이 없거나, 대수롭지 않다고 방심하여 뜻하지 않게 산후풍에 시달리는 여성이 많습니다. 출산이 영원한 기쁨으로 남기 위하여 출산 전후의 조리에 만전을 기해야 합니다.

아이를 건강하게 잘 키우기 위한 Tips

난임을 타파하고 임신에 성공하신 분들께 축하드립니다. 이제 부모가 되셨습니다. 어렵사리 아이를 출산했으니 얼마나 귀하겠습니까? '금이야, 옥이야' 키울만 하지요. 하지만 그것이 아이에게 독이 될 수도 있습니다. 한의사로서 안타까운 마음에 몇 가지 조언을 드리고자 합니다.

❶ **생활 소음에 적응시키세요.**

아이가 잠에서 깰까 봐 집안의 모든 빛과 소리를 차단하는 부모가 있습니다. 이런 아이들은 민감하고 예민해집니다. 사실 너무 피곤하면 총알과 포탄이 쏟아지는 전쟁통에도 졸릴 것입니다. 예민해지면 조그마한 빛과 소리에도 자주 깨게 됩니다. 밤에 자주 깨어 울면 부모도 피곤하고, 아이도 성장호르몬이 밤에 분비되는데 수면에 방해를 받으니 잘 크지 못합니다. 나중에 자라서도 매우 예민한 사람이 될 확률이 높습니다. 자는데 일부러 시끄럽게 떠들 필요까지야 없겠지만 일상적인 생활 소음에는 적응시키는 것이 좋습니다.

❷ **모유만을 고집하지 마십시오.**

모유는 완전한 영양식임에는 틀림없습니다. 하지만 엄마가 베스트 컨디션이 되어야 아이도 잘 보살필 수 있습니다. 저녁에는 분유를 먹여도 무방하다고 생각합니다. 분유는 모유보다 소화가 더뎌 아이와 엄마가 더 잘 수 있습니다. 이유식을 하게 되는 생후 5~6개월에는 더욱 수유량과 수유 횟수를 줄여나가야 합니다. 이유식 離乳食 은 말 그대로 '모유와 헤어지면서 먹이는 음식'이기 때문입니다. 아이의 건강은 모유를 얼마나 오래 먹였냐에 의하여 결정되지 않습니다. 아이가 세상에서 살아가려면 음식을 먹어야 하고, 그 식습관은 생후 3년까지 결정됩니다. "세 살 버릇 여든 간다."는 말은 정말 무섭습니다. 3년 동안 세상의 다양한 맛을 부지런히 접하게 해야 합니다. 특히 토속적인 음식을 먹일수록 아이가 건강하고 편식하지 않을 확률이 높습니다. 자칫 영양이 부족한 함량 미달의 모유를 너무 오래 먹이느라 중요한 이유식이 부실해지면 안 됩니다. 심지어 어떤 경우에는 '모유 알레르기'가 있을 수도 있으니 잘 살펴야 합니다.

❸ **이유식을 하면서 처음부터 고기를 먹여서는 안 됩니다.**
국내의 유명한 대학병원 소아과의 어떤 의사가 이유식에 처음부터 고기를 갈아 먹여야 한다는 이야기를 했다고 합니다. 그 이후로 많은 엄마가 이를 따르면서 부작용도 속출하고 있습니다. 육류는 기본적으로 곡물이나 야채보다 소화가 더디고, 열이 많습니다. 아이들이 배탈, 설사, 변비는 물론이고 심지어는 열에 의하여 심한 피부질환이 발생하는 경우를 많이 보았습니다. 모든 것에는 적응기와 적절한 단계가 필요합니다. 이는 몇 날 며칠을 굶은 사람이 고기부터 먹는 것과 다를 바가 없습니다. 요즘에 태어난 아이들이라 해서 특별히 다르지 않고, 그들이 새로운 인류도 아닙니다. 신지식도 중요하겠지만 아이를 키워본 엄마, 할머니의 경험에 기반한 이야기들을 잘 경청해보시면 좋습니다.

❹ **이유식에 전혀 소금간을 하지 않으면 안 됩니다.**
요즘 저염식이 대세입니다. 하지만 묻지마식 과도한 저염식은 큰 문제입니다. 생후 1년까지의 이유식에 아예 소금간을 하지 않는다는 말은

충격적이었습니다. 돌이 되어야 간을 한다더군요. 도대체 그 기준을 누가 언제부터 왜 정했는지 모르겠습니다. 365일 된 아가와 366일 된 아가의 생리와 병리가 갑자기 바뀌는 것인지 이해가 되지 않습니다. 아이라 해도 어른과 생리적으로 크게 다르지 않습니다. 나트륨을 비롯한 혈액속의 전해질도 어른과 같습니다. 소금간을 조금씩 시작하여 돌이 되면 어른과 똑같은 정도의 간을 해서 먹이시기 바랍니다. 그렇지 않으면 체액부족으로 인하여 피부질환, 성장장애 등의 많은 질환에 시달릴 확률이 높습니다.

❺ 밥을 떠먹이지 마십시오.

어쩌다 집에서 키우는 개에 의하여 가족이 물려 희생된 분들에 대한 뉴스를 접할 때가 있습니다. 대개는 개와 사람 사이의 서열 정리가 잘못된 것이라고 합니다. 개가 사람을 자기보다 서열이 낮다고 생각하게 만든 것이 문제인 것이지요. 아이도 마찬가지입니다. 당연히 부모와 평등한 인격체인 것은 맞지만 장유유서 長幼有序 가 적용되어야 합니다. 따라서 아이가 밥을 안 먹는다 해서 임금님에게 수라를 대령하고 진상하듯 쫓아다니면서 "밥 좀 드셔달라"고 사정해서는 안 됩니다. 이렇게 되면 밥이 아이의 가장 강력한 무기가 되고, 주도권은 아이에게 넘어가고 서열에 혼선이 생깁니다. 밥을 제때에 안 먹으면 바로 치워야 합니다. 안 먹으면 본인이 손해이고, 식사시간에 안 먹으면 "알짤없다"[*]

---

[*] '봐줄 수 없거나 하는 수 없다'는 뜻의 표준어입니다.

Chapter 07

는 것을 깨닫게 해줘야 합니다. 그러다 아이가 굶어 죽으면 어떡하냐는 부모님이 계십니다만 그럴 일은 없습니다. 그리고 밥을 안 먹는다고 우유, 과자, 간식, 과일이라도 대령하는 분들이 계신데 이것도 절대 안 됩니다. 이것은 오히려 밥을 먹어야 보너스로 주는 것으로 인식을 시켜야 합니다. 밥 대신 무엇으로라도 배를 채우면 당연히 밥과는 더 멀어지는 것입니다. '밥이 보약'이라는 말을 꼭 기억하시기 바랍니다.

❻ 규율과 서열을 가르쳐야 합니다.

가끔 진료실이나 공공장소에서 보면 아이가 하고 싶은 대로 내버려 두는 부모가 있습니다. 이것은 분명 잘못된 것이고 어른으로서의 옳은 처신이 아닙니다. 부모는 아이를 위하여 때로는 악역도 자처해야 합니다. 지켜야 할 규율과 서열에 대하여 꼭 설명하고 이를 크게 벗어났을 때는 단호하게 제지해야 합니다. 자연계에서도 큰 나무로 키우고, 큰 과일을 얻기 위해서는 순 따기와 솎아주기를 제 때에 해야 합니다. 아깝다고 생각하면 잡목이 되거나 열매도 자잘해져 상품성이 떨어집니다. 서열정리도 잘 해야합니다. 위에서도 말씀드렸지만 개가 아무리 이쁘고 뛰어나도 사람 아래인 것이고, 자식도 부모나 조부모보다 서열이 높을 수는 없습니다. 어려서부터 이를 인식시켜 줘야 합니다.

한의학에서는 상생相生 과 상극相克 이라는 이론이 있습니다. 상생이 무조건 좋고, 상극은 무조건 나쁘다고 생각할 수 있는데 그렇지 않습니다. 상생이 너무 과하면 부모가 약해지고, 자식이 너무 강해져서 문제가 발생합니다. 따라서 적당한 범위에서의 상극이 있어야 균형과 조화가 이루어집니다. 즉 상극은 생리적인 범위에서의 제약과 제한입니다. 부모와 자식간에는 적당한 상생도움과 상극제약이 있어야 합니다. 채찍과 당근, 소위 밀당 밀고 당기기이 모두 필요합니다. 당당당근-당근은 위험합니다. 군기 빠진 당唐 나라 군대는 필히 망할 수밖에 없는 것이지요.

❼ 너무 깨끗하게 키우지 마십시오.

청결을 위하여 아기가 자는 방바닥을 알콜 솜으로 매일 닦는 분을 보았습니다. 이 정도면 정말 심하고 병적이라고 할 수도 있겠습니다. 하지만 눈에 보이지 않도록 깨끗하게 쓸고 닦아도 현미경으로 보면 균이나 바이러스는 존재할테니 어차피 한계가 있을 수밖에 없습니다. 정도의 차이가 있겠지만 위생과 청결에 너무 신경쓰는 분들이 있습니다. A형 간염은 대개 오염된 음식에 의하여 발병하게 되는데 아이 때 걸리면 별 증상없이 넘어가면서 항체가 생기게 됩니다. 그런데 성인이 되어 발병하면 꽤 위험한 지경에 빠질 수 있습니다. 우리나라에서도 위생이 깨끗한 대도시에서 태어난 30~40대의 발병률이 높아서 문제가 되고 있습니다. '위생의 역설'*이라는 말이 있습니다. 상대적으로 경제가 낙후된 나라에서 오히려 알레르기, 아토피 등의 면역관련 질환 발생률이 더 낮다는 것이지요. 결국 어려서부터 자질구레한 여러 바이러스나 세균에 노출되어 맷집이 강해지면 면역력도 강해지고 민감해지

---

* 영어로는 paradox of hygiene이라고 합니다.

지 않는다는 것입니다. 일부러 위생의 수준을 열악하게 떨어뜨릴 필요는 없겠지만 그냥 보편적인 정도를 지키면 좋습니다.

❽ 너무 시원하거나 덥게 키우면 안 됩니다.

남녀노소를 불문하고 쾌적한 환경을 싫어할 사람은 없습니다. 하지만 여름에 너무 시원하게, 겨울에 너무 따뜻하게 키우면 아이가 온도에 적응력이 심하게 떨어집니다. 그러면 면역력이 떨어져 작은 온도변화에 대하여도 감염성 질환에 취약합니다. 날씨가 따뜻한 홍콩에서는 영상의 온도에서도 얼어 죽는다고 합니다. 실제로 홍콩이나 베트남에 가면 영상에도 오리털 파카를 입고 다니는 사람을 흔하게 봅니다. 그들은 더운 날씨에는 적응이 되었겠지만 추위를 경험해보지 못한 탓이겠지요. 따라서 어려서부터 다양한 스펙트럼의 기온과 날씨 환경을 경험해보게 하는 것이 중요합니다. 일부러 극한이나 혹서의 상황에 노출시킬 필요야 없겠지만 우리가 살고 있는 기후와 기온에 자연스럽게 적응하게 해야합니다.

'온실 속의 화초'와 야생화를 떠올려보면 어떤 꽃이 온도변화에 적응력이 뛰어날지 금방 이해하실 것입니다. 여름에는 땀띠가 나거나, 수면장애가 있을 정도의 더위가 아니라면 가급적 에어컨을 덜 켜고, 실내온도도 조금 높게 설정하는 것이 좋습니다. 겨울에는 내복을 입어 난방을 덜 가동하고, 얇은 옷을 여러 겹 입고 밖으로 나가 야외활동도 충분히 하여 추위에 대한 적응력을 키워야 합니다. 호흡기 질환은 대개 온도변화의 급격한 차이를 몸에서 이겨내지 못할 때 발생합니다.

따라서 어려서부터 다양한 온도변화에 적응하는 훈련을 해야합니다. 한편 유난히 추위나 더위를 많이 탄다면 갑상선 질환이 있을 수도 있으니 꼭 혈액검사를 통하여 확인하시고, 이에 대하여 체계적인 진단과 치료에 장점이 있는 한의약을 활용해 보시기 바랍니다. 서양의학의 갑상선 치료는 약으로 호르몬 자체를 제어하지만 한의학에서는 근본적인 치료를 통하여 전신의 균형을 맞춰 호르몬 분비의 정상화를 유도합니다.

❾ 대소변 가리는 훈련을 시켜야 합니다.

집에서 키우는 애완동물처럼 아이들도 대소변 가리는 훈련을 해야 합니다. 서양에서도 배변훈련을 시킵니다.* 물론 훈련의 시기나 방식에 있어 문화권, 나라, 부모에 따라 차이는 있을 수 있습니다. 또한 그 과정에서 아동학대나 정서적인 트라우마가 발생하지 않도록 유의해야 합니다. 하지만 언젠가는 아이가 알아서 대소변을 가리겠지 하는 안일한 생각은 절대 금물입니다. 야뇨증이라 하여 야간에 이불에 소변 실수를 해도 아무런 주의나 제재도 하지 않으면 아이는 그것이 잘못되었다거나 고쳐야 할 행동으로 인식하지 못하기 때문에 자연스럽게? 계속해서 합니다. 실제로 서양 의학적으로 문제가 없는데 초등학교 고학년이 되어도, 심지어 중고등학생이나 성인이 되어도 야간에 소변 실수를 하는 경우가 종종 있습니다. 서양의학적인 진단으로는 문제가 없다

---

*   toilet training, potty training, toilet learning이라고 합니다.

Chapter 07

지만 한의학적으로는 신장 방광의 비뇨생식기를 조절하는 기능이 약해서 발생하는 경우도 있습니다. 물론 이럴 때는 한약으로 치료가 잘 됩니다. 저에게는 어린이 야뇨환자가 많은데 특이하게도 20대 여성 직장인이 가끔 소변 실수를 하여 내원한 경우가 있었습니다. 다행히 한약 몇 번으로 완벽하게 치료가 되었습니다. 또한 어린이라면 한의약의 치료와 함께 배뇨, 배변 훈련을 함께 병행해야 합니다. 대소변을 잘 가리지 못하면 단체생활을 하는데도 불편함과 제약이 있을 수 있고, 자존감도 많이 떨어질 수 있으니 만 세 살 전에는 완벽하게 대소변을 가릴 수 있게 훈련을 시키시기 바랍니다.

❿ 작은 질환이라면 아이에게 아플 기회와 권리를 부여하세요.

외부의 바이러스나 세균에 대하여 저항할 수 있는 힘을 지칭하는 면역력은 선천적으로 부모로부터 타고난 것도 있지만 후천적으로 개발하여 획득하는 것도 있습니다. 후천면역은 병을 유발하는 원인물질에 노출되어 이를 이겨내면서 생기는 것입니다. 시쳇말로 "고기도 먹어본 놈이 먹는다", "싸움도 해본 놈이 잘한다"고 합니다. 하지만 요즘 부모들은 아이가 조금만 아파도 바로 병원에 갑니다. 물론 의사의 판단을 들어보는 것이 가장 안전하고 좋습니다. 하지만 의사 또한 방어적인 진료에 익숙하여 별 것 아닌 질환에도 너무 선제적이고 공격적인 치료를 제시할 확률이 높습니다. 아이들에게 가장 흔한 질환은 감기와 소화기 관련입니다. 일상적인 감기라면 해열제나 항생제를 비롯한 약물치료의 개입없이 스스로 이겨내도록 하기 바랍니다. 열이 나더라도 아이가 잘 먹고, 잘 놀고, 잘 자고, 대소변을 잘 본다면 거의 문제가 없습니다. "감기를 앓고 나면 아이가 한 뼘 자란다"는 말이 있지요. 그만큼 시련과 역경을 이겨내고 면역력이 성장한 것입니다.

⑪ 감기에 안 걸리게 하십시오.

위에서 말씀드린 것은 감기에 걸렸을 때 스스로 이겨내도록 하라는 말이지 일부러 감기에 걸리게 하여 면역력을 증진시키라는 것이 절대 아닙니다. 감기에 걸리게 되면 아무래도 식욕도 떨어지고, 적절하게 대응에 실패하게 되면 합병증으로 중이염, 부비동염, 폐렴까지로 악화되고 불가피하게 항생제와 스테로이드를 씁니다. 면역억제제인 스테로이드의 잦은 사용은 정상적인 면역체계에 매우 큰 악영향을 끼치게 됩니다. 또한 항생제의 과도한 사용은 장腸의 정상적인 세균총까지 몰살시켜 만성적인 설사를 유발하거나 심하면 궤양성 대장염이나 크론씨병 같은 심각한 질환에까지 이를 수 있습니다. 장이 나빠지면 영양분의 소화흡수가 불량하여 성장에도 불리할 수밖에 없습니다.

⑫ 코피를 예사로 생각하지 마세요.

성인들도 과로하거나 무리하면 코피를 흘리는 경우가 있습니다. 아이들도 마찬가지입니다. 코피가 난다는 것은 당연히 코의 혈관이 압력이나 외부의 물리적인 힘에 의하여 터진 것입니다. 코를 후비거나 외부의 충격에 의해 터진 것이라면 그러한 행위를 하지 않도록 하면 됩니다. 문제는 그 외의 경우입니다. 과로나 무리에 의하여 순환혈액량이 부족해지면 뇌에 피를 보내기 위하여 얼굴쪽에 있는 혈관들에도 국소적으로 압력이 증가합니다. 이때 가장 약한 혈관인 눈과 코의 혈관이 터지는 것입니다. 이럴 때는 코의 혈관이 약하다고 지지면 안 됩니다. 더구나 자주 혈관을 지지는 것은 점막의 손상도 야기하여 냄새를 못 맡거나, 비염의 증상이 악화되는 부작용을 야기할 수 있게 됩니다. 체력을 보강해주고, 혈액량을 늘려주어 국소적인 압력이 떨어지면 코피는 저절로 낫게 됩니다. 근본적인 원인을 찾아 해결해야지 엉뚱하게 정상적인 혈관을 파괴하는 것은 좋지 않습니다.

⑬ 딸이라면 체온, 생리, 냉을 확인해주세요.

아들이든 딸이든 몸이 따뜻해서 나쁠 것은 없습니다. 물론 과도하게 열이 나거나 몸이 차면 좋지 않습니다. 특히 딸이라면 몸을 따뜻하게 해야 합니다. 손발과 아랫배가 차지는 않은지, 조금만 추워도 입술이 시퍼렇거나 감기에 자주 걸리지는 않는지 살펴야 합니다. 대체적으로 남자는 추위를 덜 타는 것이 정상적입니다. 남자아이가 춥다고 하거나 몸이 차면 병적인 신호이니 치료가 필요합니다. 어린 여자아이가 초경을 하기 전에도 몸이 차가워 냉이 나오는 경우가 있습니다. 속옷을 자주 살펴야 합니다. 자궁이 위치한 아랫배가 차가워져서 그러니 한약으로 치료해주면 잘 낫습니다. 그렇지 않으면 나중에 여성질환이 발생할 확률이 높으니 꼭 확인해 주시기 바랍니다.

　여아에 있어 생리는 가장 중요합니다. 첫 생리를 시작하면 온 가족이 모여 초경 축하파티를 열어주십시오. 월경은 임신을 할 수 있는 건강한 여성으로 성장하였다는 표징이 되는 자연스러운 생리적 현상입니다. 이를 인식시킴으로서 불필요한 수치심을 없애고 스스로 당당함을 얻게 해야 합니다. 초경을 계기로 건강한 생리에 대하여 알려주고, 생리 때의 주의사항과 성교육을 함께 해주면 좋습니다. 또한 생리의 주기, 양, 통증, 색깔, 덩어리, 냉 등에 대하여 살피거나 물어서 이상이 있다면 치료해주시기 바랍니다. 특히 큰 변화나 이상이 있다면 꼭 여성의학과에 가서 초음파 진단을 받아보시기 바랍니다. 요즘에는 중고등학생들에게서도 난소에 물혹이 많이 생깁니다. 하루 종일 앉아 있고, 운동도 거의 못하고, 공부에 스트레스 받으니 하복부의 기혈순환에 장애가 생겨서 그렇습니다. 제가 20년 동안 한의원을 하면서 중고등학생에게 난소 물혹이 발병하여 수술을 받은 경우를 상당수 보았고, 그중에는 여러 번 재발한 학생도 있어 안타까웠습니다. 그런 아이들 중에는 공부에 지장이 있다며 일부러 생리주기를 조절하기 위하여 피임약을 먹는 경우도 있었는데 아직 완전하게 호르몬분비의 체계가 형성되지 않은 청소년들에게는 매우 위험합니다. 제아무리 공부를 잘해도 건강하지 못하면 아무 소용이 없고, 특히 여성에 있어 이를 확인할 가장 중요한 정보는 월경입니다.

⑭ 저체중, 과체중 모두 적신호입니다.

건강하기 위해 가장 기본적으로 갖추어야 할 것은 적당한 체중입니다. 특히 비만은 소아 당뇨, 생리불순, 배란장애, 자존감 약화 등의 나쁜 영향을 줄 수 있으니 치료가 필요합니다. 또한 일과성 체중감량이 아니

Chapter 07

라 평생 적정한 체중으로 유지 관리할 수 있는 식습관과 생활습관을 갖추도록 해야합니다. 음식은 생활에 필요한 만큼의 에너지를 얻는 것이 가장 중요하지 식탐을 충족시키거나 스트레스를 푸는 수단이 되어서는 안 됩니다.

한편 비만이나 과체중에 대해서는 미용적인 면에서라도 부모나 아이 모두 어느 정도 관심을 갖고 체중감량을 위해 노력합니다. 하지만 저체중은 상대적으로 소홀히 넘기기 쉽습니다. 유아기, 소아기, 청소년기는 골격과 신체기관들을 만들어 가는 시기이기 때문에 충분한 영양이 필요합니다. 그런데 저체중은 이러한 재료가 부족하다는 신호이기 때문에 꼭 고쳐줘야 합니다. 대개 선천적으로 타고난 비위脾胃 기능이 약해 영양분의 소화흡수가 좋지 않은데 이에 더하여 과도한 근심 걱정 불안 생각, 예민함, 운동부족, 수면부족, 늦은 취침과 늦은 기상 등이 문제가 됩니다. 심각한 저체중은 남녀 모두에게 기흉*과 같은 호흡기 질환을 유발하며, 특히 여성에 있어서는 조기 폐경, 조기 난소기능 부전의 위험이 매우 높습니다.

⑮ 키를 키우는데 방해받는 요인은 없는지?

키에 대한 관심이 어느 때보다 큰 시대입니다. 키는 당연히 부모의 유전적인 영향을 받지만 후천적인 노력에 의하여도 상당부분 좌우됩니

---

* 기흉(氣胸)은 폐를 둘러싸고 있는 흉막강 안에 공기가 차게 되어 폐를 눌러 호흡곤란과 가슴의 통증을 유발하는 질환을 말하는데, 특히 마른 사람에게서 발병률이 매우 높습니다.

다. 예전의 부모세대보다 요즘 자녀들의 평균 신장이 더 크고, 자녀들 중에도 키의 차이가 생기는 것을 보면 알 수 있습니다. 어려서 병치레를 자주 하지 않고, 골고루 잘 먹으며, 한식을 주로 먹고, 잠을 충분히 자고, 신체활동이나 운동을 하는 아이가 그렇지 않은 아이보다 더 크게 자랄 것은 당연할 것입니다. 또한 한약에 성장탕, 총명탕도 있으니 적절하게 활용하면 많은 도움을 받을 수 있습니다. 또래 아이보다 키가 작거나, 자라는 속도가 늦거나, 이차성징이 너무 빠르거나 너무 늦거나, 공부에 집중을 하지 못한다면 한의원을 방문하시어 상의해보시기 바랍니다.

⑯ 변비나 설사는 없는지?

먹는 것만큼 배설도 중요합니다. 변비나 설사 모두를 살펴야 합니다. 상대적으로 식사량과 운동량이 적은 아이들에게 발병률이 높으니 식습관과 생활습관을 잘 형성해줘야 합니다. 특히 남자 아이에게 변비나 설사가 있다면 더 문제가 있는 것이니 꼭 한의원에 와서 점검과 치료를 받는 것이 좋습니다. 변비나 설사가 만성화하면 치질이나 치핵을 물론이고 궤양성 대장염, 크론씨병 심지어는 이른 나이에 대장암, 직장암도 발병할 수 있습니다. 음식물 쓰레기는 그때그때 버려야 하듯 이미 만들어진 대변도 바로바로 배설해야 합니다. 또한 대변의 형상은 소화흡수의 상태를 가늠할 수 있는 지표이기 때문에 아이들에게 꼭 물어서 확인해주시기 바랍니다. 건강한 대변은 아침에 한 번, 시도한지 5분 이내에 완결되는, 황금색의, 무르지도 않고 굳지도 않은, 변비나 설

Chapter 07

사가 아닌, 굵으며, 연속적인 형태를 갖춘 것을 최상으로 여깁니다. 이러한 대변을 평생 한 번도 못 보고 죽은 사람도 있습니다. 우선 이상적이고 건강한 대변부터 갖추어 나갑시다.

❶❼ 수면의 질을 확인해주세요.

"잠이 보약이다"는 말은 만고의 진리입니다. 잠은 휴식을 통하여 몸과 마음을 정비하는 자연치유제입니다. 언제 잠이 들어, 몇 시간을, 어떻게 자느냐가 모두 중요합니다. 취침시간, 수면량, 수면의 질을 모두 확인해야 합니다. 대개 저녁 늦게 자고, 아침 늦게 일어나며, 자다가 자주 깨거나, 악몽에 시달리고, 심지어 자다가 돌아다니는데 아침에 일어나서 전혀 기억을 하지 못하는 몽유병이 있는 경우도 있습니다. 특히 악몽이나 몽유병은 한약으로 치료가 잘 되는 병이니 꼭 한의원을 방문하셔서 도움을 받으시기 바랍니다. 흔히 "세 살 버릇 여든 간다"는 말이 있습니다. 부모가 어떻게 솔선수범하여 수면 습관을 들여주느냐가 아이의 평생의 수면패턴에 매우 큰 영향을 미칩니다. 무조건 일찍 자고 일찍 일어나도록 훈련과 교육을 시켜주시는 것이 무엇보다 자녀에게 줄 수 있는 평생의 큰 유산이 됩니다. 특히 주말이나 휴일에도 너무 늦잠을 자서 수면 리듬을 깨지 않도록 해주시기 바랍니다. 저도 개인적으로 가장 후회되는 일입니다.

❶❽ 몸의 골격과 자세에 대하여 관심을 가져주세요.

요즘 시대는 흔하게 100세를 삽니다. 아마도 앞으로는 수명이 더 연장

될 것입니다. 아무리 견고하게 아파트를 지어도 100년을 넘게 쓸 수는 없을 것입니다. 하물며 100년 이상을 써야 할 집을 만드는 것이니 얼마나 중요한 일이겠습니까? 유아, 소아, 청소년기는 골격을 갖추어 가는 때입니다. 나무를 원하는 모양으로 만들어내는 분재 盆栽 를 생각해 보면 쉽습니다. 어떠한 틀을 만들어서 유도하느냐가 중요합니다. 요즘은 어려서부터 스마트폰과 컴퓨터에 접하는 시간이 너무 많고, 상대적으로 신체활동과 운동을 하는 시간이 적어 일자목, 거북목이 흔합니다. 자세가 너무 굽어 있습니다.

여자아이들은 초경과 이차성징이 빨라지면서 브래지어를 착용하는 시기가 너무 빨라졌습니다. 이로 인한 물리적 압박은 유방에 혈액, 림프의 순환을 방해하여 유방의 섬유선종, 석회화, 심지어 유방암의 발병을 높일 수 있습니다. 가능하면 와이어가 없어 압박을 최소화하는 제품을 사용하고, 집에서는 무조건 착용하지 말고, 일어서서 몸을 뒤로 완전히 젖혀 배영 동작을 하고, 천장이나 하늘을 보며 유방과 겨드랑이를 자주 마사지 해줘야 합니다. 남녀를 불문하고 배영동작, 배드민턴 스매싱, 공을 하늘 높이 던져서 받기, 농구 슛 동작, 짐볼 gym ball, 백 플라잉 back flying, 플라잉 요가 flying yoga, 낙타 자세 camel pose 등을 하면 좋습니다. 자세가 굽어지면 목디스크, 허리디스크, 척추측만증 같은 질환에 걸리기 쉽습니다. 이미 이러한 질환이 있는 아이라도 재발을 막기 위해 좋은 자세를 유지해야 합니다. 한의원을 방문하셔서 도움을 받으시기 바랍니다.

Chapter 07

⑲ 평생의 먹는 도구! 치아를 잘 관리합시다.

치아는 다섯 가지 복인 오복* 중 하나라는 말이 있습니다. 그만큼 중요한 신체부위입니다. 건강하게 오래 살려면 먹는 것이 가장 중요합니다. 먹지 못하면 죽는 것이기 때문입니다. 음식물의 소화흡수를 위해서 필요한 첫째 도구는 치아입니다. 요즘은 나이가 들어도 임플란트로 치아를 대신하지만 본인의 치아가 가장 좋을 것은 당연합니다. 따라서 본인의 치아를 건강하게 오래 쓰기 위하여 잘 관리해야 합니다. 그러기 위해서는 올바르게 양치해야 하고, 충치를 예방하기 위하여 단것을 최대한 피해야 합니다. 특히 단것을 먹고 나서 양치하지 않고 바로 자면 충치를 초대하는 행위이며, 산도가 높은 콜라나 탄산을 먹고 바로 양치하면 치아의 에나멜층을 손상시켜 마모가 심해지고 이러한 음료에 포함된 당은 충치를 유발하는 균들의 먹이를 제공하는 것입니다. 단것은 당장 입에는 좋을지 모르지만 치아에도 좋지 않고, 비만과 당뇨를 유발하는 최대의 적이므로 어려서부터 가능하면 단것을 최대한 피하도록 식습관을 들여줘야 합니다.

---

* 그런데 정작 치아가 포함된 오복(五福)은 무엇이며 그 출전이 어디인지 찾을 수가 없습니다. 유교에서 말하는 오복은 서경(書經) 홍범편(洪範編)에 기재되었으며 수(壽)-장수, 부(富)-부유하게 사는 것, 강녕(康寧)-건강하고 편안하게 사는 것, 유호덕(攸好德)-덕을 좋아하여 즐겨 행하는 것, 고종명(考終命)-제명대로 살다가 편안히 죽는 것입니다. 통속편(通俗編)에는 유호덕과 고종명 대신 귀(貴)함과 자손이 많음(중다衆多)을 꼽았습니다.

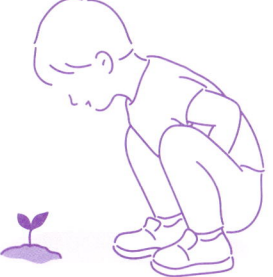

부록

이병삼경희한의원의 임신사례 목록

저희 한의원에서 임신 출산하신 수백 건 이상의 사례 중 한분 한분이 모두 소중하지만 지면 관계상 몇 건만을 선정하여 본문의 관련 내용에 삽입하였습니다.

더 많은 치료사례들은 저희 홈페이지와 블로그를 참조하시기 바랍니다.

네이버에서 '이병삼'을 검색하여, 인물정보 하단의 '공식 홈페이지나 블로그'를 클릭하시면 됩니다.

아래에 저희 한의원에서 임신되신 분들의 목록을 소개해 드리니 좋은 에너지와 용기를 얻으시면 좋겠습니다. 지금까지 치료 후에 임신여부를 별도로 조사하지는 않았습니다. 임신이 되었다고 연락을 주시거나, 임신되신 분의 소개로 한의원에 오신 지인들에게서 소식을 들어 파악된 사례들이니 실제로 임신되신 분들은 이보다 훨씬 더 많습니다.

dum spiro, spero! 둠 스피로 스페로
'숨 쉬고 있는 한, 나는 희망한다'
살아 있는 한 희망이 있고, 절망하는 순간 확률은 0입니다.

1	기형종 의심 난소낭종 환자의 임신출산
2	27세. 유산 후 자궁내막종 임신출산
3	한쪽 난소절제, 자궁내막종 임신출산
4	난소낭종 수술, 양측 난소 자궁내막종 임신
5	자궁근종, 자궁내막종, 1년내 2회 계류유산, 1회 자연유산 후의 임신과 출산
6	36세. 나팔관 한쪽 절제 한쪽 폐쇄, 시험관 6회 실패 후 자연임신
7	33세. 양측 나팔관 폐쇄. 7cm 난소낭종 치료. 남편 정상 정자 3% 자연임신
8	38세. 위암수술 후 시험관 첫 회에 성공, 임신 중 하혈, 정상 출산
9	38세. 내막 발육부전. 시험관 7회 실패 후 성공
10	41세. 소양인. 몸이 찬 여성의 임신출산
11	36세. 계류유산 2회 후 출산 둘
12	소양인 부인과 소음인 남편의 임신과 출산
13	33세. 생리불순 태음인 여성의 임신
14	35세. 인공수정 4회 실패, 나팔관 한쪽 절제 자연임신
15	33세. 안면홍조, 비만, 수족냉증 여성의 임신
16	32세. 생리통 생리불순 여성의 임신
17	35세. 자연유산, 자궁근종 4개 여성의 임신
18	29세. 소양인 부인과 소음인 남편의 임신
19	31세. 저혈압 수족냉증 어지럼증 여성의 임신
20	32세. 소음인. 계류유산 배란통 여성의 임신
21	28세. 태음인 부인과 소음인 남편의 임신출산
22	32세. 소양인. 화학유산 생리통 냉 여성의 임신
23	32세. 자연유산 생리불순 피부트러블 여성의 임신
24	31세. 다낭성 난소 증후군, 생리통, 생리불순 임신
25	33세. 잦은 소변, 소화장애 여성의 임신

부록

26 29세. 자연유산, 비염, 수족냉증 여성의 임신

27 32세. 태음인 부인과 소음인 남편의 임신

28 30세. 계류유산, 생리통, 5cm 자궁근종 여성의 임신

29 38세. 자연유산 계류유산 자궁근종 수술 여성의 임신

30 37세. 자연유산 인공수정 2회, 남편 정자이상 임신

31 32세. 난임 생리통 비만 질염 여성의 임신

32 31세. 생리불순 태음인 여성의 임신

33 31세. 자궁내막 용종, 생리통, 냉 여성의 임신

34 33세. 생리통 비만 냉 여성의 임신

35 31세. 생리통 심한 소음인 여성의 임신

36 30세. 생리통, 냉, 수족냉증 여성의 임신

37 30세. 계류유산, 생리통, 수족냉증 여성의 임신

38 32세. 계류유산 4회 손발저림 저혈압 여성의 임신

39 35세. 소화기능이 약한 소음인 여성의 임신

40 34세. 생리통. 수족냉. 다한. 저혈압 여성의 임신

41 30세. 생리불순 비염 저혈압, 남편 정자이상 임신

42 30세. 자연유산 두통 생리통 여성의 임신

43 34세. 계류유산 난임 배란통 여성의 임신

44 34세. 자궁 외 임신 계류유산 여성의 임신

45 38세. 인공수정 2회 시험관유산 1회 여성의 임신

46 34세. 시험관 6회 자궁내막종 수술 여성의 자연임신

47 32세. 시험관 5회 난소낭종 수술 여성의 자연임신

48 40세. 자궁근종 생리불순 위궤양 여성의 임신

49 33세. 생리통 냉 수족냉증 여성의 임신

50 32세. 생리통 수족냉증 여성의 임신

51	34세. 계류유산 수족냉증 여성의 임신
52	36세. 무월경 갑상선 기능 저하 여성의 임신
53	36세. 난소낭종 자궁근종 비만 여성의 임신
54	38세. 자연유산 생리불순 여성의 임신
55	31세. 소파수술 생리불순 대하 여성의 임신
56	36세. AMH 1미만, 갑상선 기능 저하증 여성의 임신
57	32세. 자궁내막종 수술 여성의 임신
58	29세. 한쪽 나팔관 폐쇄 여성 자연임신
59	33세. 난소기능 저하 여성의 임신
60	32세. 계류유산 알레르기비염 여성의 임신
61	33세. 4cm 자궁근종 여성의 임신
62	33세. 생리불순 비염 여성의 임신
63	31세. 생리불순 수족냉증 여성의 임신
64	30세. 양측 난소 자궁내막종, 자궁근종 여성의 임신
65	34세. 생리불순 우울감 여성의 임신
66	31세. 생리 전 증후군 여성의 임신
67	40세. 생리 전 통증, 배란통 여성의 임신
68	33세. 생리통 수족냉증 여성의 임신
69	33세. 자연유산 생리통 여성의 임신
70	42세. 인공수정 3회 실패한 여성의 임신
71	32세. 자궁경부 이형성증 여성의 임신
72	32세. 자궁근종 다낭성 난소 여성의 임신
73	32세. 저혈압 두통 어지러움 여성의 임신
74	34세. 계류유산 여성의 임신
75	33세. 저혈압 생리불순 여성의 임신

부록

76	39세. 자궁내막이 얇은 소음인 여성의 임신
77	35세. 생리통 수족냉증 여성의 임신
78	40세. 난소낭종 수술 자궁내막증 여성의 임신
79	33세. 유산 5회 여성의 임신
80	35세. 자궁내막종 여성의 임신
81	35세. 자궁경부 이형성증 여성의 임신
82	35세. 자연유산 2회, 계류유산 1회 여성의 임신
83	33세. 인공수정 2회, 유산 2회, 자궁내막종 여성의 임신
84	24세. 화학유산, 다낭성 난소 여성의 임신
85	35세. 생리통, 냉, 비만 여성의 임신
86	36세. 유산 2회, 생리불순, 무월경 여성의 임신
87	37세. 비만, 두통 여성의 임신
88	32세. 난소낭종 수술 여성의 임신
89	34세. 생리불순, 생리통, 저혈압 여성의 임신
90	32세. 난소낭종 치료 후 소실, 남편 정자이상 정상3% 임신
91	32세. 계류유산 1회. 비만. 소화불량. 다한증 여성의 자연임신
92	33세. 계류유산, 생리통, 수족냉증 여성의 임신
93	36세. 생리통, 저혈압 여성의 임신
94	34세. 다낭성 난소 증후군, 비만 여성의 임신
95	38세. 자연유산 1회, 자궁근종 3개, 생리통 여성의 임신
96	30세. 생리통, 생리불순, 수족냉증 여성의 임신
97	41세. 한쪽 나팔관 절제, 계류유산 1회, 자연유산 2회 여성의 자연임신
98	40세. 계류유산 1회, 저혈압, 생리통 여성의 임신
99	34세. 검사상 이상이 없는 난임 여성의 임신
100	34세. 생리불순 여성의 임신

101	34세. 자궁내막증 자궁선근증 여성의 임신
102	31세. 갑상선 기능 저하 여성의 임신
103	34세. 인공수정 3회, 시험관 5회 실패 후 자연임신
104	34세. 생리통, 피로, 난임 여성의 임신
105	35세. 둘째 임신을 원하는 여성의 임신
106	38세. 비만, 생리통 여성의 임신
107	40세. 계류유산, 저혈압, 생리통 여성의 임신
108	40세. 자연유산, 탈모 여성의 임신
109	34세. 자궁용종 수술 후 과소월경 여성의 임신
110	38세. 계류유산, B형 간염보균 여성의 임신
111	28세. 자연유산, 생리불순, 저혈압 여성의 임신
112	34세. 계류유산, 생리 전 증후군, 두통 여성의 임신
113	31세. 계류유산, 생리통, 냉, 여성의 임신
114	32세. 계류유산 2회, 둘째 임신을 원하는 여성의 임신
115	36세. 불임, 다한증, 생리통 여성의 임신
116	37세. 계류유산, 둘째 임신을 원하는 여성의 임신
117	34세. 둘째 자연유산, 역류성식도염 여성의 임신
118	36세. 인공수정 4회, 계류유산 3회. 남편 정자이상 부부의 임신
119	33세. 생리통 생리불순이 심한 여성의 임신
120	35세. 둘째 계류유산, 생리통 여성의 임신
121	37세. 출산 후 체중증가, 변비가 심한 여성의 임신
122	35세. 생리통, 과체중 여성의 임신성공
123	29세. 계류유산 1회, 생리불순 여성의 임신
124	39세. 어지러움증, 저혈압 여성의 임신
125	34세. 생리통, 난소낭종 제거, 방광염, 위궤양 여성의 임신

부록

- 126 34세. 다낭성 난소 증후군, 화학유산 2회 여성의 임신
- 127 37세. 둘째 임신을 원하는 여성의 임신
- 128 31세. 인공수정 1회 실패, 냉이 많은 여성의 임신
- 129 29세. 생리주기가 많이 불규칙한 여성의 임신
- 130 35세. 인공수정 1회, 시험관 1회 실패 여성의 임신
- 131 37세. 둘째 임신 원하는 저혈압 저염식 여성의 임신
- 132 39세. 계류유산, 생리통 여성의 임신
- 133 33세. 난소낭종 수술 여성의 임신
- 134 35세. 인공수정 2회, 계류유산 1회 여성의 임신
- 135 37세. 시험관 2회 실패, 생리통 심한 여성의 임신
- 136 33세. 다낭성 난소, 갑상선 기능 저하 여성의 임신
- 137 37세. 계류유산 2회, 생리통 심한 여성의 임신
- 138 35세. 둘째 계류유산, 척추분리증 여성의 임신
- 139 38세. 화학유산 1회 계류유산 1회, 남편 기형정자 정상3% 의 임신
- 140 33세. 계류유산, 생리통, 다한증 여성의 임신
- 141 37세. 시험관 2회 인공수정 2회 실패 여성의 임신
- 142 37세. 계류유산, 두통, 수족냉증 여성의 임신
- 143 41세. 양쪽 나팔관 폐쇄 AMH 0.1 유산 5회 자연임신, 임신 중 하혈, 정상 출산
- 144 35세. 자궁근종 AMH 1.7 환자의 자연임신 성공
- 145 34세. 자연유산 1회, 생리통, 탈모 여성의 임신
- 146 34세. 메니에르병, 생리불순 여성의 둘째 임신
- 147 31세. 난소낭종, 자궁내막종, 생리통 심한 여성의 임신
- 148 42세. AMH 0.3 시험관시술 5회 실패, 남편 정자이상 자연임신 출산
- 149 32세. 계류유산, 생리불순 여성의 임신성공
- 150 31세. 유산 2회, 자궁 외 임신, 배란통 여성의 임신

151	35세. 냉증, 고사난자 연속 2회 여성의 임신출산
152	32세. AMH 0.7, 한쪽 나팔관 유착, 자궁근종, 임신 중 하혈 자연임신 정상 출산
153	35세. 생리통, 냉, 소화불량 여성의 임신출산
154	35세. 계류유산 후 자연임신 출산
155	34세. 왼쪽 나팔관 폐쇄, 난소나이 높은 AMH 낮은 여성 자연임신
156	33세. 자궁내막 용종, 자궁근종수술 여성의 임신출산
157	37세. 생리통, 저혈압 여성의 임신출산
158	41세. 유산 2회, 갑상선암수술 여성의 임신출산
159	37세. 우측 난소낭종 여성의 자연임신 출산
160	37세. 10cm 자궁근종, 한쪽 나팔관 폐쇄, AMH 1.02 자연임신
161	34세. 다낭성 난소, 무배란, 무월경, 저혈압 여성의 임신
162	32세. 갑상선암, 자궁용종 근종, 유산 후의 임신출산
163	38세. 다한증, 질염 여성의 시험관 성공 출산
164	31세. 수족냉증, 늦은 월경주기 여성의 임신출산
165	34세. 월경통 생리불순 환자의 임신 출산
166	37세. 난관수종 자궁내막종 수술 후 시험관 임신출산
167	31세. 자연유산, 배란통, 생리전 두통 여성의 임신출산
168	30세. 생리불순, 다낭성 난소 증후군, 비만 여성의 임신출산
169	33세. 10cm 자궁근종 수술 후 자연임신
170	36세. 인공수정 4회 실패, 남편 기형정자 환자의 자연임신
171	38세. 9cm 거대 자궁근종 수술 후 임신
172	37세. 난임 및 자연유산 2회 후의 임신
173	41세. 계류유산 2회 후의 임신 21주차
174	32세. 저혈압. 생리통 환자의 임신 출산
175	38세. 한쪽 나팔관 폐쇄,반복성 질염 방광염 자연임신

부록

176	33세. 비만. 다낭성 난소 증후군, 월경통 자연임신
177	32세. 고혈압. 월경통. 갑상선종 자연임신 출산
178	25세. 빈혈 생리통 만성 질염 자연유산 후의 임신
179	26세. 양수부족, 발육부전 태아의 건강한 출산
180	29세. 월경통 방광염 환자의 임신
181	32세. 냉증 월경통, 35세. 기형정자 과다, 인공수정 3회 실패 자연임신
182	29세. 다낭성 난소 증후군, 월경통 환자의 임신출산
183	32세. 생리불순, 냉. 월경통 여성의 임신출산
184	30세. 생리불순. 다낭성 난소, 계류유산 임신출산
185	33세. 저혈압. 수족냉증, 월경통 환자의 임신출산
186	27세. 비만. 불규칙 월경. 월경통. 냉. 다낭성 난소 임신
187	36세. 수족 하복부 냉증, 월경통 자연임신
188	26세. 계류유산. 두통. 빈혈. 어지럼 자연임신 출산
189	33세. 저혈압. 자연유산. 월경통 자연임신
190	32세. 저혈압. 어지럼. 가슴 두근거림 임신 출산.
191	33세. 수족냉증. 어지럼. 턱 밑 여드름 둘째 임신
192	36세. 계류유산 3회, 냉, 월경통, 임신 중 하혈 정상 출산
193	36세. 저혈압. 월경통. 계류유산 2회 임신출산
194	34세. 부인 자궁근종, 월경통/ 36세. 남편 정자이상 자연임신.
195	37세. 첫째 출산 후 유산 2회. 자연임신 출산
196	39세. 냉증 계류유산 후 자연임신
197	36세. 종갓집 맏며느리 계류유산. 딸 둘 후에 아들 출산
198	32세. 냉 자궁근종 입술건조 알레르기 자연임신
199	35세. B형간염, 불규칙 월경, 월경통, 냉 여성의 임신 출산
200	35세. 계류유산과 자연유산 후의 임신 출산

201	45세. 저AMH. 자궁근종. 인공수정 1회 시험관 6회 실패 후 임신성공	
202	29세. 다낭성 난소, 생리불순, 월경통. 냉 여성의 임신	
203	34세. 부인 비만 냉, 난소하나 적출 낭종수술 / 35세. 남편 정상정자 1.5% 임신	
204	33세. 생리불순 두통 여성의 자연유산 후 임신출산	
205	32세. 자연유산 1회, 자궁 외 임신 1회 여성의 임신	
206	36세. 체외수정 1차 실패. 양측나팔관 폐쇄 체외수정 임신 출산성공	
207	33세. 수족냉. 화학유산 1회 여성의 임신	
208	36세. 생리불순 저체중 여성의 임신 출산	
209	34세. 계류유산. 저혈압. 두통 여성의 임신 출산	
210	40세. AMH 2점대. 인공수정 3회, 체외수정 3회 실패 후 임신 출산	
211	34세. 한쪽 나팔관 폐쇄, 생리통 여성의 자연임신	
212	33세. 계류유산 2회. 갑상선 기능 저하 여성의 임신	
213	33세. 화학유산 1회. 월경통. 냉 여성의 둘째 임신	
214	37세. 계류유산 2회. 갑상선 기능 항진 여성의 임신	
215	25세. AMH 1.17 어지럼증 여성의 자연임신	
216	37세. 비만. 생리불순 여성의 둘째 임신	
217	34세. 다낭성 난소 증후군. 생리불순 여성의 임신	
218	44세. 나팔관 한쪽 폐쇄. 체외수정 2회 실패 후 자연임신	
219	39세. 인공수정 3회, 체외수정 3회 실패 후 임신	
220	34세. 계류유산 2회. 생리불순. 과소월경 여성의 자연임신	
221	32세. 저혈압. 생리통. 질염. 갑상선종 여성의 임신	
222	31세. 계류유산 후의 건강한 임신	
223	42세. 인공수정 2회 실패. AMH 0.44. 왼쪽 나팔관 폐쇄 자연임신	
224	35세. 계류유산 2회. 생리불순, 생리통 여성의 자연임신 출산	
225	31세. 계류유산 1회. 자궁선근증. 월경통. 월경과다 여성의 임신	

부록

- 226   39세. 좌측 나팔관 절제, 우측 나팔관 폐쇄 자연임신
- 227   31세. 저혈압. 저체중, 월경통 여성의 자연임신 출산
- 228   32세. 인공유산. 월경통. 냉. 저혈압 여성의 임신 출산
- 229   35세. 냉 대하, 수족냉증. 탈모여성의 자연임신 출산
- 230   34세. 저혈압. 계류유산. 월경통. 심한 질염 여성의 자연임신
- 231   34세. 계류유산. 월경통. 냉. 어지럼. 자궁근종 여성의 임신
- 232   32세. 저혈압. 계류유산. 월경통. 냉 여성의 자연임신 출산
- 233   35세. 피로. 스트레스. 수족냉증 여성의 둘째 임신 출산
- 234   36세. 불규칙 월경. 월경통. 냉. 만성 질염, 방광염 여성의 임신
- 235   41세. 저체중. 잦은 대소변, 생리량 적은 여성의 임신 출산
- 236   38세. 계류유산 1회. 인공수정 1회 실패 후 자연임신
- 237   35세. 생리시 두통, 자연유산 2회 여성의 둘째 임신
- 238   35세. 저혈압. 계류유산 2회. 월경통 여성의 자연임신
- 239   36세. 결혼 6년차. 인공수정 3회 실패. 생리불순 월경통 여성의 자연임신
- 240   34세. 월경통, 수족냉, 인공수정 2회 시험관 4회 실패 후 임신성공
- 241   41세. 저혈압, 어지럼, 냉, 월경통 여성의 둘째 임신
- 242   32세. 저혈압. 월경통. 재발 질염 여성의 계류유산 후 임신 출산
- 243   34세. 다발 자궁근종, 남편 기형정자 부부의 자연임신
- 244   40세. 계류유산 1회, 인공수정 1회 실패 후 체외수정 임신 출산
- 245   41세. 보상성 고혈압, 인공수정 2회 실패 후 체외수정 임신 출산
- 246   42세. 남편 정액이상. 인공수정 2회, 체외수정 3회 실패 후 시험관 성공
- 247   37세. 인공수정 2회 체외수정 1회 실패. 총 3회 유산 후 자연임신
- 248   44세. 비만. 다낭성 난소 증후군. 시험관 12회 실패 후 자연임신 출산
- 249   37세. 계류유산 2회, 자궁근종 수술 후 재발, 임신 출산
- 250   27세. 계류유산 1회. 인공수정 3회 실패 후 출산

251	48세. 계류유산 5회. 시험관 4회 실패 후 자연임신 출산
252	37세. 비만. 생리불순. 다발성 자궁근종 여성의 자연임신
253	30세. 자연유산 1회, 계류유산 1회, 월경통. 생리불순 임신 출산
254	37세. 계류유산. 생리불순. 월경통. 냉 여성의 자연임신 출산
255	31세. 월경통. 냉. 자궁내막종 수술 여성의 자연임신
256	34세. 계류유산. 자궁근종. 불규칙 월경. 비만 여성의 자연임신 출산
257	35세. 월경통. 생리불순. 다낭성 난소 증후군. 갑상선 기능 저하 자연임신
258	46세. 인공수정 4회 시험관 7회 실패 후 임신 출산
259	28세. 계류유산 생리불순 생리통 냉 수족냉증 임신 출산
260	35세. 생리불순. 인공수정 2회 시험관 1회 실패 후 임신성공
261	3세. 짧은 생리주기. 난소기능 저하 AMH 1.42 여성의 임신
262	29세. 계류유산 1회. 골반염. 질염. 월경통 자연임신 출산
263	36세. 양측 난소 자궁내막종 수술. 난소기능 저하 AMH저 자연임신
264	38세. 둘째 난임. 월경량 적은 여성의 자연임신
265	38세. 계류유산. 신장질환 IgA 신증 여성의 임신
266	32세. 자궁근종 8cm 수술. 월경통. 생리 전 증후군 자연임신 출산
267	28세. 자궁선근증. 부정출혈. 월경통. 냉 여성의 자연임신
268	35세. 자궁경부 원추절제술. 늦은 생리주기. 다낭성 난소 증후군. 갑상선 항진 자연임신
269	39세. 부인 – 배란유도제 부작용/ 41세. 남편 – 정상정자 1% 자연임신
270	42세. 계류유산 1회. 배란장애. 과소생리. 두통. 저혈압 자연임신
271	31세. 둘째 난임. 저혈압. 심한 부정맥 자연임신
272	37세. 자연유산 1회. 인공수정 2회 시험관 3회 실패. 다발 자궁근종 수술 후 자연임신
273	31세. 계류유산 1회. 월경통. 냉. 두통 여성의 자연임신
274	29세. 저체중. 저혈압. 늦은 생리주기. 생리불순. 월경통. 냉. 다낭성 난소 증후군 임신
275	31세. 계류유산. 월경통. 냉. 생리 전 증후군. 저체중. 두통 자연임신 출산

부록

276	32세. 수족냉증. 질분비물 과다. 어지럼증 여성의 자연임신
277	31세. 아토피. 자궁내막증. 유방 섬유선종 수술. 남편 무정자증. 시험관 성공 딸 출산
278	39세. 둘째 난임. 저혈압. 안구건조증 여성의 자연임신
279	28세. 생리불순. 월경통. 냉. 어지럼증 여성의 임신
280	30세. 계류유산. 월경통. 냉 여성의 임신 출산
281	35세. 저혈압. 인공수정 1회 실패. 생리불순 임신성공
282	40세. 체외수정 1회 계류유산/ 남편 – 43세. 정액이상 자연임신 출산
283	30세. 저혈압. 피로. 야간소변/ 남편 34세. 정상정자 2%미만 자연임신
284	36세. 저AMH 0.80 , 과체중. 계류유산. 늦은 생리주기. 배란통 둘째 자연임신
285	37세. 양측 나팔관 절제. 체외수정 임신 유산 후 임신 출산
286	33세. 계류유산 1회, 화학유산 1회, 생리통, 냉 여성의 임신 출산
287	40세. 계류유산 1회. 자궁 외 임신 1회. 체외수정 2회 실패. 낮은 AMH 임신성공
288	31세. 늦은 생리주기. 남편 정자 활동성 저하. 자연임신 성공
289	31세. 계류유산 1회. 생리불순. 냉. 어지럼. 소화불량. 자연임신
290	33세. 계류유산 1회. 과체중 여성의 자연임신 출산
291	38세. 갑상선암 수술. 체외수정 6회 실패. 자연임신
292	35세. 인공수정 1회 실패. 만성 빈혈. 자궁근종 수술. 낮은 AMH. 자연임신 출산
293	31세. 계류유산 1회, 자궁근종, 수족냉 여성의 자연임신 출산
294	35세. 자궁 외 임신 1회, 계류유산 1회, 생리불순 냉 여성의 자연임신 출산
295	29세. 적은 생리량, 생리 전 두통 여성의 자연임신
296	39세. 저혈압. 소화불량, 월경통, 두통 여성의 자연임신
297	43세. 체외수정 1회 실패. 자궁근종 여성의 임신 출산
298	38세. 만 6년 난임. 배란통. 인공수정 1차에 임신성공
299	27세. 저혈압. 자궁근종. 다낭성 난소 증후군. 월경통. 냉증 자연임신 출산
300	36세. 자연유산. 난소기능 저하 저AMH . 자궁내막증. 갑상선종 체외수정 임신 출산

301	35세. 저혈압. 저염식. 계류유산 1회 여성의 자연임신 출산
302	40세. 인공수정 2회 실패. 저혈압. 부정맥. 저체중 자연임신
303	32세. 심한 저혈압. 심한 불규칙 월경. 자연임신 출산
304	34세. 과소월경, 체외수정 2회 실패 후 임신 성공
305	28세. 비만. 5년 난임. 다낭성 난소 여성의 자연임신
306	38세. 유산 1회, 인공수정 2회 체외수정 1회 실패. 남편 기형정자, 시험관 출산 후 자연임신 둘째 출산
307	39세. 계류유산 2회 여성의 둘째 임신
308	37세. 고프로락틴. 한쪽 나팔관 폐쇄. 늦은 월경주기 여성의 임신 출산
309	38세. 인공수정 2회, 체외수정 4회 실패. 난소기능 저하 저AMH 1.3 체외수정 쌍둥이 임신
310	35세. 저혈압. 좌반신 이상감각. 불규칙 월경. 잦은 질염. 소변삭. 자연임신 출산
311	33세. 계류유산 1회, 월경통. 다크서클 여성의 자연임신 출산
312	34세. 다낭성 난소 증후군. 불규칙 월경. 월경통 자연임신 출산
313	28세. 인공수정 3회실패. 다낭성 난소 증후군. 불규칙 월경. 과소월경 여성의 자연임신
314	39세. 저체중. 질염, 방광염. 둘째 유산 후 자연임신
315	36세. 계류유산, 자궁경부염, B형 간염보균자. 자연임신 출산
316	30세. 저혈압. 실신. 인공수정 2회 체외수정 3회 실패 후 임신성공
317	37세. 저혈압. 계류유산 1회. 하복냉. 월경통. 냉. 자연임신 출산
318	30세. 저혈압. 불규칙 월경. 난소기능 저하 AMH 0.3 자연임신
319	32세. 계류유산 1회. 월경 전 심한 두통. 과체중. 자연임신 출산
320	34세. 서맥. 계류유산 후 첫째 출산. 둘째 임신하여 안태약 복용 중
321	34세. 저혈압. 어지럼. 얼굴 편평사마귀. 월경통. 냉. 자연임신 출산
322	41세. 첫째 10살. 맥삭. 둘째 자연임신
323	33세. 자주 체함. 월경통. 빠른 월경주기. 냉. 저체중. 자연임신 출산

부록

324　37세. 저혈압. 생리시 밑이 빠지는 느낌. 냉. 자연임신

325　38세. 자연유산 1회. 저혈압. 월경통. 비위허약. 인공수정 임신 아들 출산

326　33세. 자궁 외 임신. 자궁내막종 수술. 월경통. 인공수정 3회 실패. 체외수정 임신 출산

327　35세. 계류유산 1회. 자궁근종. 마른 기침. 잦은 소변. 자연임신 출산

328　32세. 저혈압. 저체중. 수족 다한증. 척추측만. 피부 민감. 불규칙 월경. 냉. 자연임신

329　31세. 불규칙 월경. 다낭성 난소 증후군. 수족냉. 갑상선 저하. 프로락틴 상승. 자연임신

330　30세. 월경통. 냉. 질염. 수족냉. 두통. 저혈압 자연임신 출산

331　33세. 계류유산 1회, 저혈압 편두통 여성의 자연임신 출산

332　35세. 둘째 계류유산. 불규칙 월경. 두통 여성의 자연임신 출산

333　34세. 계류유산 1회, 월경통, 냉, 소화불량 여성의 자연임신 출산

334　37세. 계류유산 1회, 다낭성난소증후군, 소화불량 여성의 자연임신 출산

335　38세. 자궁내막암, 자궁내막증식증, 얇은 자궁내막 자연임신 출산

336　36세. 자연유산 1회. 불규칙 월경. 월경통 여성의 자연임신 출산

337　46세. 체외수정 배아이식 16회 실패. 19회 만에 아들 출산

338　38세. 자연유산 1회. 둘째 7년 난임 후 자연임신 아들 출산.

339　35세. 체외수정 1회 실패. 저체중. 월경통, 골반근육통 여성의 자연임신

340　37세. 첫째 출산 후 비만. 월경 불규칙 여성의 둘째 자연임신 출산

341　40세. 체외수정 3회 실패. 월경통. 수족냉여성의 임신 출산

342　32세. 불규칙 월경. 여드름. 과체중 여성의 자연임신 출산

343　33세. 양측 나팔관 절제 난관수종. 자궁외임신 . 체외수정 2회 실패 후 임신 출산

344　30세. 계류유산 1회. 중절 1회, 불규칙 월경. 월경통. 냉. 과체중 여성의 자연임신

345　33세. 불규칙 월경. 두피열 탈모. 만성 단백뇨 여성의 자연임신 출산

346　36세. 비만. 갑상선 기능 저하 여성의 자연임신 출산

347　33세. 저혈압. 삭맥. 저체중. 월경통 여성의 자연임신 출산

348　34세. 저체중. 저혈압. 불규칙 생활. 월경통 여성의 자연임신 출산

349	33세. 군발성 두통. 불규칙 생활 여성의 자연임신
350	28세. 저혈압. 월경통. 불규칙 월경 여성의 자연임신 출산
351	35세. AMH 0.19 저체중 월경통 냉 자궁경부 이형성증 여성의 자연임신
352	34세. 월경통. 냉. 4년 이상 난임 여성의 임신 출산
353	34세 부인 저혈압, 39세 남편 정액량 부족, 정자활동성 자연임신
354	38세. 자궁 외 임신 후 양쪽 나팔관 폐쇄. 난소낭종. 불규칙 월경, 월경통. 두통 여성의 임신 출산
355	35세. 자연유산 1회. 저체중. 저혈압. 월경통. 다한증 여성의 자연임신
356	29세. 비만. 다낭성 난소 증후군. 불규칙 월경 여성의 자연임신 출산
357	36세. 과체중. 화학유산 1회. 디스크 수술. 월경통. 저염식 여성의 자연임신 출산
358	35세. 인공수정 2회 실패. 비만. 월경통. 냉. 성욕저하. HPV양성. 성교통 여성의 자연임신
359	33세. 과체중. 자궁선근증. 배란통, 월경통 여성의 자연임신 출산
360	31세. 계류유산 1회. 저혈압. 월경통. 냉. 과민성 대장 증후군 여성의 임신 출산
361	34세. 인공수정 1회 실패. 저체중. 편두통. 저혈압 여성의 임신 출산
362	34세. 유방 섬유선종. 섬유근육통. 불면증. 편두통. 월경통 여성의 자연임신 출산
363	35세. 체외수정 2회 실패. 과소월경. 질염, 저체중 여성의 자연임신
364	32세. 계류유산 1회. 저혈압 여성의 자연임신 출산
365	41세. 체외수정 2회 실패. 계류유산 1회. 갑상선암 전절제 여성의 자연임신
366	35세. 저체중. 불면증 여성의 자연임신
367	31세. 계류유산 1회. 우측 난소낭종. 늦은 초경. 심한 월경통 여성의 자연임신 출산
368	42세. 첫째 9살. 체외수정 4회 실패. 둘째 임신 출산

⋮

부록

난임부부를 위한 의료정책 개선 제안

한의약 난임 치료에도 정부와 지방자치단체의 재정지원을 부탁드립니다!

이병삼박사의 청와대 국민청원 (2018년 10월 11일)

국민의 건강과 행복을 위해 노력하시는 정부와 공무원분들의 노고에 깊은 감사를 드립니다. 저는 2002년에 한의원을 개원하여 난임, 유산, 산후풍 등의 여성질환을 주로 진료하는 한의사입니다.

그동안 많은 난임환자와 그 가족분들과 희로애락을 함께 하며 그분들의 고통과 눈물을 조금이라도 덜어드리고 싶어 오늘 청와대 국민청원을 하게 되었습니다.

정부에 두 가지를 청원 드립니다.

1 한의약 난임치료를 원하는 난임환자에게 양방의료기관과 동등하게 재정적 지원을 해주십시오.

2 정부에서 난임환자를 아래의 세 가지 유형으로 무작위로 나누어 동일한 금액을 지원하여 임신과 출산의 성공률에 대한 치료효과를 비교해주십시오.

① 한의약 난임치료만 단독으로 받고 싶은 환자

② 양방 난임 치료만 단독으로 받고 싶은 환자

③ 한방과 양방의 난임 치료를 함께 받고 싶은 환자

아래의 내용은 해당 청원의 취지와 근거입니다.

한 여성이 가임기간 15~49세 동안 낳을 것으로 예상되는 평균 자녀의 수인 합계출생률이 2017년 전국평균 1.05명으로 당해년도 정부 목표인 1.32명에 비하여 현저히 미달되고 있습니다. 2015년 기준으로도 양방의 난임시술에 1년에 900억이상의 혈세를 투입하고도 출생률은 답보상태를 넘어 계속 하락하고 있는 실정입니다.

물론 출생률은 경제, 사회, 문화, 교육, 환경, 노동 등 많은 부분들이 복잡다단하게 맞물려 있어 어느 한 가지를 통하여 해결될 수 없는 사안이지만 최소한 아이를 갖고 싶어하는 부부들에게는 정부에서 전폭적이고 전방위적인 지원을 해야 할 것입니다. 또한 이러한 지원의 방법에 양방이든 한방이든 차별을 두어서는 안 됩니다. 특히 기회는 균등하고 경쟁은 공정해야 한다는 문재인대통령의 정치철학에서 벗어나서도 안 됩니다. 이미 많은 국민들이 한의원, 한방병원에서 여느 질환처럼 보편적으로 안전하고 유효하게 한의약 난임치료를 받고 있는 상황에서 원하는 난임환자들에게 한의약 난임치료에 대한 정부의 재정적 지원은 양방과 대등하게 이루어져야 할 것입니다.

정부는 2009년부터 양방의 인공수정, 체외수정 등의 보조생식술에 국가의 재정지원을 하고 있으며, 2017년 10월부터는 양방 난임시술

부록

에 국민건강보험을 적용하여 혜택을 주고 있습니다. 하지만 한방의 난임치료는 수많은 환자와 오랜 세월을 거쳐 사람에게 직접 투여와 시술을 통하여 그 효과와 안정성이 이미 입증되었고, 많은 난임환자와 가족들이 한방 치료에 정부의 재정적 지원요청을 하고 있음에도 국가의 재정지원은 전무한 실정입니다.

그나마 2009년 대구광역시 동구를 시작으로 2018년 10월까지 전국의 지방자치단체에서 총 118회의 사업을 통하여 한의약 난임치료에 대한 재정적 지원을 하고 있고, 임신성공과 생식건강증진 효과라는 사업성과를 토대로 많은 국민들의 호응을 받고 있습니다. 또한 부산광역시를 비롯한 전국의 시도에서 이미 16개의 한의약 난임치료 지원사업에 대한 조례를 제정*하여 재정지원을 돕고 있습니다.

한방의 난임치료 기술은 지방자치단체의 한의약 난임부부 지원사업에서도 안전성과 유효성이 검증되었으며 평균 28.3%의 임신성공률이 입증되어 10% 남짓의 인공수정 성공률에 비하여 훨씬 뛰어나고, 30% 내외의 체외수정 성공률에도 필적할 정도의 성과를 거두고 있습니다. 특히 전북 익산시의 경우에는 2013년부터 2017년까지 사업기간 동안 34.4%의 한방 치료 임신성공률을 기록하여 양방의 22.6%를 훨씬 상회하였으며 체외수정 평균 성공률에 비하여도 전혀 손색이 없거나 오히려 이를 능가하였습니다.

---

* 2021년 8월 현재 서울시 9개구를 포함하여 전국적으로 45개의 한의약 난임치료 지원 사업관련 조례가 제정되어 시행되고 있습니다.

한국보건사회연구원의 2014년 난임부부 지원사업 평가 및 난임원인 분석에 의하면 체외수정 시술여성의 88.4%와 인공수정 시술여성의 86.6%가 한방진료를 이용한다고 나타났습니다. 대개 한방 치료를 양방시술과 병행하거나 임신 성공 후에도 임신 유지를 위해 한약을 복용하는 것으로 조사되었습니다. 이처럼 이미 난임환자의 대다수가 임신을 위하여 양방의료기관과 한방의료기관을 병행하거나 아니면 단독으로도 한방의료기관에서 치료받고 있으며, 이러한 환자들은 당연히 한의약 난임치료에 대한 정부의 재정지원에 대한 요청을 오래도록 일관되게 요구하고 있습니다.

대한민국은 독특한 의료체계로 의사와 한의사가 병존하며 의료인으로서의 역할을 잘 수행하고 있습니다. 서양의학이든 한의학이든 어느 하나의 의학으로서는 완전할 수 없습니다. 하나의 의학으로 모든 질환이나 질병이 해결되었다면 나머지 의학은 애써 노력하여 없애려 하지 않아도 자연적으로 도태되어 사라졌을 것입니다. 서로의 장점을 살리고 약점을 보완하여 융복합 치료를 통하여 시너지를 낸다면 전 세계를 선도할 훌륭한 난임치료가 대한민국에서 이루어질 수 있습니다.

2015년 한국보건사회연구원의 난임부부 지원사업 평가 및 난임원인 분석자료에 의하면 난임부부의 반이 넘는 54%에서 원인불명으로 판정되었습니다. 이것은 물론 서양의학적 진단 기준에 근거한 것입니다. 이중에 상당수는 한의학으로 해결할 수 있습니다. 단적인 예로 대부분의 사람들은 여성의 몸이 차면 임신에 불리할 것이라 믿고 있지만 서양의학에서는 몸이 찬 것과 난임의 상관성을 생각하지 못합니다. 한

부록

의학에서는 상식과도 같은 이러한 전제를 통하여 몸을 따뜻하게 하는 치료를 하면 임신의 성공률이 높아집니다. 서양의학이 가지고 있지 못한 개념과 이론들을 한의학에서는 많이 가지고 있고 수천 년 동안 이를 환자들에게 직접 적용하여 효과를 나타내고 있습니다. 또한 한방-양방 협진을 통한 난임치료로 어느 한 가지 방법만으로 치료한 것보다 더 우수한 치료효과를 내고 있습니다. 정부에서 주도하여 대한민국을 전 세계 난임부부들이 믿고 찾을 수 있는 한방-양방 융합 난임치료의 메카로 만들어 주시길 촉구합니다.

: 저도 임신하고 싶습니다!

    2018년 9월 강서구의회에서 개최된 '한방 난임치료 지원 타당성 검토 간담회'에서 난임치료에 대해 정부와 지방자치단체의 지원을 촉구하는 난임여성과 가족의 글입니다.

「44세. 난임 16년. 인공수정 4회, 체외수정 4회, 난자채취 11회」
저는 강서구에 거주하는 44세 회사원입니다. 지금은 난임치료를 위해서 1년 동안 휴직중입니다. 2002년도에 결혼해서 다음해부터 지금까지 16년 동안 인공수정을 4회하였고, 다행히 기회가 되어 회사에서 휴직을 허락받아 쉬는 지난 1년 동안에 시험관 시술을 4회 받는 동안 난자채취 시술을 11회 하였습니다. 회사에 다니는 동안에는 시험관 시술 비용도 너무 비쌌고, 현실적으로 시간을 내기도 어려웠습니다.

    인공수정 실패 후에 시험관시술을 위해 고자극으로 호르몬 주사를 맞고 난자를 채취하였으나 2개 정도밖에 안 나왔고, 고자극으로는 더 이상 진전이 없어 저자극 호르몬 알약으로 과배란을 하였으나 계속 2개 정도 밖에 나오지 않았고 불행히도 매번 착상이 되지 않았습니다.

    그래서 호르몬제의 투여 없이 진행하는 자연주기로 난자를 채취해야 했는데 1년 동안 과도한 호르몬제의 사용으로 몸이 혹사되어 자연배란이 안 되어 채취를 할 수 없는 상황에 처해 매우 당황스러웠습니다. 저와 같이 난임을 겪고 있는 사람들의 인터넷 커뮤니티에는 난소기능 저하 환자는 시간과의 싸움이고 모든 방법을 총동원해야한다고

부록

그랬습니다. 그래서 몸도 보강할 겸 자연배란이 될 수 있도록 한약을 먹기로 마음을 먹고 지금 만 3개월동안 매일 한의원 치료를 받고 있습니다. 다행히 이번 치료로 자연배란이 두 달 연속 되었고, 난자채취에 성공하였습니다. 난자의 질도 좋고, 배아의 상태도 상급이라고 합니다.

제가 한의원에 다니면서 느낀 점은 정말로 많은 사람들이 양방의 난임시술을 받는데 수정까지는 성공하지만 착상이 제대로 잘 안 되고, 화학유산이나 계류유산이 되더라고요. 또한 이러한 유산이 계속해서 반복되는 습관성 유산도 상당히 많더라고요. 오죽하면 "수정까지는 의사가 시킬 수 있지만 착상은 신의 영역이다"라고 말할 정도로 착상과 임신의 유지에 대하여는 아직 서양의학에서도 확실한 이론이 없고, 이를 위하여 뭘 해야하는지에 대하여 의사선생님께 물어보아도 뾰족한 방법이 없더라구요. 저 같은 경우에도 착상이 한 번도 안 되었는데 왜 안 되는지에 대하여 아무도 알 수 없고 할 수 있는게 없다는 것이 너무 답답할 뿐입니다.

그리고 난소나이를 예측하는 혈액검사결과 작년에는 51세에 해당한다 하였고, 이번에 한약을 먹고 47세로 좋아져서 좋아진 이유를 물어봐도 답변이 없었습니다. 결국 난소와 자궁내막의 상태를 좋게하기 위하여 무엇을 해야 하는지 물어봐도 아무런 답이 없습니다. 현대과학이 아무리 발달하고 대한민국에서 가장 난임치료를 잘 한다고 하는 양방병원의 전문의사들조차 방법이 없는 것이지요.

그런데 이번에 한의원에서 치료를 받으면서 자연배란이 잘 되었고, 난소의 나이도 좋아져서 착상에 대하여도 기대하고 있습니다. 한의원의 원장님께서도 자궁내막으로 가는 혈액량이 늘어나서 내막이 부풀고 말랑말랑하고 따뜻하면 착상이 잘 될거라 하셨습니다. 결과적으로 그동안 양방의 난임치료에 가졌던 의구심에 대하여 한방 치료를 통해 많은 부분이 풀렸다고 생각합니다. 무조건 양방에만 의존하면 안 되겠고 자궁과 난소의 기능을 강화하면서 양방의 방법을 병행하는 것이 가장 이상적이겠다는 생각을 하게 된 것이지요.

난임 환자가 되어 보지 못한 사람들은 그 고통에 대하여 짐작조차 할 수 없습니다. 저 또한 한 달에 4~5번 병원에 다녀야 하는데 직장생활을 하면서는 거의 불가능합니다. 대기시간도 길고. 주사 맞는 시간도 정해져 있고. 온몸에는 주사바늘이고 몸과 마음이 피폐해졌습니다. 남자에게 문제가 있다고 해도 여성이 너무 힘듭니다. 여러 번의 난자는 곧 여러 번의 시술기회이기 때문에 과배란을 할 수밖에 없는데 그로 인하여 너무 심신이 힘듭니다. 복수가 차거나 체중이 많이 늘고, 늘 피곤하고, 생리주기는 매우 불규칙하게 되고, 집중력도 저하되는 것을 겪었습니다.

2017년 10월부터 양방의 경우 난임치료가 국민건강보험의 지원을 받게 되었지만 저의 경우에 국가의 지원은 만 43세까지 총 4회의 시험관 시술에 대해 받을 수 있었는데 한 번의 사이클이 [채취-수정-주입]까지가 아니라 채취를 기준으로 회수를 산정합니다. 그러니까 난자채취에 실패하면 1회가 통째로 날라가 버리는 것입니다. 소득격차에 따라 다를 수는 있겠지만 일반적인 경우에는 총 360만원 중에 정부지원 100만원, 본인부담 260만원입니다. 그런데 저처럼 배란이 잘 안되어 난자 채취에 실패하면 거의 정부 지원을 못받는 셈입니다.

저같이 배란이 잘 안 되어 여러번 난자 채취를 시도하는 경우에는 해당 비용이 계속 들어 수정과 냉동, 배아이식까지 도달하는데 최소 780만원이 들었습니다. 저는 이러한 과정을 반복하여 총 4회를 한 것입니다. 그러니까 경제적인 비용만해도 3천만원이 넘게 들었습니다. 여기에 한약, 건강보조식품, 좋다는 모든 것들에 소요되는 비용을 따지면 거의 5천만원을 넘었습니다. 저는 개인적으로 차까지 팔아서 비용을 충당했습니다.

지금 한의원에서 치료를 받으면서 바랬던 것은 자연배란이 잘 되어 난자채취를 한 번에 성공하는 것입니다. 다행히 그렇게 되어 너무 다행스럽습니다. 앞으로도 착상과 임신 유지에 대한 고비가 남아 있지만 한의학치료의 경험과 방법들을 믿고 따라볼 것입니다. 어차피 양방에는 그런 것에 대한 이론도 치료도 없기 때문입니다.

그동안의 난임치료 중에 너무 슬펐던 것은 병원에서 "혹시 여자 형제가 있느냐?"며 가족간의 난자공여를 권유받기도 하였습니다. 심지어는 음성적으로 여대생들이 학비를 벌기 위해 과배란을 제의받고 여기에서 나오는 난자를 사용하기도 한다고 합니다.

저는 그나마 다행히 지금 한의원에서 한약, 침, 뜸, 운동, 식사요법으로 두 개의 난자를 연달아 자연배란으로 채취해서 배아이식을 준비하고 있습니다. 이번에 꼭 되어야하는데 여러분들이 응원해주시기 바랍니다. 저도 어렵게 이 자리에 나왔는데 이러한 난임환자들의 고충을 십분 이해해서 조금이라도 실질적인 도움을 주셨으면 좋겠습니다. 특히 한의학의 치료는 서양의학적으로 가지고 있지 못하는 것에 대한 오랜 기간 동안의 경험들이 있다고 알고 있습니다. 몸과 마음을 아울러서 약한 점을 보강해주는 치료라고 생각합니다. 저희가 이러한 한의학의 혜택을 받을 수 있도록 강서구청과 보건소에서 도와주시기 바랍니다.

저는 정말 아이 하나 갖기 위해 지난 16년 동안 너무나 많은 몸과 마음의 손상과 경제적인 손실을 겪었습니다. 그럼에도 포기하지 않고 여기까지 달려왔습니다. 저와 같은 사람들이 많이 있습니다. 꼭 많은 분들께서 관심과 지원을 해주시길 당부드립니다. 감사합니다.

「35세, 난임 12년, 자궁 외 임신으로 한쪽 나팔관절제, 체외수정 6회 실패」

저는 결혼한지 12년 되었습니다. 8년 전에 처음 임신이 되었지만 자궁 외 임신으로 응급수술을 받아 한쪽 나팔관을 절제 받았습니다. 그리고 그 후로 지금 7년째 시험관아기 시술을 하고 있는 난임환자입니다

시험관시술을 받으면 당연히 임신이 빨리 될 줄로만 알았습니다.

그러나 그 과정은 너무나도 복잡하고, 몸과 마음이 힘들고, 경제적으로나 사회적으로도 너무나 힘든 싸움이었습니다.

시험관 시술을 하려면 난자를 최대한 많이 채취하기 위해서 약물로 과배란을 유도해야 합니다. 한 달 동안 배에 스스로 주사를 맞기 시작합니다. 직장을 다닐땐 화장실에서 또는 제 차에서 몸에 주사를 맞아가며 과배란을 하였습니다. 이렇게 어렵게 난자를 채취한 후에 외부에서 수정시킨 배아를 제 자궁에 이식을 하게 되는데 이때 보름 동안 또 이러한 과정을 반복해야 합니다.

부록

　그렇게 6년 동안 전 5번의 시험관시술을 받았습니다. 그동안 직장생활도 해야 했기 때문에 새벽 6시에 강남에 있는 병원에서 제일 빠른 모닝진료를 받고, 다시 직장인 강서구로 돌아와 근무하는 생활을 하였습니다. 이렇게 시험관아기를 하는 과정은 생각보다 과정과 절차도 복잡하고, 정신적 육체적으로 힘들고, 많은 시간과 비용이 들게 됩니다.

　7년 동안 시험관시술을 하면서 매번 실패로 좌절했던 저는 임신을 할 수 없는 몸인가? 라는 생각까지 들었습니다. 남들은 직장도 잘 다니면서 임신도 잘하고 사는데 왜? 왜 나야? 왜 나는 안 돼? 하는 원망과 자괴감이 들었습니다.

　살면서 단 한 번도 위축되고 의기소침해본 적이 없었는데 시험관아기의 반복된 실패는 저의 성격마저 변화시켰습니다. 항상 긍정적이고 밝았던 제 성격이 점점 자존감이 낮아지고, 작아지고, 어둡게 변하면서 스스로 마음을 닫고 위축되고 있었습니다. 이러한 낯선 저를 발견하면서 정말 너무나도 속상했습니다.

　금방 끝나게 될 줄 알았던 이 길이 결코 쉽지 않겠다는 생각이 들어 은행에서 정직원으로 근무하고 있던 저는 지금 아니면 임신이란걸 아예 할 수 없을 것 같다는 절박한 생각이 들어 과감하게 퇴직을 하였습니다. 6번째 시술이 마지막이 되어야 한다는 마음으로 양방에만 맡기지 않고 한방 치료에도 관심을 가졌고, 난임치료에 경험과 성과가 많은 ○○○한의원을 방문하게 되었습니다.

　작년 12월에 한의원을 처음 방문하여 한약 2제 먹고 시험관을 바로 하면 되겠지 생각했었는데, 원장님께서 "몸이 많이 찬 사람이 굳이 날이 추울 때 시험관을 해야하는 이유가 있느냐?"며 몸이 차가운 사람들은 날이 따뜻할 때 더 기운이 좋아진다고 충분하게 치료 잘 받고 몸을 잘 보강한 후 하였으면 좋겠다고 하셨습니다.

저는 한시라도 빨리 하고 싶었지만 원장님 말씀에 신뢰를 가졌고 원장님 치료에 따르기로 했습니다. 그동안 한약도 2제를 더 먹으면서 일주일에 3번씩 침과 하복부 온열치료를 병행하였고, 원장님께서 추천해주신 제 체질에 맞는 음식을 먹고, 운동을 꾸준히 한 후 지난 7월에 시험관아기 이식을 하였습니다.

결과는 성공적으로 11년만에 처음으로 임신이란 것을 하였습니다.

그렇게 두 달간의 기쁨과 설렘과 고마움으로 하루하루를 보냈는데 안타깝게도 10주 때 계류유산을 당하였습니다.

그렇지만 우리 부부에게는 이제 슬픔보다 희망이 생겼습니다.

이전엔 "제발 단 한 번이라도 임신수치가 나왔으면 좋겠다, 도대체 난 안 되는 건가?"하고 생각했던 저에게 "나도 임신을 할 수 있는 몸"이라는 것이 이번에 확인된 것이니까요.

어떠한 이유에서건 사람에 따라 한방을 그리 선호하지 않을 수도 있습니다. 저도 예전에는 그랬었습니다. "눈에 보이는 초음파 검사결과와 수치를 보고 나를 고쳐야지 어찌 한약으로 나를 고치겠어? 라는 생각을 했었습니다. 그렇지만 "양방에서는 몸을 보강해준다는 개념이 없고, 한방에서는 내 몸의 상태를 알아내어 나의 약한 장기와 체질을 변화시켜서 근본적인 원인을 치료하여 나를 건강하게 만들어주는 것이구나" 하는 것을 이번에 몸소 체험하면서 깨닫게 되었습니다. 앞으

부록

로도 어렵고 힘든 길이겠지만 저희 부부는 다시 이 길을 헤쳐나가려 합니다.

 이번에 시험관아기를 하면서 두 달 동안 1,000만원 정도의 비용이 들었습니다. 당연히 정신적으로도 많이 힘들지만, 경제적인 것도 무시할 수 없는 부분입니다.

 저처럼 한방 치료를 병행하고 있는 난임환자들이 많이 있습니다. 국가나 지방자치단체에서 지원을 해주시면 저희처럼 어렵게 임신을 하고자하는 가정에 아주 큰 힘과 희망을 주시는 것입니다. 다른 지방자치단체에서는 이미 지원하는 곳이 많은데 강서구에서도 적극 지원해주셨으면 좋겠습니다.*

 사실 제가 지금 유산한지 보름도 안 되었는데 여기 나와서 이런 아픈 이야기를 하는 것이 저에게는 많이 힘들고 어려운 결정이었습니다. 그러나 요즘 우리 주변에 저처럼 젊은 부부들이 생각보다 쉽게 아이가 생기지 않고 있습니다.

 양방같은 경우는 정부에서 시험관 시술에 4회차까지는 지원을 해주고 있지만** 사실 4회까지만에 임신이 된다는 보장이 없습니다. 얼

---

*   서울시 강서구에서는 2018년 9월 '한방 난임치료 지원 타당성 검토 간담회' 후에 같은 해 12월에 서울시 25개구 중에서 처음으로 「한방난임치료 지원에 관한 조례」를 제정하여 2019년부터 예산을 편성하여 난임부부들에게 경제적 지원을 하고 있습니다. 조례제정을 위해 힘써주신 구의원분들과 난임간담회에 어렵게 참석해서 난임환자의 고충을 말씀해주신 난임환자분과 가족분들에게 감사드립니다.

** 2021년 9월 현재 양방에서는 인공수정 5회, 체외수정 12회(신선배아 7회, 냉동배아 5회)에 경제적 지원을 해주고 있지만 한방에의 지원은 전혀 없습니다.

마나 내 아이를 갖고 싶었으면 자기 몸에 주사기를 스스로 꽂아가며, 지방에서 서울로 와서 시험관을 하며, 직장 화장실에서 주사를 맞아가며 이렇게 아이를 가져보려고 하겠습니까? 난임 저출산 문제가 정말로 심각한데 최소한 이렇게 여기저기서 노력하는 사람들은 끝까지 도와주어야 하지 않을까요? 부디 한방 치료도 임신준비를 위하여 국가나 지방자치단체에서 지원을 해주시길 부탁드립니다.

첫 아이만이라도 양방과 한방 모두의 적극적인 지원이 필요하다고 생각합니다. 둘의 장점을 살리면 훨씬 도움이 될 것입니다. 단지 저는 엄마가 되고 싶을 뿐입니다. 이러한 소박한 꿈도 해결해주지 못한다면 정말 이 나라에 살고 싶지 않습니다. 감사합니다.

금방 이야기한 난임 환자의 아버지입니다.

아이 하나 가져보려고 지난 10년을 고생하고 있는 딸을 보면 너무 마음이 아프고 가슴이 찢어집니다.

그동안 시험관시술을 여섯 번이나 하였는데 그때마다 주사 맞고 온몸에 멍투성이였습니다. 배도 아프다하고, 체중도 많이 늘고, 늘 피곤해하고 너무 안쓰럽습니다.

지난 6월에 애 엄마가 갑상선에 큰 혹이 있어 수술했는데 시험관을 준비하는 제 딸이 그 힘든 몸을 이끌고 병원에서 와서 쪼그리고 자면서 간병을 하는데 너무 미안하고 속상했습니다.

시험관 시술을 다섯 번 할 동안에 착상이 한 번도 안 되어 수치가 0이 나왔는데, 그나마 이번에 4개월 동안 한약 먹고, 뜸 뜨고, 침도 맞고, 운동도 하고 해서 몸이 좋아졌는지 착상에 성공해서 정말 너무 기뻤는데 아쉽게도 유산이 되고 말았습니다. 어찌 되었건 이번에 착상에 성공한 것은 한약 덕분이라고 생각합니다.

 그런데 한약값이 비싸니 외벌이 박봉의 월급에 감당하기 너무 힘들어 합니다. 오늘 와서 들어보니 전국적으로 한약을 지원하는 곳이 이렇게 많은데 왜 강서구에서는 안 해주는지 이해가 안 됩니다. 왜 양방에만 지원하는지? 착상에 실패해도 원인도 모르고 무작정 양방에만 의존할 수는 없지 않습니까? 한방 치료를 원하는 사람들에게는 국가나 구청에서 도와주셔야 하지 않나요? 그러려고 세금내고 하는 것 아닌가요? 제발 도와주십시오. 감사합니다.

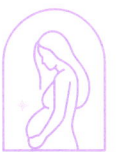

불임 난임 치료 20년차 한의사의 임신한의원
난임타파

지은이 이병삼(한의학박사/이병삼경희한의원장)
1판 1쇄 발행 2021년 10월 10일 '임산부의 날'
펴낸이 이병삼
편집장 이현정
디자인 올컨텐츠그룹

펴낸곳 무진장(無盡藏) - 다함이 없는 덕을 지니고 있는 곳
출판등록 제2020-000104호(2020.8.27.)
주소 서울시 강서구 공항대로 261 발산파크프라자 501호 이병삼경희한의원

전화 02) 3662-2075
팩스 02) 3663-2076
이메일 khom2001@hanmail.net
홈페이지 www.aegizip.com

Copyright ⓒ 이병삼
Korean edition ⓒ 2021 by Moojinjang

ISBN 979-11-971723-1-1 03510

- 보도나 서평, 연구논문에서 일부 인용, 요약하는 경우를 제외하고 저자와의 사전 승낙없는 무단 전재 및 무단 복제를 금합니다.
- 잘못 만들어진 책은 구입처에서 교환해드리며, 책값은 뒤표지에 있습니다.